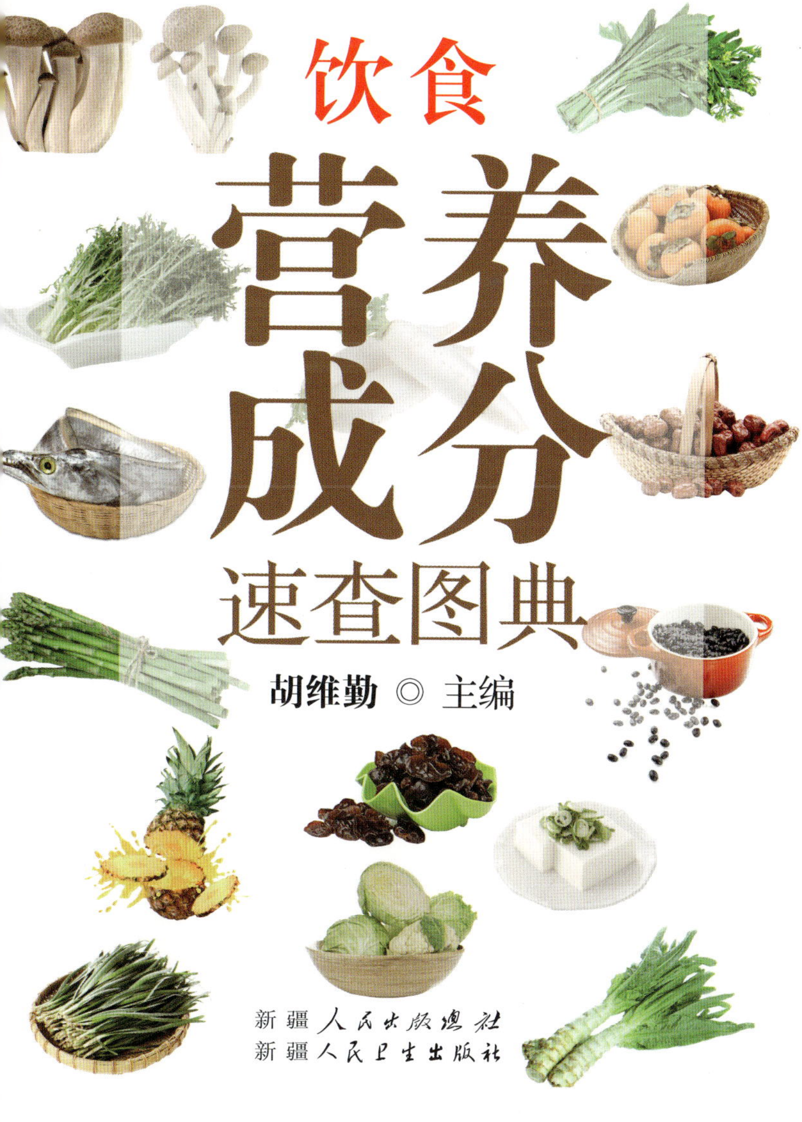

饮食营养成分速查图典

胡维勤 ◎ 主编

新疆人民出版总社
新疆人民卫生出版社

图书在版编目（CIP）数据

饮食营养成分速查图典/胡维勤主编.—乌鲁木齐：新疆人民卫生出版社，2015.6

ISBN 978-7-5372-6273-6

Ⅰ.①饮… Ⅱ.①胡… Ⅲ.①食品营养—图解 Ⅳ.①R151.3-64

中国版本图书馆CIP数据核字（2015）第125127号

饮食营养成分速查图典

YINSHI YINGYANG CHENGFEN SUCHA TUDIAN

出版发行 新疆人民出版總社
新疆人民卫生出版社

策划编辑 卓 灵
责任编辑 贺 丽
版式设计 郑欣媚
封面设计 肖 冰
地 址 新疆乌鲁木齐市龙泉街196号
电 话 0991-2824446
邮 编 830004
网 址 http：//www.xjpsp.com

印 刷 深圳市雅佳图印刷有限公司
经 销 全国新华书店
开 本 120毫米×170毫米 32开
印 张 12
字 数 200千字
版 次 2015年9月第1版
印 次 2015年9月第1次印刷
定 价 35.00元

前 言 PREFACE

现在人们越来越重视自己的身体健康，会采取各种各样的方式来让自己更加健康、强壮或是苗条，比如通过运动健身、药物保健以及食疗食补等方法。正所谓“民以食为天”，科学的饮食是我们获得充足营养和维持身体健康的重要保证。不同的食物有着不一样的营养成分和营养功效，随着科技和医学的发展，我们已能将不同食物中的各种营养成分量化，形成一个个的数据供人们参考。人体维持健康需要获得不同营养成分，只有充分、合理并全面地摄入各种营养成分，才能为我们的身体打下最基本也是最重要的保障。

医学和科技愈发的昌明，能够准确地提供各种营养素的每日推荐摄入量，不同年龄阶段、不同性别、身体状况不同的人群均有所不同。

本书就是一本简单的介绍各种食物营养成分的小书，内容主要分为食材篇。零食、点心篇，糖、蜜饯篇，调料味篇和饮料篇等，食材篇包括日常生活中的各种谷类主食、蔬菜水果、蛋奶鱼肉等等各种食材及其制成品；零食点心类和糖、蜜饯类简单介绍了日常生活中较为常见的各种零食和点心的营养成分；调味料则是介绍烹饪食材的调味料和各种小菜、拌菜等；饮料篇介绍了酒精类饮料和不含酒精类饮料的营养成分。本书还附录了很多食物其他成分表，如食物脂肪酸含量表、食物碘含量表、食物大豆异黄酮含量表等，希望给各类不同人群的日常饮食提供一些参考和借鉴。

《本书使用方法》Useful book

食物写真

展现最美好的食物写真图片，帮你识别与认识该食物。

食物名称和推荐适用量

根据日常使用的标准定名字称，另外附加别名与通俗名称。以及介绍该种食材每餐或每天的适用量。

食物的选购和保存

提供选购此类食材需注意的小贴士以及保存和保鲜食材的方法。

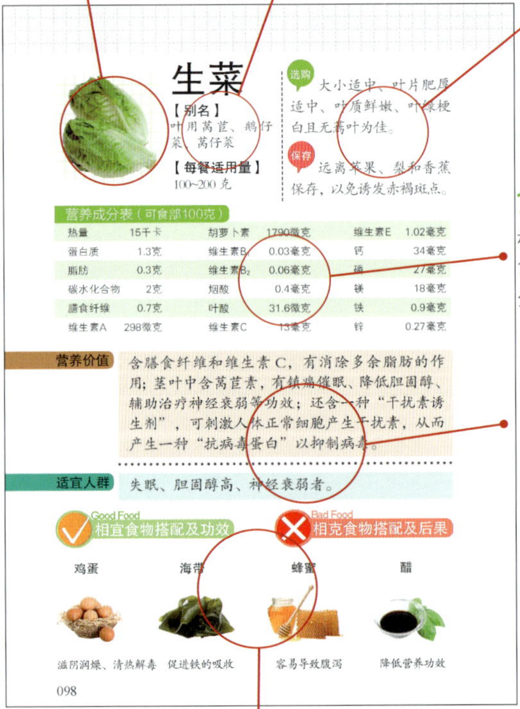

生菜

【别名】
叶用莴苣、鹅仔菜、莴仔菜

【每餐适用量】
100~200克

选购 大小适中、叶片肥厚适中、叶质鲜嫩、叶绿梗白且无蔫叶为佳。

保存 远离苹果、梨和香蕉保存，以免诱发赤褐斑点。

营养成分表（可食部100克）

热量	15千卡	胡萝卜素	1790微克	维生素E	1.02毫克
蛋白质	1.3克	维生素B_1	0.03毫克	钙	34毫克
脂肪	0.3克	维生素B_2	0.06毫克	磷	27毫克
碳水化合物	2克	烟酸	0.4毫克	镁	18毫克
膳食纤维	0.7克	叶酸	31.6微克	铁	0.9毫克
维生素A	298微克	维生素C	13毫克	锌	0.27毫克

营养价值 含膳食纤维和维生素C，有消除多余脂肪的作用；茎叶中含莴苣素，有镇痛催眠、降低胆固醇、辅助治疗神经衰弱等功效；还含一种"干扰素诱生剂"，可刺激人体正常细胞产生干扰素，从而产生一种"抗病毒蛋白"以抑制病毒。

适宜人群 失眠、胆固醇高、神经衰弱者。

Good Food 相宜食物搭配及功效

Bad Food 相克食物搭配及后果

鸡蛋 滋阴润燥、清热解毒

海带 促进铁的吸收

蜂蜜 容易导致腹泻

醋 降低营养功效

098

食品成分表

根据可食部位，每100克的各种营养分析。

食物功效和适用人群

根据食物的营养成分，来说明食材的功效和作用，以及介绍食物的适宜食用人群。

食材搭配

介绍食材的推荐搭配和禁忌搭配，以及给身体带来的好的或不好的影响。

食物写真

展现最美好的食物写真图片，
帮你识别与认识该食物。

食品成分表

简单介绍该食物100克所含的主要营养成分。

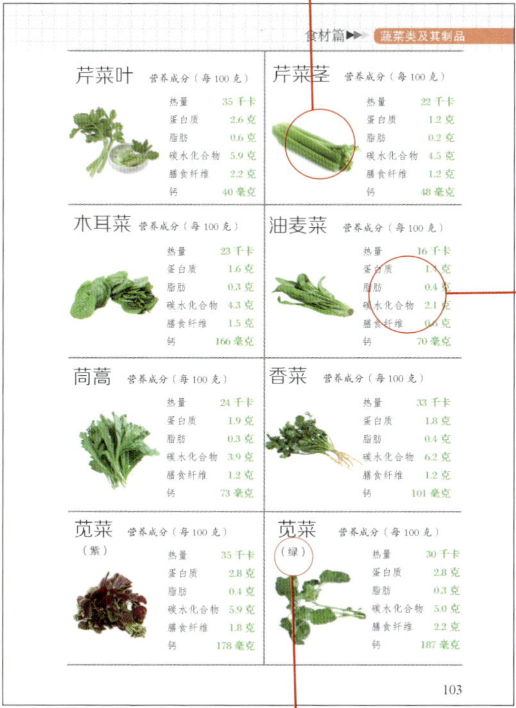

食材篇▶▶ 蔬菜类及其制品

芹菜叶 营养成分（每100克）

热量	35千卡
蛋白质	2.6克
脂肪	0.6克
碳水化合物	5.9克
膳食纤维	2.2克
钙	40毫克

芹菜茎 营养成分（每100克）

热量	22千卡
蛋白质	1.2克
脂肪	0.2克
碳水化合物	4.5克
膳食纤维	1.2克
钙	48毫克

木耳菜 营养成分（每100克）

热量	23千卡
蛋白质	1.6克
脂肪	0.3克
碳水化合物	4.3克
膳食纤维	1.5克
钙	166毫克

油麦菜 营养成分（每100克）

热量	16千卡
蛋白质	1.4克
脂肪	0.4克
碳水化合物	2.1克
膳食纤维	0.6克
钙	70毫克

茼蒿 营养成分（每100克）

热量	24千卡
蛋白质	1.9克
脂肪	0.3克
碳水化合物	3.9克
膳食纤维	1.2克
钙	73毫克

香菜 营养成分（每100克）

热量	33千卡
蛋白质	1.8克
脂肪	0.4克
碳水化合物	6.2克
膳食纤维	1.2克
钙	101毫克

苋菜（紫） 营养成分（每100克）

热量	35千卡
蛋白质	2.8克
脂肪	0.4克
碳水化合物	5.9克
膳食纤维	1.8克
钙	178毫克

苋菜（绿） 营养成分（每100克）

热量	30千卡
蛋白质	2.8克
脂肪	0.3克
碳水化合物	5.0克
膳食纤维	2.2克
钙	187毫克

103

食材标注

鉴于食物的种类繁多，有些会出现同名不同物的现象，因此在名称下面会加以具体说明。

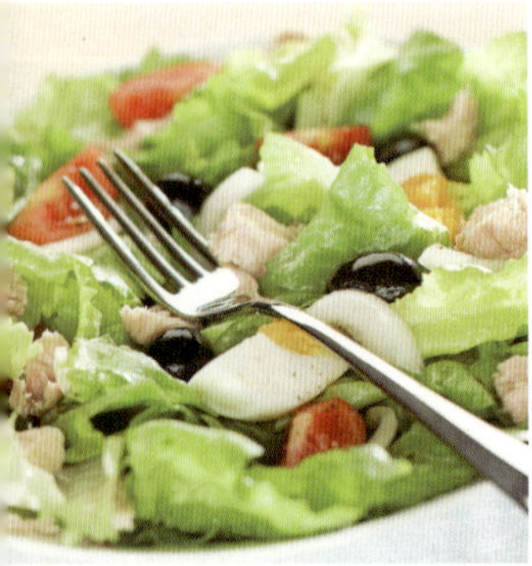
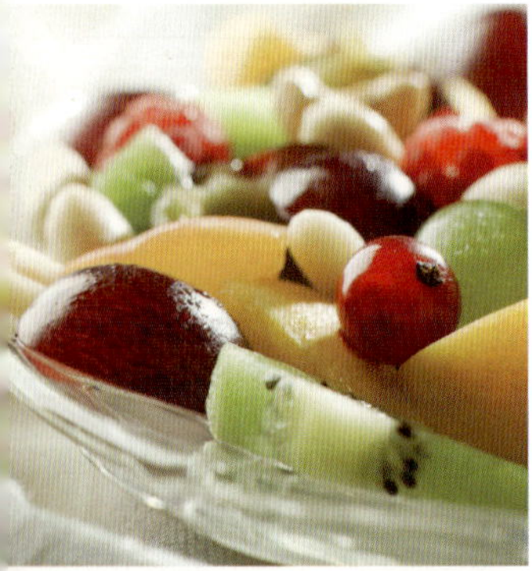
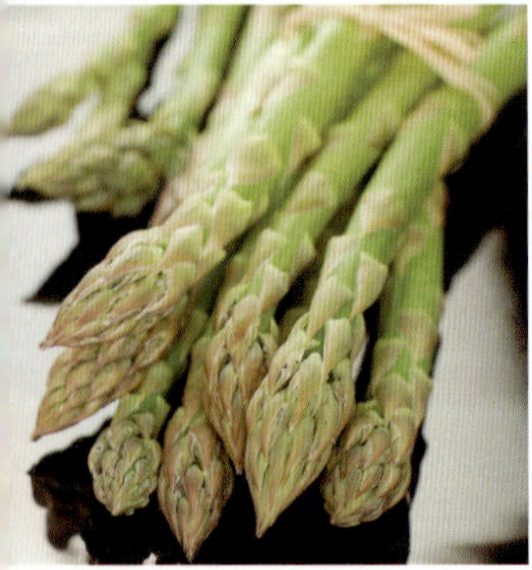

目录

CONTENTS

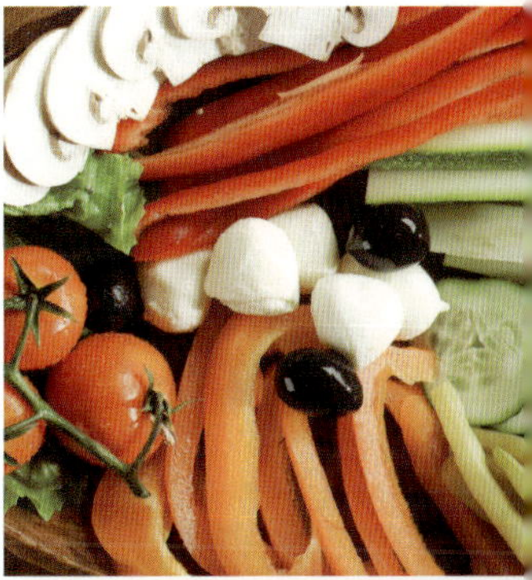
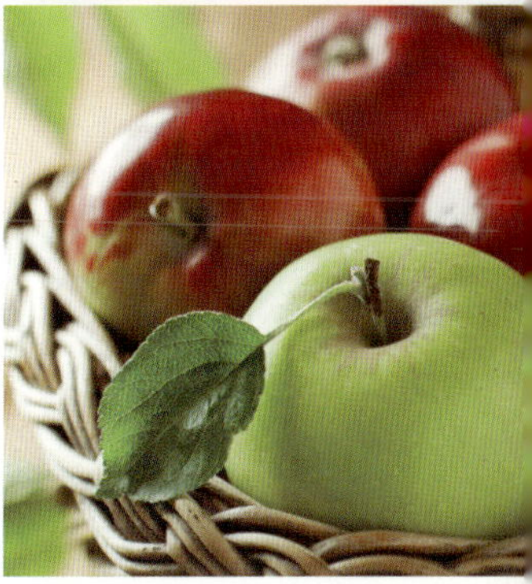
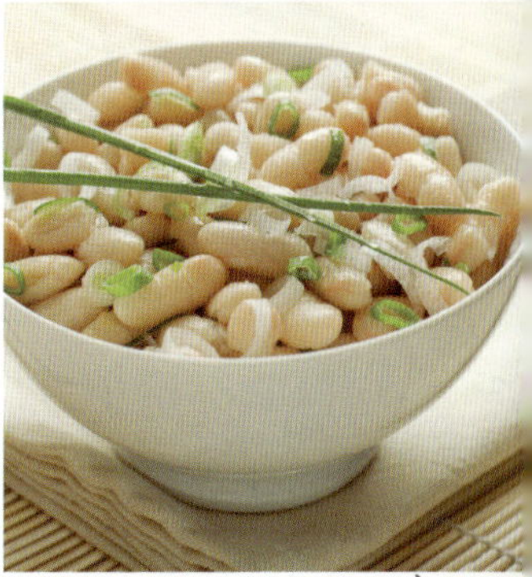

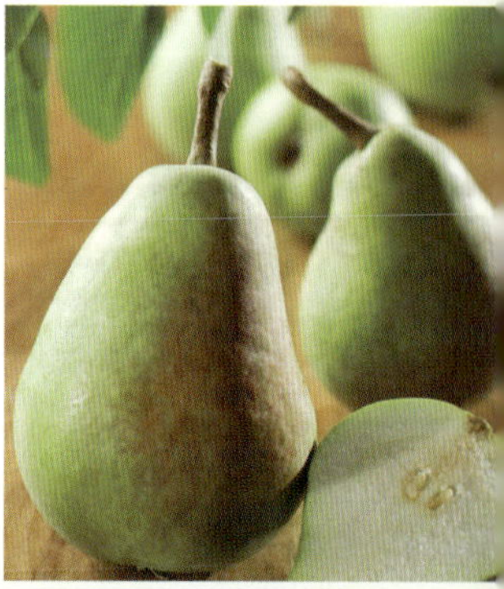

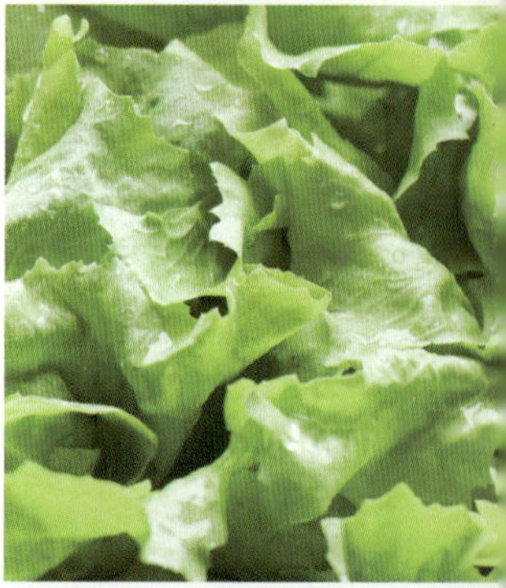

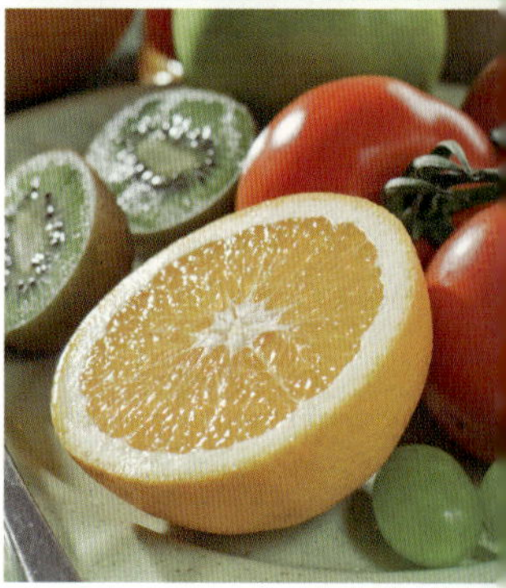

PART 1
健康饮食须知

想要拥有健康的饮食生活，就需要先建立健康饮食的观念和养成健康的饮食习惯。养成健康的饮食生活习惯就需要我们充分了解我们自己的身体状况，才能有的放矢地调整我们的饮食，使之最符合我们的身体状况。

食物营养成分
基础知识

食物的营养成分主要包括热量、蛋白质、碳水化合物、脂肪、维生素、矿物质和水、膳食纤维等。人体必需的营养都从各类食物中获得，下面就分别介绍这些食物的营养成分。

热量

热量除了给人在从事运动、日常工作和生活所需要的能量外，同样也提供人体生命活动所需要的能量、血液循环、呼吸、消化吸收等。热量来自碳水化合物、脂肪和蛋白质。碳水化合物产生热能 = 4 千卡 / 克，蛋白质产生热量 = 4 千卡 / 克，脂肪产生热量 = 9 千卡 / 克。

碳水化合物

碳水化合物是为人体提供热能的三种主要的营养素中之一。碳水化合物是生命细胞结构的主要成分及主要供能物质，并且有调节细胞活动的重要功能。膳食中缺乏碳水化合物将导致全身无力、疲乏、血糖含量降低，产生头晕、心悸、脑功能障碍等，严重者会导致低血糖昏迷。

脂肪

脂肪既是人体组织的重要构成部分，又是提供热量的主要物质之一。脂肪的能量密度是每克 37000 焦耳，亦即 9 大卡。脂肪来源有动物性来源和植物性来源。植物油中亚油酸和亚麻酸含量比较高，营养价值比动物脂肪高。动物的贮存脂肪几乎不含维生素，但肝脏、奶和蛋类的脂肪富含维生素 A 和 D。植物油富含维生素 E。

维生素

维生素是人和动物为维持正常的生理功能而必须从食物中获得的一类微量有机物质，在人体生长、代谢、发育过程中发挥着重要的作用。维生素既不参与构成人体细胞，也不提供能量。人体对维生素的日需要量常以毫克或微克计算，但一旦缺乏就会引发相应的维生素缺乏症，对健康造成损害。

矿物质

矿物质是人体内无机物的总称。和维生素一样，是人体必需的元素，矿物质无法自身产生、合成，每天矿物质的摄取量也是基本确定的，但随年龄、性别、身体状况、环境、工作状况等因素有所不同。虽然矿物质在人体内的总量不及体重的 5%，也不能提供能量，但是在人体组织的生理作用中发挥重要的功能。

膳食纤维

膳食纤维是指植物中天然存在的、提取的或合成的碳水化合物的聚合物，其聚合度 DP ≥ 3、不能被人体小肠消化吸收、对人体有健康意义的物质。其包括纤维素、半纤维素、果胶、菊粉及其他一些膳食纤维单体成分等。它对于人体的作用是防治便秘、减肥、预防结肠和直肠癌、防治痔疮、促进钙质的吸收等。

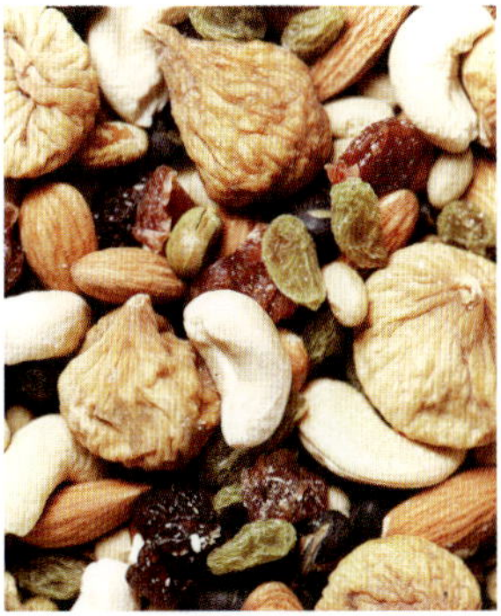

自我认知之
适当的热量摄入

不同的人在不同的年龄结算所需的热量是不同的。正确地摄入适当的热量，才能维持我们正常的身体机能，又不至于造成脂肪的堆积，影响身材。

每日所需热量的计算方法

Step1 确定自己的身体活动量

身体活动水平低：大部分时间是坐着，生活中主要保持静态
身体活动水平普通：工作有需要站立，会进行适当运动
身体活动水平高：主要从事体力活动，或者是有于运动习惯的人群

Step2 不同年龄结算的男女所需热量

单位：千卡 / 日

	男性			女性		
身体活动量	低	普通	高	低	普通	高
18~29 岁	1700	1950	22550	2250	2650	3000
30~49 岁	1750	2000	2300	2300	2650	3050
50~69 岁	1650	1950	2200	2100	2400	2800
70 岁以上	1450	1700	2000	1850	2400	2500

自我认知之
标准体重

高热量、高脂肪的摄入会使身体体重增加、堆积脂肪、身材走样，还会带来许多健康隐患。怎样认知自己的身材、体重？可以从BMI、肥胖度和标准体重三个方面来判断。

BMI的计算方法

BMI=体重（KG）÷【身高（m）×身高（m）】

肥胖度的判定

BMI	小于18.5	大于18.5 小于25	大于25 小于30	大于30
判定	消瘦	普通体重	超重	肥胖

标准体重的计算方法

标准体重（kg）=身高（m）×身高（m）×22

标准体重是反映和衡量个人健康状况的重要标志之一。过胖和过瘦都不利于健康，也不会给人以健美感。不同体型的大量统计材料表明，反映正常体重较理想和简单的指标，可用身高体重的关系表示。

自我认知之

代谢综合征

代谢综合征是指人体的蛋白质、脂肪、碳水化合物等物质发生代谢紊乱的病理状态，是一组复杂的代谢紊乱症候群，是导致糖尿病心脑血管疾病的危险因素。

代谢综合征病因尚未明确，目前认为是多基因和多种环境相互作用的结果，与遗传、免疫等均有密切关系。本病受多种环境因素的影响，集中表现于高脂、高碳水化合物的膳食结构，增加胰岛素抵抗发生，劳动强度低，运动量少造成代谢综合征的发生和发展。

脂肪

＋

3 个危险因子

高血糖、高血压、脂肪代谢异常

Check 1

站立腰围和臀围的尺寸，臀围以臀部最大处为准，然后用腰围尺寸除以臀围尺寸，得出腰臀比。

腰臀比	男性：0.85~0.9 以上、女性：0.75~0.8 以上

超过这个范围就可以判断为腹部肥胖，也就是内脏型肥胖，是指脂肪在腹部特别堆积，表现为腰围增加。腹部型肥胖容易导致患心脏病、脂肪肝和糖尿病等。

Check 2

具备以下 4 项组成成分中的 3 项或全部者可确诊为代谢综合征。

BMI	超重和（或）肥胖 BMI ≥ 25
血糖	腹血糖（FPG）≥ 6.1mmol/L（110mg/dl）和（或）2hPG ≥ 7.8mmol/L（140mg/dl），和（或）已确诊糖尿病并治疗者
血压	收缩压 / 舒张压≥ 140/90mmHg，和（或）已确诊高血压并治疗者。
血脂	空腹血甘油三酯≥ 1.7mmol/L（150mg/dl），和（或）空腹血 HDL-C<0.9mmol/L（35mg/dl）（男），<1.0mmol/L（39mg/dl）（女）

对策

血压	减轻体重、减少钠盐摄入、补充钙和钾盐、减少脂肪摄入、增加运动、戒烟、限制饮酒。。男性盐分的摄取量每天少于 8 克，女性每天少于 7 克。
血糖	预放肥胖，减少碳水化合物、糖类、酒精的过度摄取。糖尿病患者以少吃为好，但不能少于每日 150 克主食。
血脂	脂肪的摄取量占每天热量摄取的 20%~25%。食用油应以植物油为主，每人每天用量以 25 ~ 30 毫升为宜。同时要预防肥胖，控制糖类物质的摄入。

日常饮食介绍

健康的饮食生活，需要我们对食材进行选择，适当地食用各类食物，同时还需要合理搭配，以达到均衡营养的目的。

谷类

谷类是面粉、大米、玉米粉、小麦、高粱等等的总和。它们是膳食中能量的主要来源，在农村中也往往是膳食中蛋白质的主要来源。多种谷类掺着吃比单吃一种好，特别是以玉米或高粱为主要食物时，应当更重视搭配一些其他的谷类或豆类食物。加工的谷类食品如面包、烙饼、切面等应折合成相当的面粉量来计算。每人每天应该吃 300 ~ 500 克谷类。

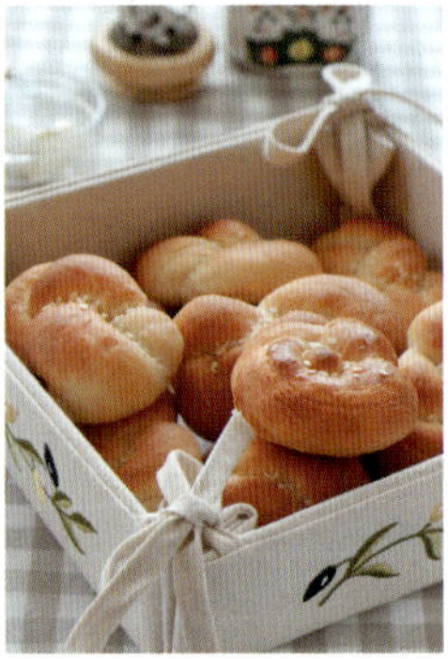

蔬菜、水果类

蔬菜和水果经常放在一起，因为它们有许多共性，但不能完全相互替代。蔬菜每天应吃 350 克以上（黄绿色蔬菜应吃 120 克以上），水果每天应吃 200 克以上。果蔬主要成分是人体必需的维生素、无机盐及植物纤维，蛋白质和脂肪含量较少。它还含各种有机酸、芳香物质及各种色素成分，对调解人们的口味也有重要的意义。

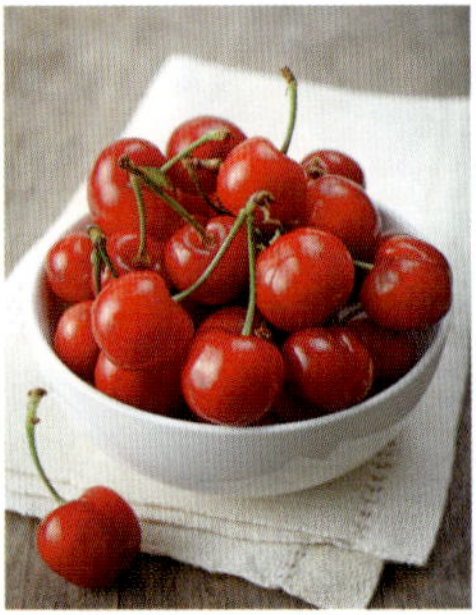

豆类

豆类及豆制品含蛋白质很高，在20%～40%之间，以大豆含量最高。且蛋白质的质量也好，氮氨酸组成接近人体需要。宜与豆类混配食用以补充含量较少的赖氨酸。维生素以B族维生素最多，富含钙、磷、铁、钾、镁等无机盐，是膳食中难得的高钾、高镁、低钠食品。

乳类及其制品

乳类营养素比较全面，营养价值高且易消化吸收，适合病人、幼儿和老年人食用。牛奶是人类最普遍食用的奶类，富含矿物质，是人体钙的最佳来源，钙磷比例非常利于钙的吸收。鲜奶经加工可制成各种奶制品，如奶粉、酸奶和奶酪等，不同的奶制品其营养价值不同。

肉类

肉类是动物的皮下组织及肌肉，可以食用。含蛋白质丰富，一般在10%～20%之间，蛋白质属优质蛋白质，不仅含有的必需氮基酸全面、数量多，而且比例恰当，接近于人体的蛋白质，容易消化吸收。肉类约含有1%左右无机盐，瘦肉中较多，特别是脏器内含量很丰富，还有较多的维生素 B_1、B_2、A、D和尼克酸等。

牛肉	含丰富蛋白质和氨基酸，组成比猪肉更接近人体需要，能提高机体抗病能力，对术后和病后调养有滋补功效。
猪肉	滋阴润燥，可提供血红素和促进铁吸收的半胱氨酸，能改善缺铁性贫血。猪排滋阴，猪肚补虚损、健脾胃。
鸡肉	含蛋白质、脂肪、维生素、胆甾醇、钙、磷、铁等多种成分。有温中益气、补虚填精、健脾胃、活血脉的功效。

鱼虾蟹贝类

鱼虾蟹贝类营养价值高，富含优质蛋白质、人体必需的脂肪酸和 DHA、IPA 等多种营养物质，对于动脉硬化、心脏病、高血压、脑肿瘤等疾病有较好的防治效果。各种鱼虾蟹贝类的组织中含有多种可溶性呈味物质，形成不同水产食品的固有风味特色。

鱼	常吃鱼，有健脑、护心降脂、补钙、养血、防糖尿病和高血压、抗氧化、防畸变的作用。
虾	蛋白质丰富，肉质松软易消化，无腥味和骨刺，含丰富矿物质，能增强免疫，补肾壮阳，抗早衰。
蟹	蟹不但味奇美，而且营养丰富，是一种高蛋白的补品，对滋补身体很有益处。
贝	高蛋白低脂肪，氨基酸组成较全面，适宜高胆固醇、高血脂者和患支气管炎、胃病的人食用。

蛋

蛋类富含优质蛋白、脂肪酸、氨基酸、胆固醇和其他各类营养素，如微量元素钾、磷、钠、镁等，铁的含量尤为丰富，但钙相对不足。所以，将奶类与蛋类共同食用可营养互补。蛋类中维生素 A、B 也很丰富。

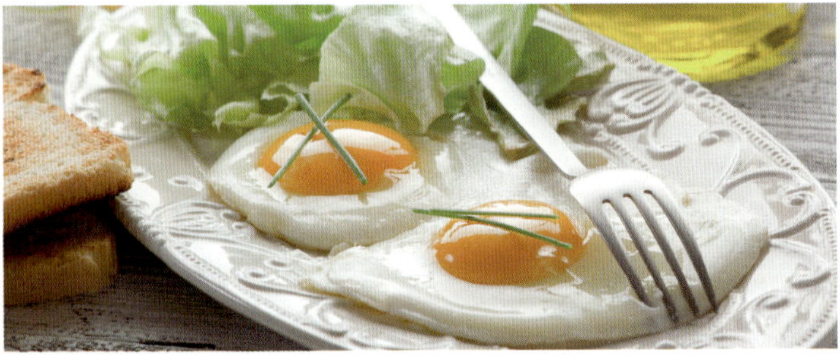

菌藻类

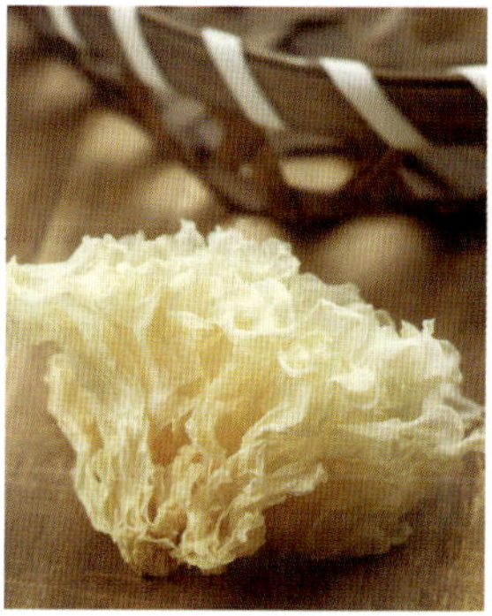

菌藻类可分为菌菇和海藻两类。菌藻类食物富含蛋白质、膳食纤维、碳水化合物、维生素和微量元素。菌藻类食物除了提供丰富的营养素外，还具有明显的保健作用。蘑菇、香菇、银耳、黑木耳等有提高人体免疫、抗肿瘤、降血脂和胆固醇、防止动脉粥样硬化等作用。海带能治疗缺碘性甲状腺肿大，有预防白血病及骨癌的作用。

糖果、蜜饯类

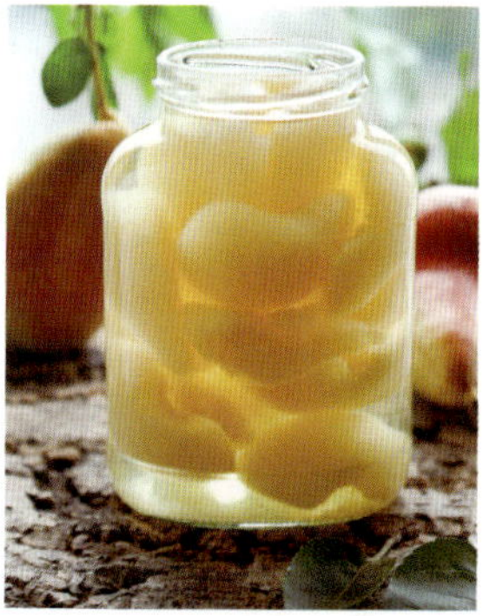

甜食并没有想象中的那么坏。运动前适量吃些甜食可满足人体运动时所需的部分能量供应；过于疲劳与饥饿时，体内热能失去过多，吃些甜食，其中糖可比一般食物更快地被血液吸收，迅速补充体能。所以适量地吃一些糖果等甜食，是不会有问题的，但是如果过多食用甜食，会引发高血糖、高血压、肥胖等多种疾病。

零食、点心类

健康的饮食生活，是否不应该吃零食、点心呢？不是的，适当地吃一些零食、点心非但没有坏处，还有利于健康哦，但是一定要有限度地食用，万不可过度食用。零食、点心的摄取宜每日在 300 卡路里以内较好。且适宜每天午餐之前适量吃一些，以此充饥。

茶饮

饮茶是中国人的传统，由日常习俗慢慢演化为一种文化。茶含有茶多酚类、植物碱、蛋白质、氨基酸、维生素、果胶素、有机酸、脂多糖、糖类、酶类、色素等，还富含各种矿物质。有抗氧化、抗突然异变、抗肿瘤、降低血液中胆固醇、抗菌、抗产物过敏等功效。还有保持头脑清醒、防治高血压、减肥、防蛀牙等功效。

调味料类

调味料是每天必须使用的一种食物，没有它，我们的食物的口感、香味都会大打折扣。因此在面对各式各样的调味料时，要注意油脂、盐分、糖分、以及各种营养成分的摄入，都应以适度为原则。

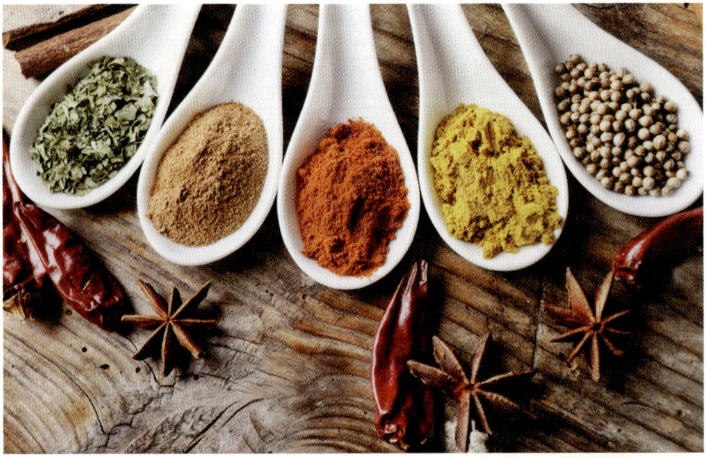

PART 2

食材篇

- ◆谷类及制品
- ◆薯类、淀粉及制品
- ◆干豆类及制品
- ◆蔬菜类及制品
- ◆菌藻类
- ◆水果类
- ◆坚果、种子类
- ◆肉类及其制品类
- ◆鱼虾蟹贝类
- ◆乳类及制品
- ◆蛋类及制品

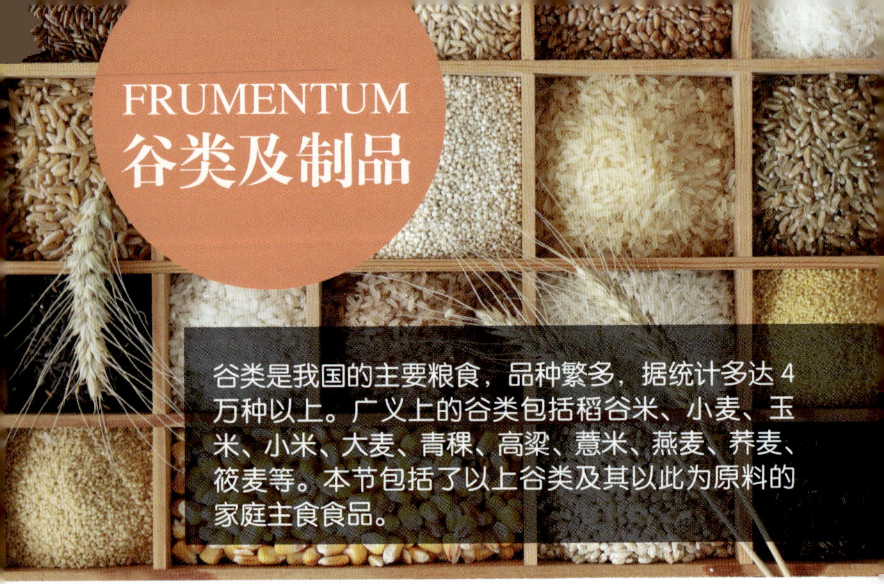

FRUMENTUM
谷类及制品

谷类是我国的主要粮食，品种繁多，据统计多达 4 万种以上。广义上的谷类包括稻谷米、小麦、玉米、小米、大麦、青稞、高粱、薏米、燕麦、荞麦、莜麦等。本节包括了以上谷类及其以此为原料的家庭主食食品。

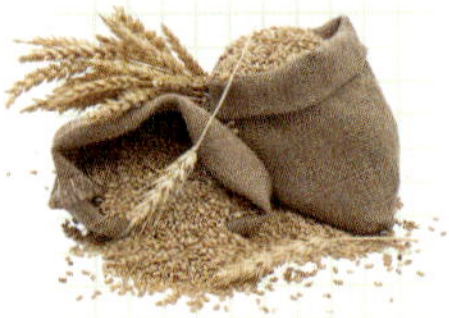

小麦

【别名】

白麦

【每餐适用量】

100 克

选购 颗粒饱满，无虫蛀者为佳。

保存 防霉防蛀保存。

营养成分表（可食部100克）

热量	339千卡	维生素B_1	0.4毫克	钾	289毫克
水分	10克	维生素B_2	0.1毫克	钠	6.8毫克
蛋白质	11.9克	烟酸	4毫克	镁	4毫克
脂肪	1.3克	维生素E	1.82毫克	铁	5.1毫克
碳水化合物	75.2克	钙	34毫克	锌	2.33毫克
膳食纤维	10.8克	磷	325毫克	硒	4.05毫克

营养价值

小麦的主要成分是碳水化合物、淀粉、蛋白质、氨基酸和B族维生素，它的营养功效很高，其中碳水化合物约占75%，蛋白质约占10%，是补充热量和植物蛋白的重要来源。

适宜人群

一般人群均可食用。适宜心血不足的失眠多梦、心悸不安、多呵欠、喜悲伤欲哭者食用。患有脚气病、末梢神经炎者宜食小麦。

Good Food 相宜食物搭配及功效

玉米

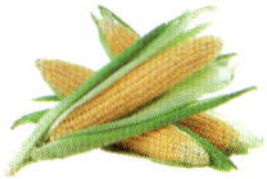

提高蛋白质的吸收

山药

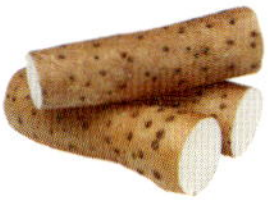

治小儿脾胃虚弱

红枣

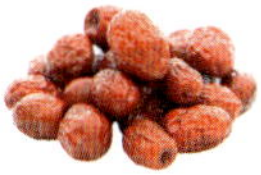

养心健脾

鹌鹑蛋

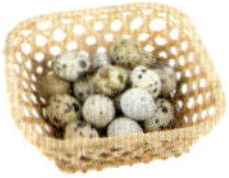

治疗神经衰弱

Bad Food 相克食物搭配及后果

食用碱

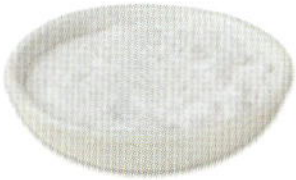

破坏维生素

蜂蜜

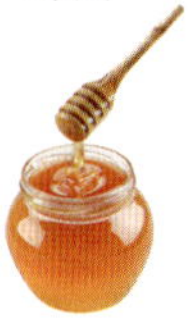

引起身体不适

枇杷

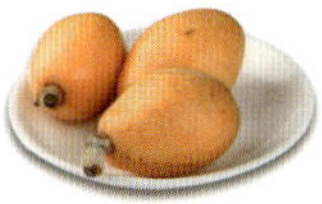

引起腹痛

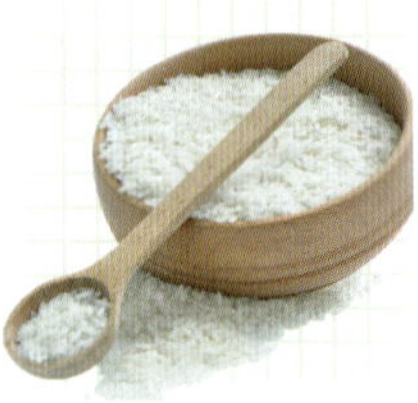

大米

【别名】

稻米

【每餐适用量】

60 克

选购 颗粒整齐，富有光泽，干燥，无米虫，碎米少，有清香味，无霉变味为佳。

保存 密封保存于阴凉干燥处。新旧米不要混杂存储。

营养成分表（可食部100克）

热量	347千卡	维生素B_1	0.11毫克	钾	103毫克
水分	13.3克	维生素B_2	0.05毫克	钠	3.8毫克
蛋白质	7.4克	烟酸	1.9毫克	镁	34毫克
脂肪	0.8克	维生素E	0.46毫克	铁	2.3毫克
碳水化合物	77.9克	钙	13毫克	锌	1.7毫克
膳食纤维	0.7克	磷	110毫克		

营养价值

富含碳水化合物，还含有一定量的蛋白质、维生素和矿物质等，是补充营养素的基础食物。

适宜人群

适宜一切体虚之人、高热之人、久病初愈、妇女产后、老年人、婴幼儿、消化力减弱者。

Good Food 相宜食物搭配及功效

牛奶

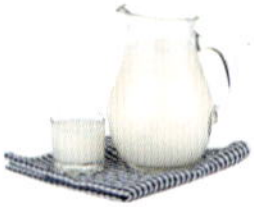

补血补虚

百合

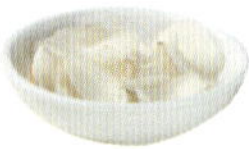

健脾补虚

Bad Food 相克食物搭配及后果

蜂蜜

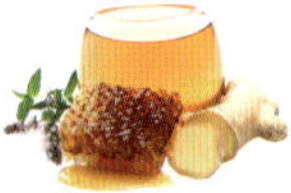

一起吃会胃痛

蕨菜

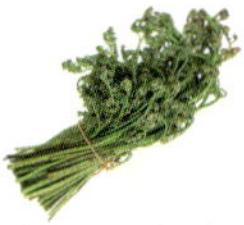

降低维生素B_1的消化吸收

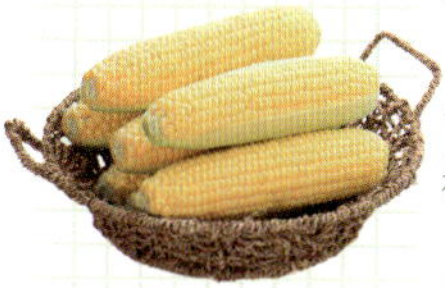

玉米

【别名】
苞谷、珍珠米、棒子、玉蜀黍

【每餐适用量】
50~100 克

选购 以整齐、饱满、无缝隙、色泽光亮者佳。

保存 去除外皮和须，用保鲜膜包裹放入冰箱冷藏。

营养成分表（可食部100克）

热量	112千卡	胡萝卜素	0.34微克	维生素E	0.46毫克
蛋白质	4克	维生素B_1	0.16毫克	钙	1毫克
脂肪	1.2克	维生素B_2	0.11毫克	磷	117毫克
碳水化合物	22.8克	烟酸	1.8毫克	钾	238毫克
膳食纤维	2.9克	叶酸	12微克	镁	32毫克
水分	71.3克	维生素C	16毫克	铁	1.1毫克

营养价值 维生素含量非常高，丰富的植物纤维可防治便秘、肠炎、肠癌等。有防癌抗癌、降血压降血脂、减肥、增加记忆力、抗衰老、明目等功效。

适宜人群 便秘、高血压、动脉硬化患者。

Good Food 相宜食物搭配及功效

花菜

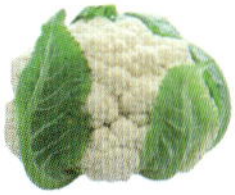

健脾益胃、助消化

洋葱

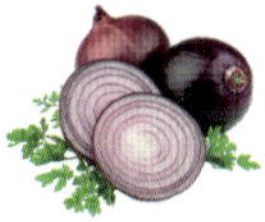

生津止渴、降血压血脂

Bad Food 相克食物搭配及后果

海螺

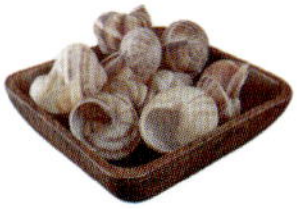

身体不适

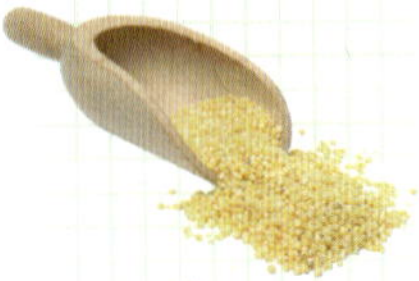

小米

【别名】
粟米、稞子、秫子、黏米、粟谷

【每餐适用量】
60克

选购 米粒大小和颜色均匀，呈乳白色或黄色，有光泽，无碎米和杂质为佳。

保存 保存在低温干燥避光处。

营养成分表（可食部100克）

热量	361千卡	维生素A	17微克	钙	41毫克
水分	11.6克	胡萝卜素	100微克	磷	229毫克
蛋白质	9克	维生素B_1	0.33毫克	钾	284毫克
脂肪	3.1克	维生素B_2	0.1毫克	镁	107毫克
碳水化合物	75.1克	烟酸	1.5毫克	铁	5.1毫克
膳食纤维	1.6克	维生素E	3.63毫克	锌	1.87毫克

营养价值

小米富含蛋白质、脂肪、碳水化合物以及较高的铁，有补血的功效，同时还能防治消化不良、缓解口臭、治疗脚气病、祛斑美容等。

适宜人群

一般人群均可食用。

Good Food 相宜食物搭配及功效

鸡蛋

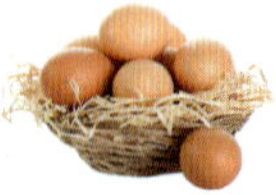

提高蛋白质的吸收

红糖

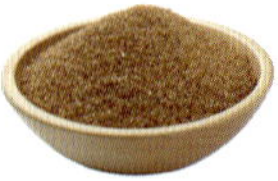

补虚补血

Bad Food 相克食物搭配及后果

杏仁

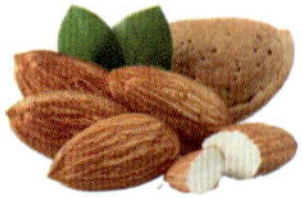

腹泻、呕吐

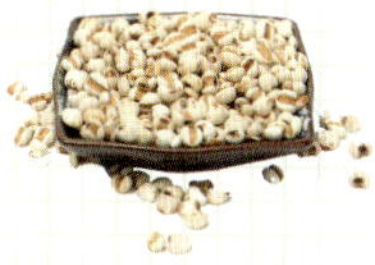

薏米

【别名】

薏米仁、薏苡仁、六谷米、薏仁

【每餐适用量】

50~100 克

选购 以粒大、饱满、色白者为佳。

保存 低温、干燥、密封、避光保存。

营养成分表（可食部100克）

热量	361千卡	维生素B_1	0.22毫克	钾	238毫克
水分	11.2克	维生素B_2	0.15毫克	钠	3.6毫克
蛋白质	12.8克	烟酸	2毫克	镁	88毫克
脂肪	3.3克	维生素E	2.08毫克	铁	3.6毫克
碳水化合物	71.1克	钙	42毫克	锌	1.68毫克
膳食纤维	2克	磷	217毫克	硒	3.07毫克

营养价值

高蛋白含量高，还含丰富的 B 族维生素、矿物质、膳食纤维等，是营养平衡的谷物，其中含有 8 种人体必需氨基酸，且其比例接近人体需要。

适宜人群

一般人群均可食用。尤适宜胃癌、子宫颈癌、脚气病、水肿、关节炎患者。

Good Food 相宜食物搭配及功效

粳米

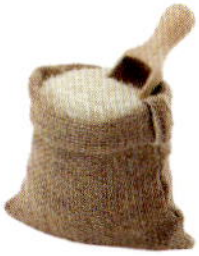

补脾除湿

白糖

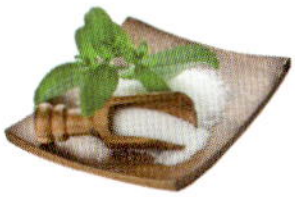

治疗粉刺

Bad Food 相克食物搭配及后果

红豆

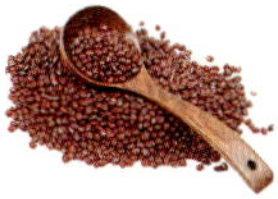

引起呕吐、泄泻

面条 营养成分（每100克）
（标准粉、切面）

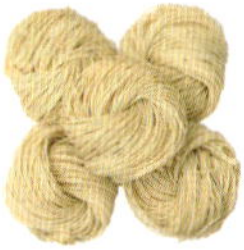

热量	283千卡
蛋白质	8.5克
脂肪	1.6克
碳水化合物	59.5克
膳食纤维	1.5克
钙	13毫克

小麦粉 营养成分（每100克）
（标准粉）

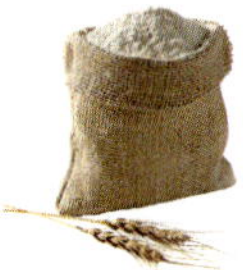

热量	349千卡
蛋白质	11.2克
脂肪	1.5克
碳水化合物	73.6克
膳食纤维	2.1克
钙	31毫克

麸皮 营养成分（每100克）

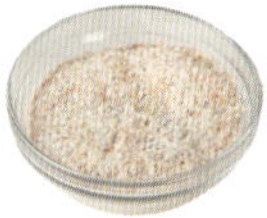

热量	282千卡
蛋白质	15.8克
脂肪	4克
碳水化合物	61.4克
膳食纤维	31.3克
钙	206毫克

面条 营养成分（每100克）
（干切面）

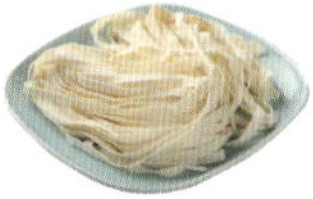

热量	355千卡
蛋白质	11克
脂肪	0.1克
碳水化合物	77.7克
膳食纤维	0.2克
钙	8毫克

挂面 营养成分（每100克）
（标准粉）

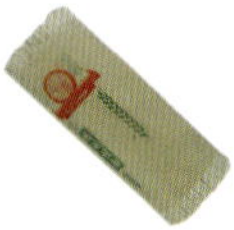

热量	348千卡
蛋白质	10.1克
脂肪	0.7克
碳水化合物	76克
膳食纤维	1.6克
钙	14毫克

挂面 营养成分（每100克）
（富强粉）

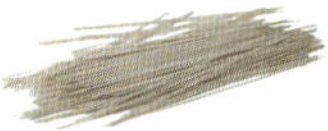

热量	347千卡
蛋白质	9.6克
脂肪	0.6克
碳水化合物	76.0克
膳食纤维	0.4克
钙	21毫克

通心粉 营养成分（每100克）

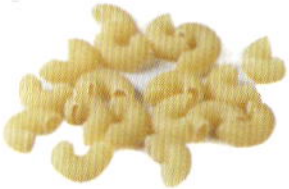

热量	351千卡
蛋白质	11.9克
脂肪	0.1克
碳水化合物	75.8克
膳食纤维	0.4克
钙	14毫克

花卷 营养成分（每100克）

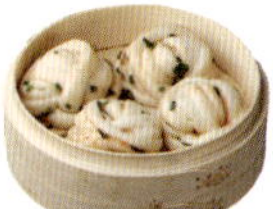

热量	214千卡
蛋白质	6.4克
脂肪	1克
碳水化合物	45.6克
膳食纤维	1.5克
钙	19毫克

烙饼（标准粉）

营养成分（每100克）

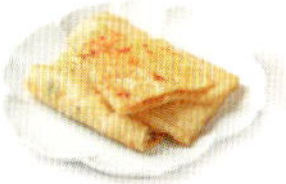

热量	259千卡
蛋白质	7.5克
脂肪	2.3克
碳水化合物	52.9克
膳食纤维	1.9克
钙	20毫克

馒头（标准粉）

营养成分（每100克）

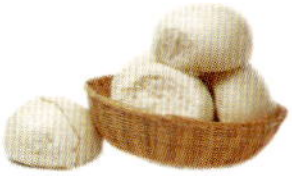

热量	236千卡
蛋白质	7.8克
脂肪	1.0克
碳水化合物	49.8克
膳食纤维	1.5克
钙	18毫克

馒头（富强粉）

营养成分（每100克）

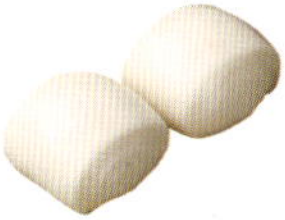

热量	210千卡
蛋白质	6.2克
脂肪	1.2克
碳水化合物	44.2克
膳食纤维	1克
钙	58毫克

油条

营养成分（每100克）

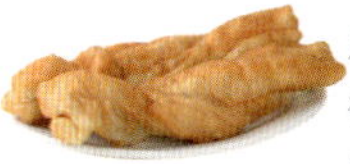

热量	388千卡
蛋白质	6.9克
脂肪	17.6克
碳水化合物	51克
膳食纤维	0.9克
钙	6毫克

油饼

营养成分（每100克）

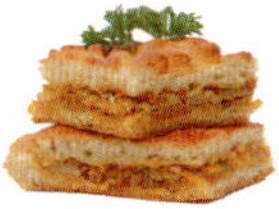

热量	403千卡
蛋白质	7.9克
脂肪	22.9克
碳水化合物	42.4克
膳食纤维	2.0克
钙	毫克

水面筋

营养成分（每100克）

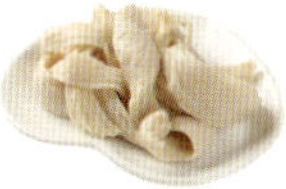

热量	142千卡
蛋白质	23.5克
脂肪	0.1克
碳水化合物	12.3克
膳食纤维	0.9克
钙	76毫克

油面筋

营养成分（每100克）

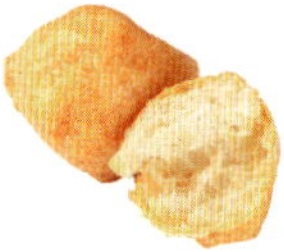

热量	493千卡
蛋白质	26.9克
脂肪	25.1克
碳水化合物	40.4克
膳食纤维	1.3克
钙	29毫克

籼米（标准）

营养成分（每100克）

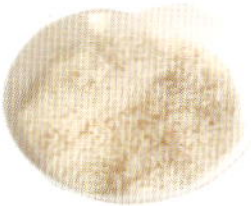

热量	349千卡
蛋白质	7.9克
脂肪	0.6克
碳水化合物	78.3克
膳食纤维	0.8克
钙	12毫克

黑米

营养成分（每 100 克）

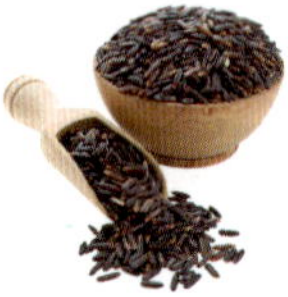

热量	341 千卡
蛋白质	9.4 克
脂肪	2.5 克
碳水化合物	72.2 克
膳食纤维	3.9 克
钙	12 毫克

糯米

营养成分（每 100 克）

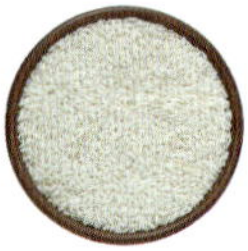

热量	350 千卡
蛋白质	7.3 克
脂肪	1.0 克
碳水化合物	78.3 克
膳食纤维	0.8 克
钙	26 毫克

紫红糯米

营养成分（每 100 克）

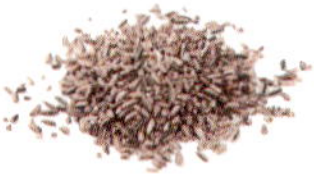

热量	346 千卡
蛋白质	8.3 克
脂肪	1.7 克
碳水化合物	75.1 克
膳食纤维	1.4 克
钙	13 毫克

粳米饭（蒸）

营养成分（每 100 克）

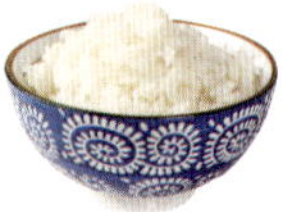

热量	118 千卡
蛋白质	2.6 克
脂肪	0.3 克
碳水化合物	26.2 克
膳食纤维	0.2 克
钙	7 毫克

籼米饭（蒸）

营养成分（每 100 克）

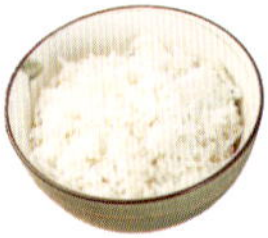

热量	115 千卡
蛋白质	2.5 克
脂肪	0.2 克
碳水化合物	26 克
膳食纤维	0.4 克
钙	6 毫克

粳米粥

营养成分（每 100 克）

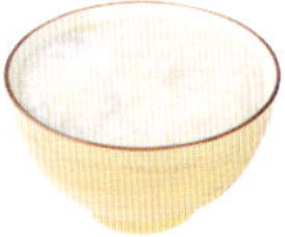

热量	47 千卡
蛋白质	1.1 克
脂肪	0.3 克
碳水化合物	9.9 克
膳食纤维	0.1 克
钙	7 毫克

籼米粉（排米粉）

营养成分（每 100 克）

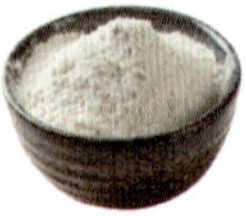

热量	356 千卡
蛋白质	7.4 克
脂肪	0.1 克
碳水化合物	81.5 克
膳食纤维	0.3 克
钙	6 毫克

玉米（白、干）

营养成分（每 100 克）

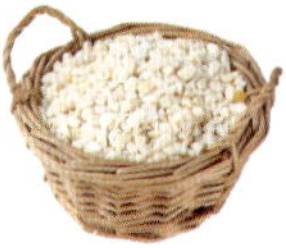

热量	352 千卡
蛋白质	8.8 克
脂肪	3.8 克
碳水化合物	74.7 克
膳食纤维	8 克
钙	10 毫克

玉米（黄、干）

营养成分（每100克）

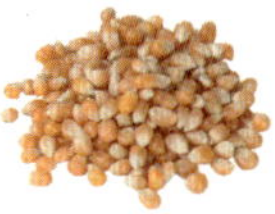

热量	348千卡
蛋白质	8.7克
脂肪	3.8克
碳水化合物	73克
膳食纤维	6.4克
钙	14毫克

玉米面（白）

营养成分（每100克）

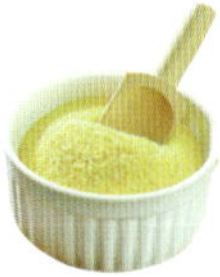

热量	353千卡
蛋白质	8克
脂肪	4.5克
碳水化合物	73.1克
膳食纤维	6.2克
钙	12毫克

玉米面（黄）

营养成分（每100克）

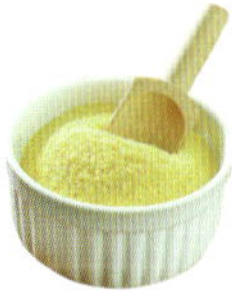

热量	352千卡
蛋白质	8.1克
脂肪	3.3克
碳水化合物	75.2克
膳食纤维	5.6克
钙	22毫克

玉米糁（黄）

营养成分（每100克）

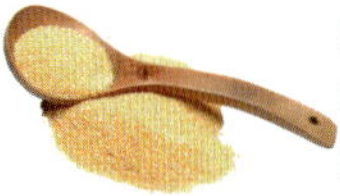

热量	354千卡
蛋白质	7.9克
脂肪	3克
碳水化合物	75.6克
膳食纤维	3.6克
钙	49毫克

大麦

营养成分（每100克）

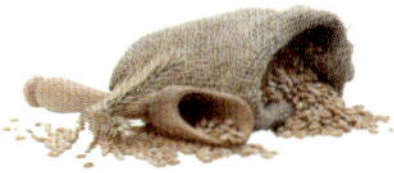

热量	327千卡
蛋白质	10.2克
脂肪	1.4克
碳水化合物	73.3克
膳食纤维	9.9克
钙	66毫克

青稞

营养成分（每100克）

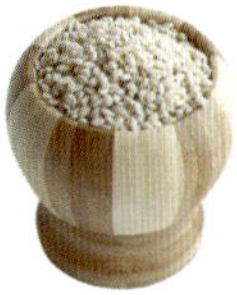

热量	342千卡
蛋白质	8.1克
脂肪	1.5克
碳水化合物	75克
膳食纤维	1.8克
钙	113毫克

小米面

营养成分（每100克）

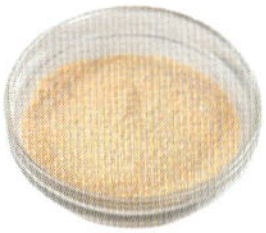

热量	357千卡
蛋白质	7.2克
脂肪	2.1克
碳水化合物	77.7克
膳食纤维	0.7克
钙	40毫克

小米粥

营养成分（每100克）

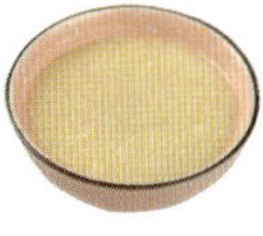

热量	46千卡
蛋白质	1.4克
脂肪	0.7克
碳水化合物	8.4克
水分	89.3克
钙	10毫克

大黄米（黍子）

营养成分（每100克）

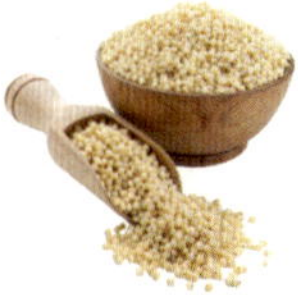

热量	356千卡
蛋白质	13.6克
脂肪	2.7克
碳水化合物	71.1克
膳食纤维	3.5克
钙	30毫克

黄米

营养成分（每100克）

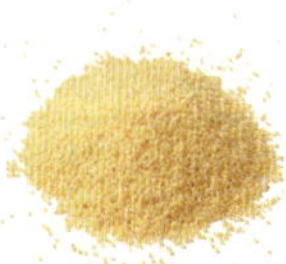

热量	351千卡
蛋白质	9.7克
脂肪	1.5克
碳水化合物	76.9克
膳食纤维	4.4克
水分	11.1克

高粱米

营养成分（每100克）

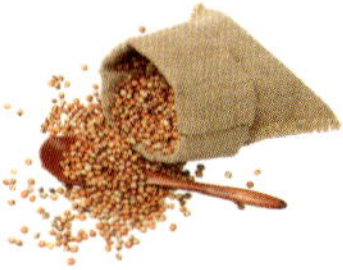

热量	360千卡
蛋白质	10.4克
脂肪	3.1克
碳水化合物	74.7克
膳食纤维	4.3克
钙	22毫克

荞麦

营养成分（每100克）

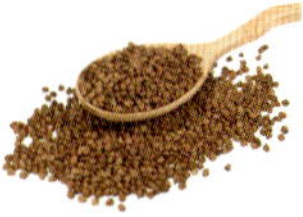

热量	337千卡
蛋白质	9.3克
脂肪	2.3克
碳水化合物	73克
膳食纤维	6.5克
钙	47毫克

荞麦（带皮）

营养成分（每100克）

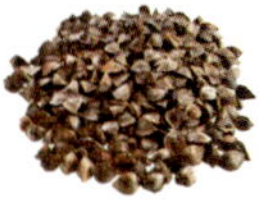

热量	319千卡
蛋白质	9.5克
脂肪	1.7克
碳水化合物	73克
膳食纤维	13.3克
钙	154毫克

薏米面

营养成分（每100克）

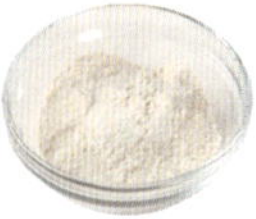

热量	351千卡
蛋白质	11.3克
脂肪	2.4克
碳水化合物	73.5克
膳食纤维	4.8克
钙	42毫克

玉米笋（罐头）

营养成分（每100克）

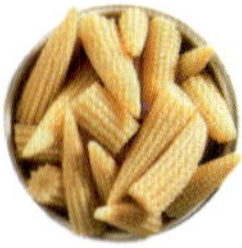

热量	16千卡
蛋白质	1.1克
脂肪	0.2克
碳水化合物	4.9克
膳食纤维	4.9克
钙	6毫克

糜子

营养成分（每100克）

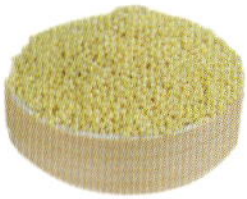

热量	336千卡
蛋白质	10.6克
脂肪	0.6克
碳水化合物	75.1克
膳食纤维	6.3克
钙	99毫克

食物名称	能量（克）	蛋白质（克）	脂肪（克）	碳水化合物（克）	膳食纤维（克）	钙（毫克）	铁（毫克）	锌（毫克）
小麦粉（富强粉、特一粉）	351	10.3	1.1	75.2	0.6	27	2.7	0.97
小麦粉（特二粉）	352	10.4	1.1	75.9	1.6	30	3	0.96
面条（富强粉、切面）	286	9.3	1.1	59.9	0.4	24	2.0	0.83
面条（特粉、切面）	287	7.3	0.1	64.5	0.6	3	4.7	1.68
空锅饼	278	8.6	0.2	60.9	0.7	2	5.8	1.73
烧饼（加糖）	298	8.0	2.1	62.7	2.1	51	1.6	0.36
粳米（标一）	345	7.7	0.6	77.4	0.6	11	1.1	1.45
粳米（标二）	347	8.0	0.6	77.7	0.4	3	0.4	0.89
粳米（标三）	346	7.2	0.8	77.6	0.4	5	0.7	0.93
粳米（标四）	347	7.5	0.7	78.1	0.7	4	0.7	0.97

食物名称	能量（克）	蛋白质（克）	脂肪（克）	碳水化合物（克）	膳食纤维（克）	钙（毫克）	铁（毫克）	锌（毫克）
早籼（标一）	352	8.8	1.0	77.2	0.4	10	1.2	1.59
早籼（标二）	346	9.5	1.0	75.1	0.5	6	1.0	1.89
晚籼（标一）	346	7.9	0.7	77.3	0.5	9	1.2	1.52
晚籼（标二）	344	8.6	0.8	75.7	0.4	6	2.8	1.89
香大米	347	12.7	0.9	72.4	0.6	8	5.1	0.69
粳糯米	344	7.9	0.8	76.7	0.7	21	1.9	1.77
籼糯米	353	7.9	1.1	78	0.5	14	1.52	2.4
肚里黄	337	8.8	1.2	76.7	8.0	3	2.4	2.31
糜子米（炒米）	376	8.1	2.6	80.5	1.0	12	14.3	1.89

注：表格中的“—”表示为测定，理论上纯在一定量该成分。“…”或“Tr”表示未检出，或低于方法检出限，含量极微。

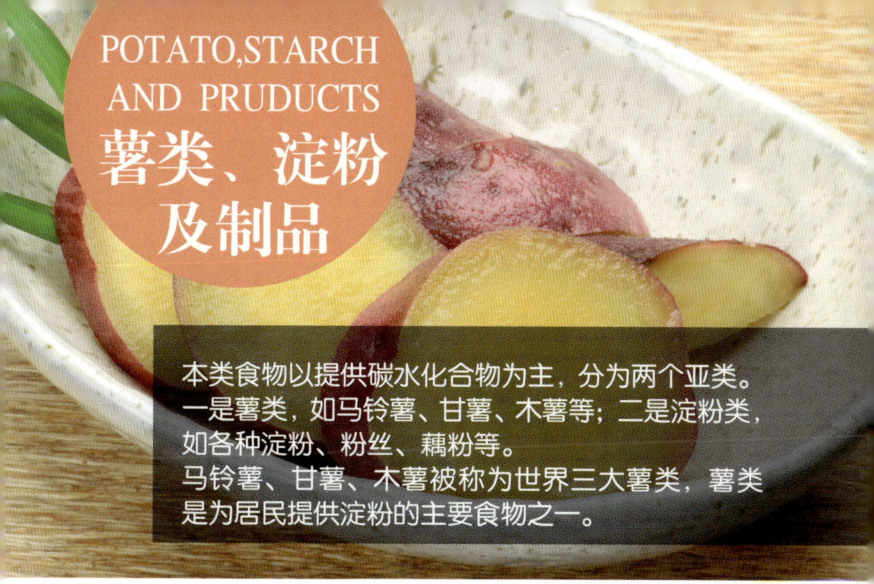

POTATO,STARCH AND PRUDUCTS
薯类、淀粉及制品

本类食物以提供碳水化合物为主，分为两个亚类。一是薯类，如马铃薯、甘薯、木薯等；二是淀粉类，如各种淀粉、粉丝、藕粉等。

马铃薯、甘薯、木薯被称为世界三大薯类，薯类是为居民提供淀粉的主要食物之一。

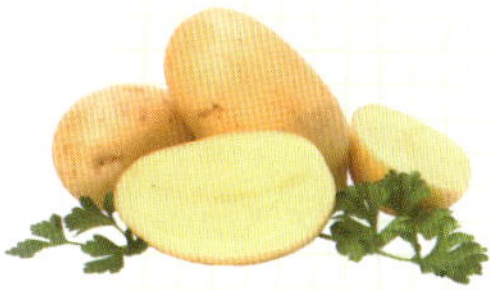

马铃薯

【别名】

洋芋、山药蛋、洋番薯、土豆

【每餐适用量】

80克

选购 光滑圆润，无畸形，而且颜色均匀为好，不要选购长芽的。

保存 防霉防蛀保存。放在阴凉处，避免阳光直射。

营养成分表（可食部100克）

热量	76千卡	胡萝卜素	30微克	钙	8毫克
蛋白质	2克	维生素B_1	0.08毫克	磷	40毫克
脂肪	0.2克	维生素B_2	0.04毫克	钾	342毫克
碳水化合物	17.2克	烟酸	1.1毫克	镁	23毫克
膳食纤维	0.7克	维生素C	27毫克	铁	0.8毫克
维生素A	5微克	维生素E	0.34毫克	锌	0.37毫克

营养价值

营养成分非常全面，营养结构也较合理，可称为“十全十美的食物”，是利水消肿、润中养胃，且易消化的食品。马铃薯块茎水分多、脂肪少，单位体积的热量相当低，有补充营养、降脂降糖、美容养颜、利水消肿等作用，可做主食，适合瘦弱的人食用。

适宜人群

一般人均可食用。尤适宜低蛋白饮食的肾病患者、糖尿病患者食用。

Good Food 相宜食物搭配及功效

牛腩

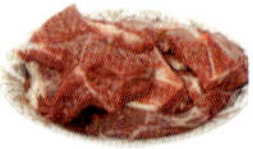

保护胃黏膜

豆角

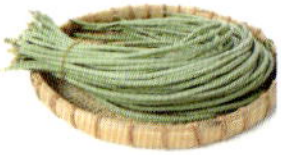

除烦润燥

黄瓜

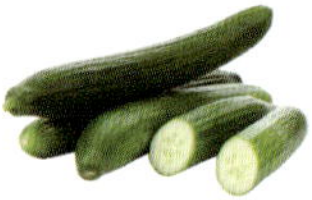

有利于身体健康

牛奶

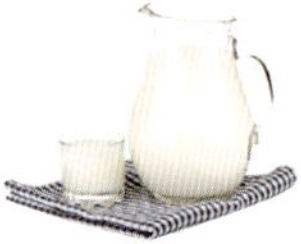

提供全面的营养素

Bad Food 相克食物搭配及后果

西红柿

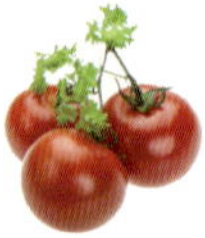

消化不良

石榴

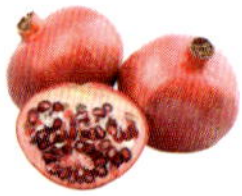

引起中毒

香蕉

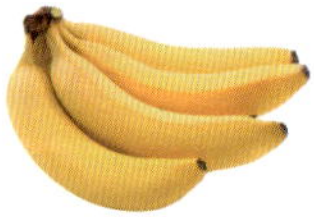

引起面部生斑

柿子

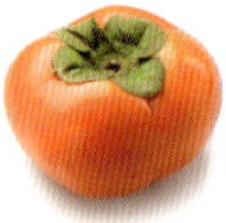

导致消化不良

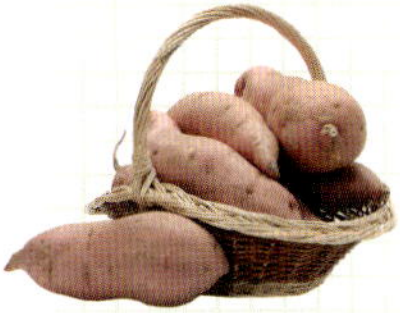

甘薯（红心）

【别名】
地瓜、番薯、白薯、红薯

【每餐适用量】
1个，约150克

选购 纺锤形状、表面光滑、没有霉味为佳。

保存 保持干燥，不宜放在熟料袋中，也不宜与土豆放在一起。

营养成分表（可食部100克）

热量	102千卡	胡萝卜素	750微克	钾	130毫克
蛋白质	1.1克	维生素B_1	0.04微克	钠	28.5毫克
脂肪	0.2克	维生素C	26毫克	镁	12毫克
碳水化合物	24.7克	烟酸	0.6毫克	铁	0.5毫克
膳食纤维	1.6克	钙	23毫克	锌	0.15毫克
维生素A	125微克	磷	39毫克	硒	0.48毫克

营养价值

营养功效很高，被称为营养最均衡的保健食品。有抗癌、通便减肥、提高免疫力、抗衰老等功效。

适宜人群

一般人群都可食用。适宜糖尿病患者。

Good Food 相宜食物搭配及功效

芹菜

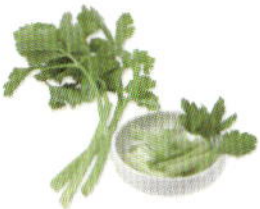

降血压

糙米

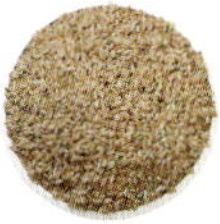

减肥瘦身

Bad Food 相克食物搭配及后果

西红柿

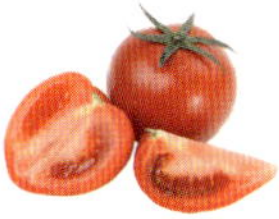

引起腹泻、结石

鸡蛋

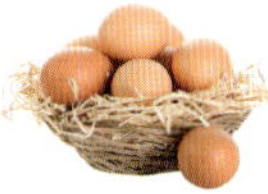

不消化、易腹痛

甘薯（白心）

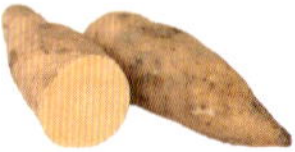

营养成分（每100克）	
热量	106 千卡
蛋白质	1.4 克
脂肪	0.2 克
碳水化合物	25.2 克
膳食纤维	1 克
钙	24 毫克

木薯

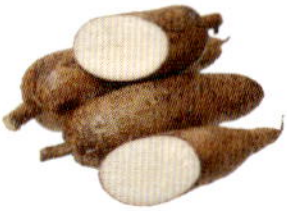

营养成分（每100克）	
热量	119 千卡
蛋白质	2.1 克
脂肪	0.3 克
碳水化合物	27.8 克
膳食纤维	1.6 克
钙	88 毫克

马铃薯（脱水）

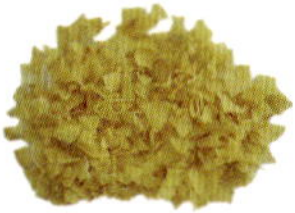

营养成分（每100克）	
热量	344 千卡
蛋白质	5.7 克
脂肪	0.5 克
碳水化合物	80.7 克
膳食纤维	3.3 克
钙	39 毫克

甘薯片（白薯干）

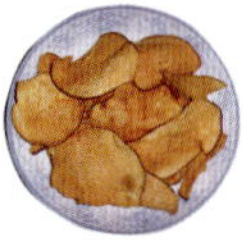

营养成分（每100克）	
热量	344 千卡
蛋白质	4.7 克
脂肪	0.8 克
碳水化合物	80.5 克
膳食纤维	2 克
钙	112 毫克

甘薯粉

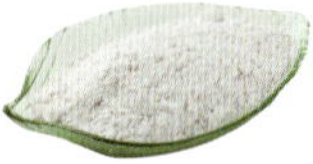

营养成分（每100克）	
热量	336 千卡
蛋白质	2.7 克
脂肪	0.2 克
碳水化合物	80.9 克
膳食纤维	0.1 克
钙	33 毫克

马铃薯粉

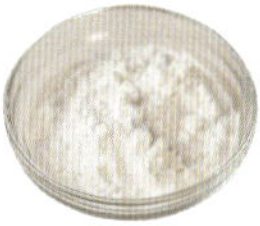

营养成分（每100克）	
热量	340 千卡
蛋白质	7.2 克
脂肪	0.5 克
碳水化合物	77.4 克
膳食纤维	1.4 克
钙	171 毫克

豌豆淀粉

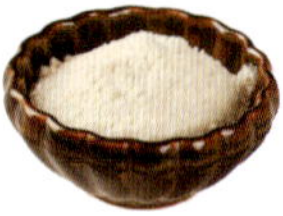

营养成分（每100克）	
热量	342 卡
蛋白质	0.6 克
碳水化合物	85 克
膳食纤维	0.3 克
钙	4 毫克
铁	1.7 毫克

蚕豆淀粉

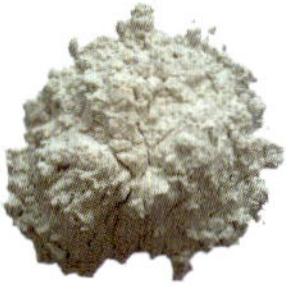

营养成分（每100克）	
热量	342 千卡
蛋白质	0.5 克
碳水化合物	85.3 克
膳食纤维	0.5 克
钙	36 毫克
铁	2.3 毫克

团粉 （芡粉）

营养成分（每100克）

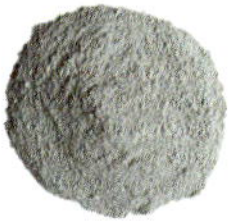

热量	348千卡
蛋白质	1.5克
碳水化合物	85.8克
膳食纤维	0.8克
钙	34克
铁	3.6毫克

玉米淀粉

营养成分（每100克）

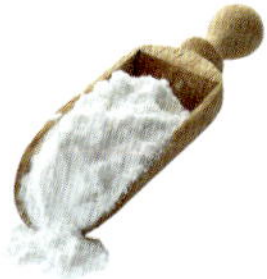

热量	346千卡
蛋白质	1.2克
脂肪	0.1克
碳水化合物	85.0克
膳食纤维	0.1克
钙	18毫克

桂花藕粉

营养成分（每100克）

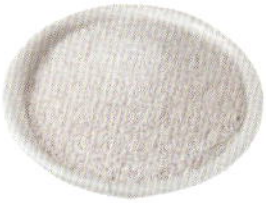

热量	344卡
蛋白质	0.4克
碳水化合物	0.1克
膳食纤维	85.3克
钙	36毫克
铁	20.8毫克

藕粉

营养成分（每100克）

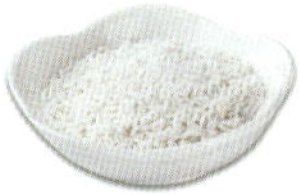

热量	373卡
蛋白质	0.2克
碳水化合物	93克
膳食纤维	0.1克
钙	8毫克
铁	17.9毫克

魔芋精粉

营养成分（每100克）

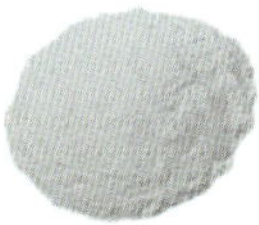

热量	186千卡
蛋白质	4.6克
脂肪	0.1克
碳水化合物	78.8克
膳食纤维	74.4克
钙	45毫克

粉条

营养成分（每100克）

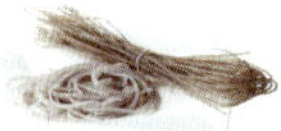

热量	339卡
蛋白质	0.5克
脂肪	0.1克
碳水化合物	84.2克
膳食纤维	0.6毫克
钙	35毫克

粉丝

营养成分（每100克）

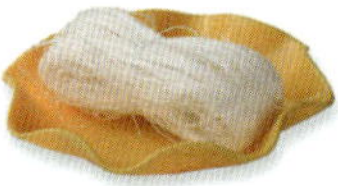

热量	388千卡
蛋白质	0.8克
脂肪	0.2克
碳水化合物	83.7克
膳食纤维	1.1克
钙	31毫克

豌豆粉丝

营养成分（每100克）

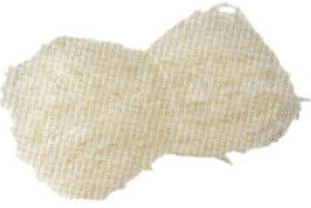

热量	368千卡
蛋白质	0.4克
碳水化合物	91.7克
膳食纤维	0.3克
钙	10毫克
铁	3.5毫克

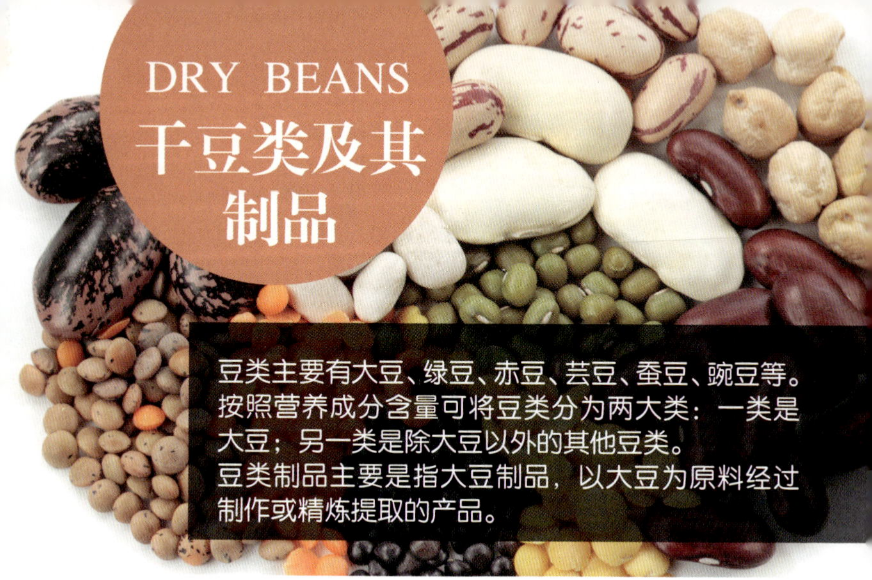

DRY BEANS
干豆类及其制品

豆类主要有大豆、绿豆、赤豆、芸豆、蚕豆、豌豆等。按照营养成分含量可将豆类分为两大类：一类是大豆；另一类是除大豆以外的其他豆类。

豆类制品主要是指大豆制品，以大豆为原料经过制作或精炼提取的产品。

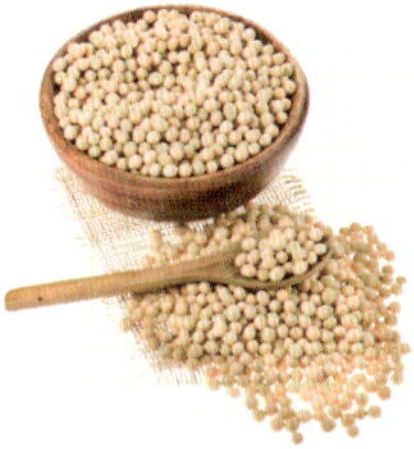

黄豆

【别名】
大豆、黄大豆、枝豆、菜用大豆

【每餐适用量】
40克

选购 外皮色泽光亮干净、颗粒饱满且整齐均匀、脐色黄白色或淡褐色为佳。

保存 与干辣椒通密封于罐中，放在通风干燥处即可。

营养成分表（可食部100克）

热量	390千卡	胡萝卜素	220微克	磷	465毫克
蛋白质	35克	维生素B_1	0.41毫克	钾	1503毫克
脂肪	16克	维生素B_2	0.2毫克	钠	2.2毫克
碳水化合物	34.2克	烟酸	2.1毫克	镁	199毫克
膳食纤维	15.5克	维生素E	18.9毫克	铁	8.2毫克
维生素A	37微克	钙	191毫克	锌	3.34毫克

营养价值

大豆营养全面，含量丰富，有“植物肉”及“绿色乳牛”之誉，具有健脾、益气、宽中、润燥、补血、降低胆固醇、利水、抗癌之功效。其含有优质蛋白、多种不饱和脂肪酸和各种矿物质和微量元素，有降糖降脂、防止血管硬化预防癌症、美白护肤等功效。

适宜人群

一般人均可食用。

Good Food 相宜食物搭配及功效

香菜	茄子	胡萝卜	花生
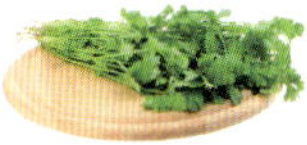		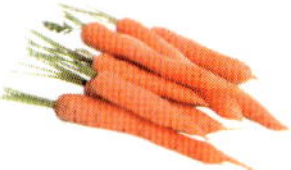	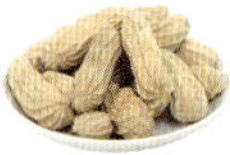
健脾宽中、祛风解毒	润燥消肿	有助于骨骼发育	丰胸补乳

Bad Food 相克食物搭配及后果

核桃	菠菜	猪肉	虾皮
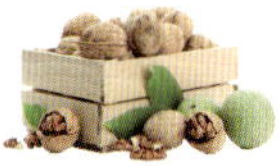	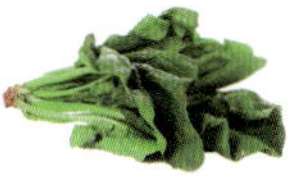	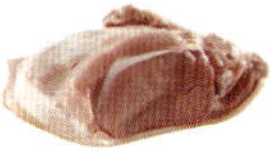	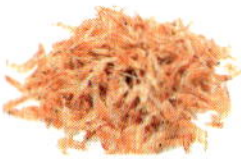
导致腹胀	不利于营养吸收	影响营养的吸收	影响钙的消化吸收

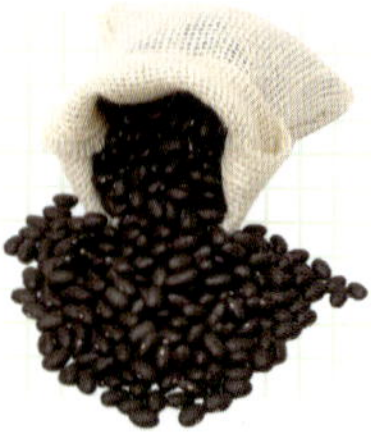

黑豆

【别名】

黑大豆、乌豆、橹豆、马料豆

【每餐适用量】

40克

选购 以豆粒完整、大小均匀、颜色乌黑者为好。

保存 密封在罐中与阴凉处避光保存。

营养成分表（可食部100克）

热量	401千卡	胡萝卜素	220微克	磷	500毫克
蛋白质	36克	维生素B_1	0.41毫克	钾	1377毫克
脂肪	15.9克	维生素B_2	0.20毫克	钠	3毫克
碳水化合物	33.6克	烟酸	2毫克	镁	243毫克
膳食纤维	10.2克	维生素E	17.36毫克	铁	7毫克
维生素A	37微克	钙	224毫克	锌	4.18毫克

营养价值

典型的高蛋白、低脂肪的食物，含有18种氨基酸、花青素及各种微量元素等，有预防动脉血管硬化、抗衰老、预防骨质疏松、美容护发等功效。

适宜人群

一般人均可食用。适宜脾虚水肿、脚气浮肿、脱发肾虚者食用。

Good Food 相宜食物搭配及功效

红糖

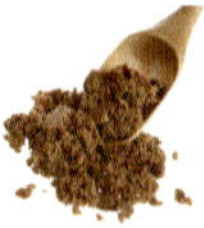

滋补肝肾、美容乌发

牛奶

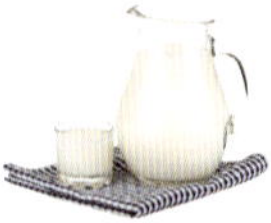

帮助吸收维生素B_{12}

Bad Food 相克食物搭配及后果

茄子

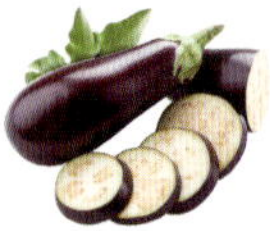

对身体不利

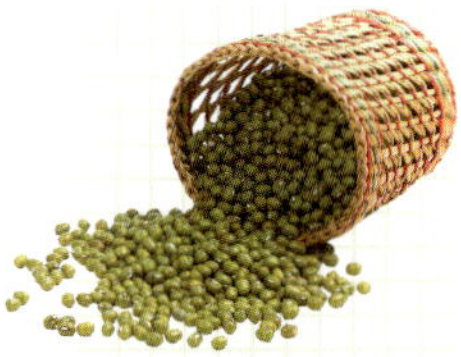

绿豆

【别名】

青小豆、植豆、交豆

【每餐适用量】

40克

选购 外皮呈蜡质，颗粒饱满均匀，少有破碎，无虫，不含杂质，有清香味为佳。

保存 晒干后用塑料袋装起来，里面放几瓣大蒜即可。

营养成分表（可食部100克）

热量	329千卡	胡萝卜素	130微克	磷	337毫克
蛋白质	21.6克	维生素B_1	0.25毫克	钾	787毫克
脂肪	0.8克	维生素B_2	0.11毫克	钠	3.2毫克
碳水化合物	62克	烟酸	2毫克	镁	125毫克
膳食纤维	6.4克	维生素E	10.95毫克	铁	6.5毫克
维生素A	22微克	钙	81毫克	锌	2.18毫克

营养价值

绿豆中的蛋白质、磷脂有兴奋神经、增进食欲的功能，为机体许多重要脏器增加营养所必需。还有清热解毒、抗菌抑菌、降血脂和抗过敏等作用。

适宜人群

一般人均可食用。适宜中毒者、眼病患者、高血压患者、水肿患者、红眼病患者食用。

Good Food 相宜食物搭配及功效

燕麦

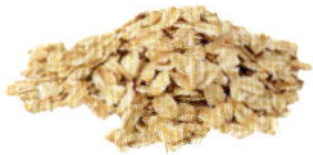

控制血糖含量

南瓜

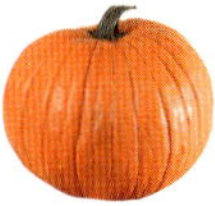

清肺、降糖

Bad Food 相克食物搭配及后果

狗肉

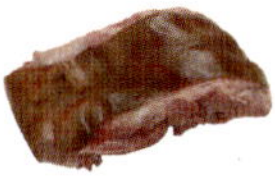

会引起中毒

榛子

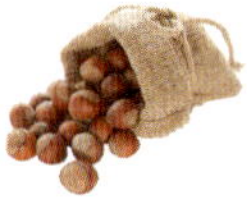

导致腹泻

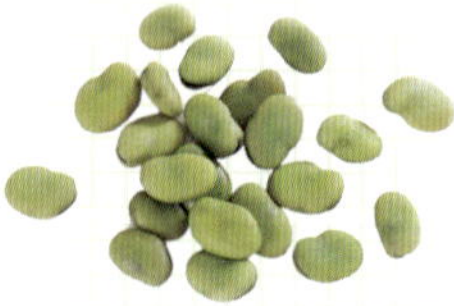

蚕豆

【别名】

胡豆、夏豆、罗汉豆、南豆、川豆

【每餐适用量】

30克

选购 颜色翠绿，体形饱满而圆，捏起来坚硬为佳。

保存 将几瓣大蒜放入装蚕豆的容器或口袋中，可使其2~3年不被虫蛀。

营养成分表（可食部100克）

热量	338千卡	维生素B_2	0.13毫克	钾	1117毫克
蛋白质	21.6克	烟酸	1.9毫克	钠	86毫克
脂肪	1克	维生素C	2毫克	镁	57毫克
碳水化合物	61.5克	维生素E	1.6毫克	铁	8.2毫克
膳食纤维	1.7克	钙	31毫克	锌	3.42毫克
维生素B_1	0.09毫克	磷	418毫克	硒	1.3毫克

营养价值

蚕豆含有大量蛋白质及丰富的膳食纤维、叶酸和维生素等，有延缓动脉硬化、降低胆固醇、防癌抗癌、健脑、促进生长发育等功效。

适宜人群

一般人均可食用，尤适宜老人、学生、脑力工作者、高胆固醇、便秘者。

Good Food 相宜食物搭配及功效

白菜

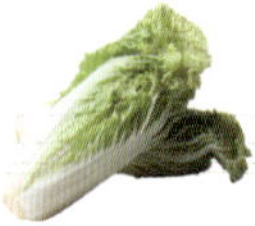

利尿、清肺

枸杞

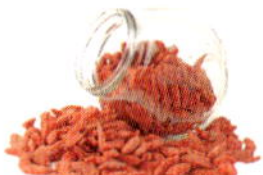

清肝祛火

Bad Food 相克食物搭配及后果

田螺

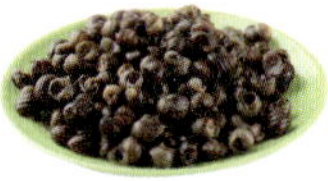

引起肠绞痛、长痔疮

牡蛎

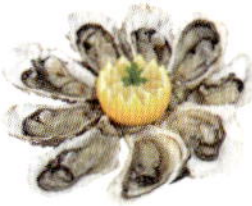

引起腹泻或中毒

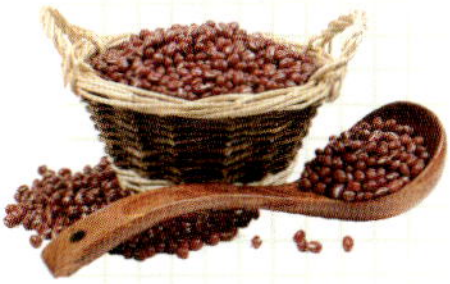

赤小豆

【别名】

红小豆、饭豆、米豆、赤豆、红豆

【每餐适用量】

9~30 克

选购 选择有光泽、形态饱满、无虫蛀为佳。

保存 装进密封的盒子或袋子中，放置阴凉干燥处。

营养成分表（可食部100克）

热量	324千卡	胡萝卜素	80微克	磷	305毫克
蛋白质	20.2克	维生素B_1	0.16毫克	钾	860毫克
脂肪	0.6克	维生素B_2	0.11毫克	钠	2.2毫克
碳水化合物	63.4克	烟酸	2毫克	镁	138毫克
膳食纤维	7.7克	维生素E	14.36毫克	铁	7.4毫克
维生素A	13微克	钙	74毫克	锌	2.2毫克

营养价值

含蛋白质、脂肪、糖类、磷、钙、铁，维生素B_1、B_2，烟酸、皂甙等成分，有预防便秘、消除水肿、健脾利胃和增强机体免疫功能的作用。

适宜人群

各类型水肿者，包括肾脏性水肿、心脏性水肿、肝硬化腹水、营养不良性水肿等；产后缺奶和产后浮肿人群；肥胖症者。

Good Food 相宜食物搭配及功效

粳米

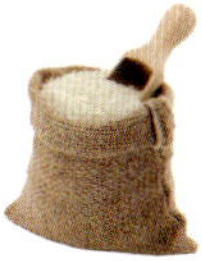

益脾胃、通乳汁

鸡肉

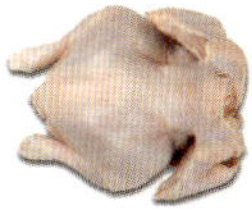

补肾滋阴、活血利尿

Bad Food 相克食物搭配及后果

羊肚

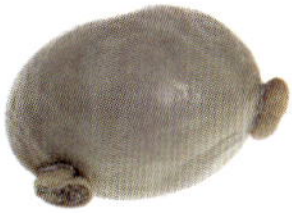

水肿、腹泻、腹痛

盐

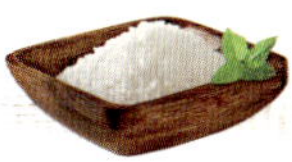

功效减半

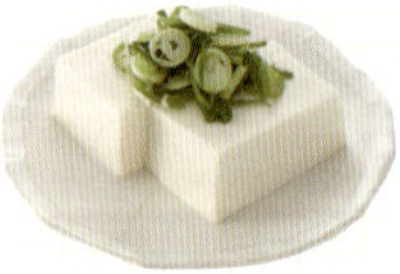

豆腐

【别名】

甘脂、水板、白物、黎祁

【每餐适用量】

100~200克

选购 呈均匀的乳白色或淡黄色，稍有光泽，有弹性，有豆腐特有清香为佳。

保存 浸入水中放在冰箱冷藏保鲜。

营养成分表（可食部100克）

热量	82千卡	维生素B_1	0.04毫克	钾	125毫克
水分	82.8克	维生素B_2	0.03毫克	钠	7.2毫克
蛋白质	8.1克	烟酸	0.2毫克	镁	27毫克
脂肪	3.7克	维生素E	2.71毫克	铁	1.9毫克
碳水化合物	4.2克	钙	164毫克	锌	1.11毫克
膳食纤维	0.4克	磷	119毫克	硒	2.3毫克

营养价值

豆腐营养丰富，素有“植物肉”之美称。可预防心血管疾病、降低乳腺癌几率、补益清热、养生等。

适宜人群

一般人均可食用。

Good Food 相宜食物搭配及功效

蛤蜊

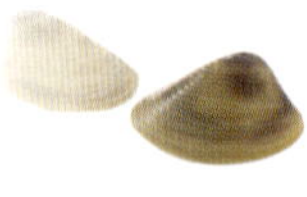

润肤、补血

鱼

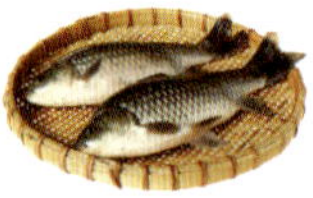

补钙

Bad Food 相克食物搭配及后果

蜂蜜

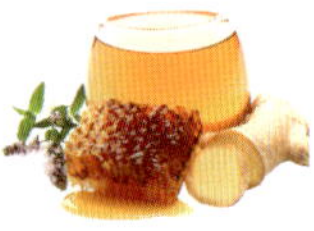

腹泻

葱

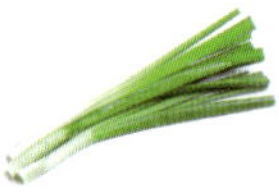

影响钙的吸收

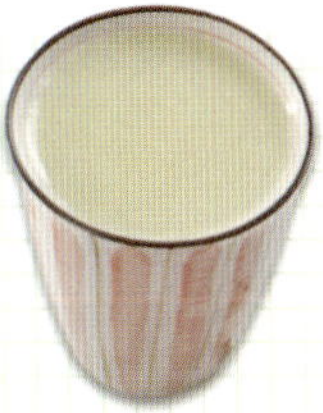

豆浆

【别名】
无

【每餐适用量】
成人 500~700 毫升，儿童 200~250 毫升

选购 好豆浆应有一股浓浓的豆浆香味，略凉时表面有一层油皮，口感爽滑。

保存 杀菌后密封保存，常温下可保存几天。

营养成分表（可食部100克）

热量	16千卡	胡萝卜素	90微克	磷	30毫克
蛋白质	1.8克	维生素B_1	0.02毫克	钾	48毫克
脂肪	0.7克	维生素B_2	0.02毫克	钠	3.0毫克
碳水化合物	1.1克	烟酸	0.1毫克	镁	9毫克
膳食纤维	1.1克	维生素E	0.80毫克	铁	0.5毫克
维生素A	15微克	钙	10毫克	锌	0.24毫克

营养价值

豆浆含有丰富的植物蛋白，磷脂，维生素B_1、B_2，烟酸和铁、钙等矿物质，有降血糖、防治癌症和脑中风、美容养颜等功效。

适宜人群

一般人均可食用。特别适合女性和老人。

Good Food 相宜食物搭配及功效

花生

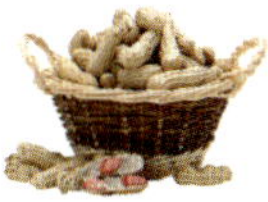

润肤补虚

枸杞

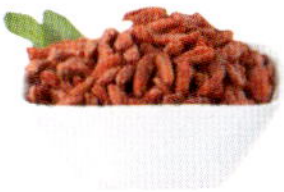

补肝肾、明目

Bad Food 相克食物搭配及后果

红糖

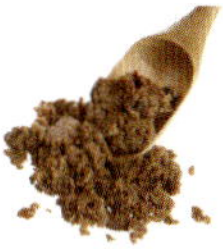

破坏营养成分

鸡蛋

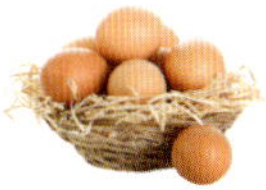

降低营养功效

青豆

营养成分（每 100 克）

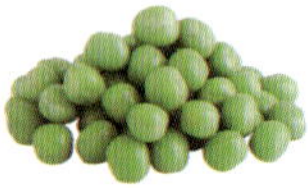

热量	398 千卡
蛋白质	34.5 克
脂肪	16.0 克
碳水化合物	35.4 克
膳食纤维	12.6 克
钙	200 毫克

芸豆（杂、带皮）

营养成分（每 100 克）

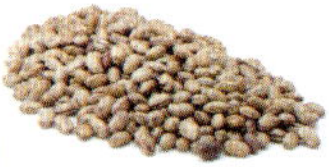

热量	327 千卡
蛋白质	22.4 克
脂肪	0.6 克
碳水化合物	63.3 克
膳食纤维	10.5 克
钙	349 毫克

芸豆（白）

营养成分（每 100 克）

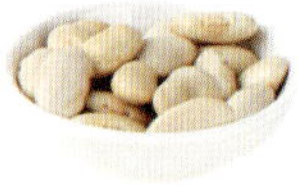

热量	315 千卡
蛋白质	23.4 克
脂肪	1.4 克
碳水化合物	57.2 克
膳食纤维	9.8 克
水分	14.4 克

芸豆（红）

营养成分（每 100 克）

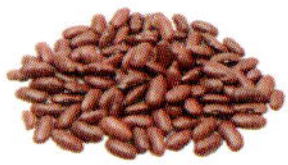

热量	331 千卡
蛋白质	21.4 克
脂肪	1.3 克
碳水化合物	62.5 克
膳食纤维	8.3 克
钙	176 毫克

花豆（红）

营养成分（每 100 克）

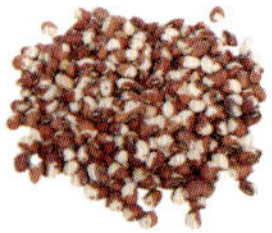

热量	328 千卡
蛋白质	19.1 克
脂肪	1.3 克
碳水化合物	62.7 克
膳食纤维	5.5 克
钙	38 毫克

花豆（紫）

营养成分（每 100 克）

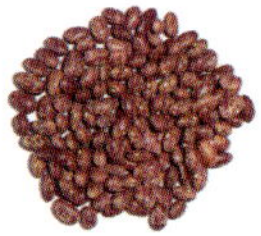

热量	330 千卡
蛋白质	17.2 克
脂肪	1.4 克
碳水化合物	65.8 克
膳食纤维	7.4 克
钙	221 毫克

扁豆

营养成分（每 100 克）

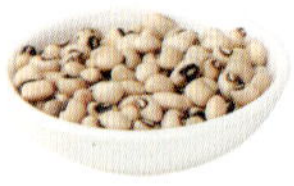

热量	339 千卡
蛋白质	25.3 克
脂肪	0.4 克
碳水化合物	61.9 克
膳食纤维	6.5 克
钙	137 毫克

扁豆（白）

营养成分（每 100 克）

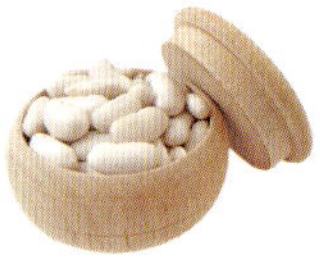

热量	283 千卡
蛋白质	19.0 克
脂肪	1.3 克
碳水化合物	55.6 克
膳食纤维	13.4 克
钙	68 毫克

眉豆

营养成分（每 100 克）

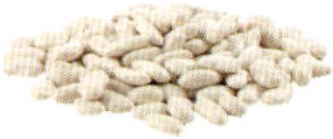

热量	334 千卡
蛋白质	18.6 克
脂肪	1.1 克
碳水化合物	65.6 克
膳食纤维	6.6 克
钙	60 毫克

豌豆

营养成分（每 100 克）

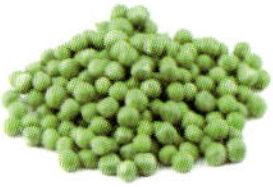

热量	334 千卡
蛋白质	20.3 克
脂肪	1.1 克
碳水化合物	65.8 克
膳食纤维	10.4 克
钙	97 毫克

豇豆

营养成分（每 100 克）

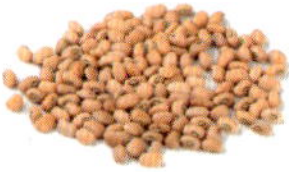

热量	336 千卡
蛋白质	19.3 克
脂肪	1.2 克
碳水化合物	65.6 克
膳食纤维	7.1 克
钙	40 毫克

豇豆（紫）

营养成分（每 100 克）

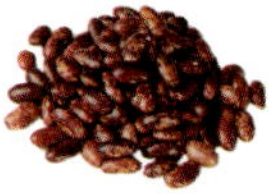

热量	329 千卡
蛋白质	18.9 克
脂肪	0.4 克
碳水化合物	65.8 克
膳食纤维	6.9 克
钙	67 毫克

黄豆粉

营养成分（每 100 克）

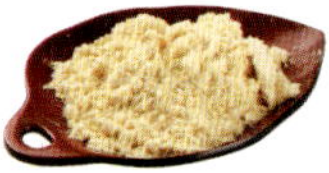

热量	432 千卡
蛋白质	32.7 克
脂肪	18.3 克
碳水化合物	37.6 克
膳食纤维	7.0 克
钙	207 毫克

豆腐花

营养成分（每 100 克）

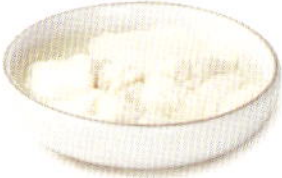

热量	401 千卡
蛋白质	10.0 克
脂肪	2.6 克
碳水化合物	84.3 克
钙	175 毫克

豆汁

营养成分（每 100 克）

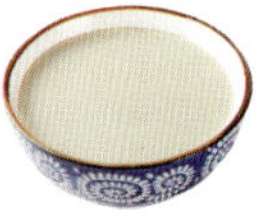

热量	10 千卡
蛋白质	0.9 克
脂肪	0.1 克
碳水化合物	1.4 克
膳食纤维	0.1 克
钙	8 毫克

豆奶

营养成分（每 100 克）

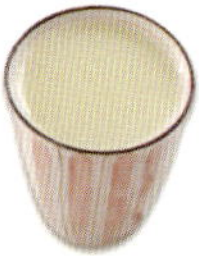

热量	30 千卡
蛋白质	2.4 克
脂肪	1.5 克
碳水化合物	1.8 克
水分	94.0 克
钙	23 毫克

豆腐丝

营养成分（每 100 克）

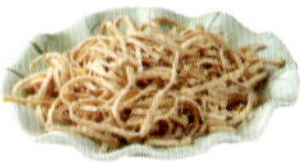

热量	203 千卡
蛋白质	21.5 克
脂肪	10.5 克
碳水化合物	6.2 克
膳食纤维	1.1 克
钙	204 毫克

豆腐卷

营养成分（每 100 克）

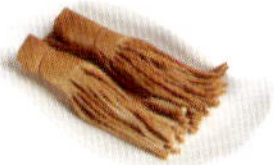

热量	203 千卡
蛋白质	17.9 克
脂肪	11.6 克
碳水化合物	7.2 克
膳食纤维	1.0 克
钙	156 毫克

豆腐皮

营养成分（每 100 克）

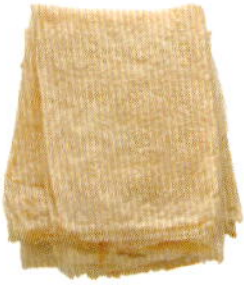

热量	410 千卡
蛋白质	44.6 克
脂肪	17.4 克
碳水化合物	18.8 克
膳食纤维	0.2 克
钙	116 毫克

油豆腐

营养成分（每 100 克）

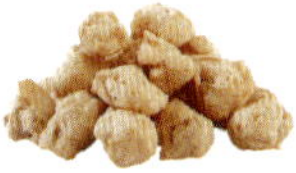

热量	245 千卡
蛋白质	17.0 克
脂肪	17.6 克
碳水化合物	4.9 克
膳食纤维	0.6 克
钙	147 毫克

腐竹

营养成分（每 100 克）

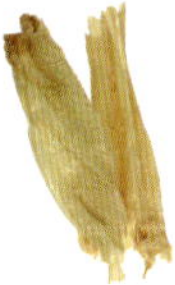

热量	461 千卡
蛋白质	44.6 克
脂肪	21.7 克
碳水化合物	22.3 克
膳食纤维	1.0 克
钙	77 毫克

千张

营养成分（每 100 克）

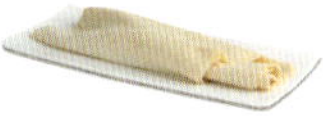

热量	262 千卡
蛋白质	24.5 克
脂肪	16.0 克
碳水化合物	5.5 克
膳食纤维	1.0 克
钙	313 毫克

豆腐干（香干）

营养成分（每 100 克）

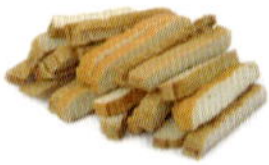

热量	152 千卡
蛋白质	15.8 克
脂肪	7.8 克
碳水化合物	5.1 克
膳食纤维	0.8 克
钙	299 毫克

豆腐干（酱油干）

营养成分（每 100 克）

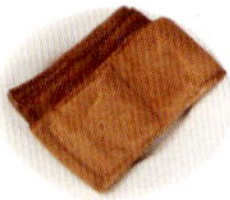

热量	157 千卡
蛋白质	14.9 克
脂肪	9.1 克
碳水化合物	4.0 克
膳食纤维	0.3 克
钙	413 毫克

素鸡

营养成分（每100克）

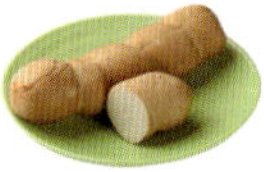

热量	194千卡
蛋白质	16.5克
脂肪	12.5克
碳水化合物	4.2克
膳食纤维	0.9克
钙	319毫克

烤麸

营养成分（每100克）

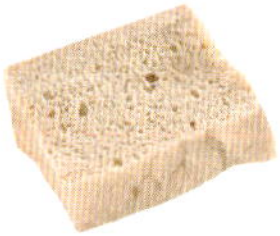

热量	121千卡
蛋白质	20.4克
脂肪	0.3克
碳水化合物	9.3克
膳食纤维	0.2克
钙	30毫克

素大肠

营养成分（每100克）

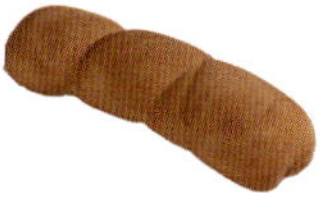

热量	155千卡
蛋白质	18.1克
脂肪	3.6克
碳水化合物	13.0克
膳食纤维	1.0克
钙	445毫克

素火腿

营养成分（每100克）

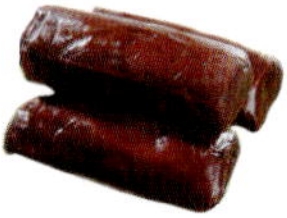

热量	213千卡
蛋白质	19.1克
脂肪	13.2克
碳水化合物	4.8克
膳食纤维	0.9克
钙	8毫克

红豆馅

营养成分（每100克）

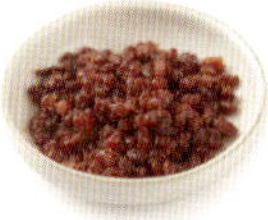

热量	256千卡
蛋白质	4.8克
脂肪	3.6克
碳水化合物	55.1克
膳食纤维	7.9克
钙	2毫克

豆沙

营养成分（每100克）

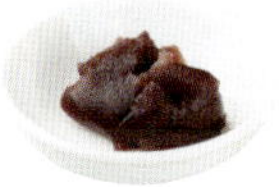

热量	247千卡
蛋白质	5.5克
脂肪	1.9克
碳水化合物	52.7克
膳食纤维	1.7克
钙	42毫克

蚕豆（炸）

营养成分（每100克）

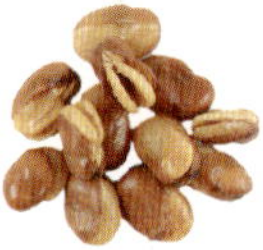

热量	447千卡
蛋白质	26.7克
脂肪	20克
碳水化合物	40.4克
膳食纤维	0.5克
钙	207毫克

蚕豆（烤）

营养成分（每100克）

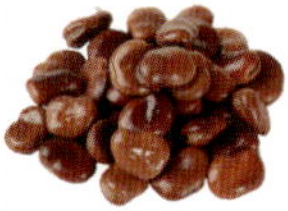

热量	377千卡
蛋白质	27克
脂肪	2.0克
碳水化合物	63.8克
膳食纤维	2.2克
钙	229毫克

食物名称	能量（克）	蛋白质（克）	脂肪（克）	碳水化合物（克）	膳食纤维（克）	钙（毫克）	铁（毫克）	锌（毫克）
芸豆（虎皮）	341	22.5	0.9	62.5	3.5	156	1.7	1.2
木豆	348	19.8	4.5	58.8	3.7	231	12.5	—
荆豆	407	43.6	14.3	28.5	5.2	207	7.3	—
豌豆（花）	336	21.6	1.0	63.6	6.9	106	4.4	2.47
豆粕	325	42.5	2.1	37.9	7.6	4.61	14.9	0.50
酸豆奶	67	2.2	1.2	11.8	…	0.42	0.4	0.21
豆腐干（菜干）	137	13.4	7.1	5.0	0.3	179	3.0	1.39
豆腐干（熏干）	154	15.8	6.2	8.8	0.3	173	3.9	1.80
豆腐干（臭干）	99	10.2	4.6	4.5	0.4	720	4.2	0.98
豆腐干（卤干）	339	14.5	16.7	33.4	1.6	731	3.9	3.61

食物名称	能量（克）	蛋白质（克）	脂肪（克）	碳水化合物（克）	膳食纤维（克）	钙（毫克）	铁（毫克）	锌（毫克）
豆腐干（蒲包干）	135	12.1	5.7	8.9	…	134	9.1	1.73
豆肝尖	203	17.2	12.0	9.4	5.7	5	7.4	1.90
素火腿	213	19.1	13.2	4.8	0.9	8	7.3	1.96
素什锦	177	14.0	10.2	8.3	2.0	174	6.0	1.25
炸素虾	582	27.6	44.4	19.3	2.7	251	6.3	2.49
绿豆面	341	20.8	0.7	65.8	5.8	134	8.1	2.68
绿豆饼	122	15.2	1.2	12.7	—	18	1.0	0.42
小豆粥	62	1.2	0.4	13.7	0.6	13	0.6	0.33
蚕豆（去皮）	347	25.4	1.6	58.9	2.5	54	2.5	3.32

VEGETABLES

蔬菜类及其制品

蔬菜是日常饮食中必不可少的食物之一，可提供人体必需的多种维生素和矿物质等营养物质，人体必需的维生素 C 的 90%、维生素 A 的 60% 来自蔬菜。我国普遍栽培的蔬菜约 20 多个科，常见的一些种或变种主要集中在 8 大科：十字花科、伞形花科、茄科、葫芦科、豆科、百合科、菊科、藜科。

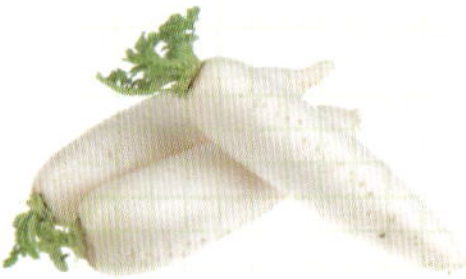

白萝卜

【别名】
萝卜、莱菔、荠根、萝白、萝白、紫花菜、菜头

【每餐适用量】
50~80 克

选购 色泽嫩白，捏起来较硬实，根须直为佳。

保存 带泥存放在阴凉通风处，洗后用纸包住装在塑料袋中。

营养成分表（可食部100克）

热量	23千卡	胡萝卜素	20微克	钙	36毫克
蛋白质	0.9克	维生素B_1	0.02毫克	磷	26毫克
脂肪	0.1克	维生素B_2	0.03毫克	钾	173毫克
碳水化合物	5克	烟酸	0.3毫克	镁	16毫克
膳食纤维	1克	维生素C	21毫克	铁	0.5毫克
维生素A	3微克	维生素E	0.92毫克	锌	0.3毫克

营养价值

白萝卜含水量较高，约94%，热量较低，膳食纤维、钙、磷、铁、钾、维生素C和叶酸的含量较高。其有缓解头痛、增强免疫力、促进新陈代谢、促消化、保护肠胃和降血脂等功效。且萝卜中的消化酶不耐加热，所以萝卜适宜生吃。

适宜人群

一般人均可食用。

Good Food 相宜食物搭配及功效

紫菜

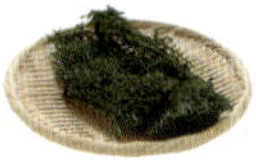

清肺热治咳嗽

豆腐

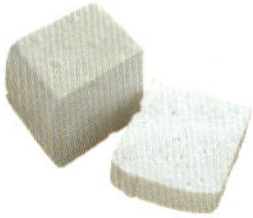

有利于消化

牛肉

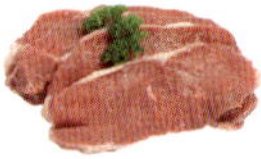

补五脏、益气血

金针菇

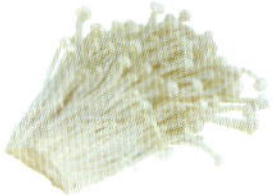

可治消化不良

Bad Food 相克食物搭配及后果

橘子

易诱发甲状腺肿大

黄瓜

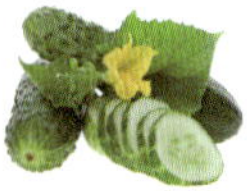

破坏维生素C

人参

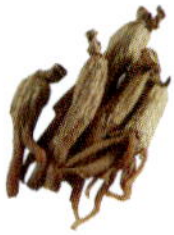

降低营养价值

黑木耳

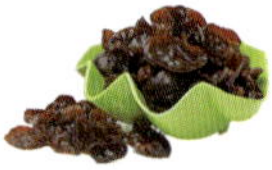

易引发皮炎

胡萝卜

【别名】

黄萝卜、番萝卜、小人参、药萝卜

【每餐适用量】

150~500 克

选购 质细味甜，脆嫩多汁，表皮光滑，形状整齐，无裂口和病虫伤害为佳。

保存 冷藏保鲜。

营养成分表（可食部100克）

热量	39千卡	胡萝卜素	4130微克	钙	32毫克
蛋白质	1克	维生素B_1	0.04毫克	磷	27毫克
脂肪	0.2克	维生素B_2	0.03毫克	钾	190毫克
碳水化合物	8.8克	烟酸	0.6毫克	镁	14毫克
膳食纤维	1.1克	维生素C	13毫克	铁	1毫克
维生素A	668微克	维生素E	0.41毫克	锌	0.23毫克

营养价值

胡萝卜肉质根富含蔗糖、葡萄糖、淀粉、胡萝卜素以及钾、钙、磷等，食用后经肠胃消化分解成维生素 A，可防止夜盲症和呼吸道疾病。

适宜人群

适宜癌症、高血压、夜盲症、干眼症患者、营养不良、食欲不振者、皮肤粗糙者。

Good Food 相宜食物搭配及功效

绿豆芽

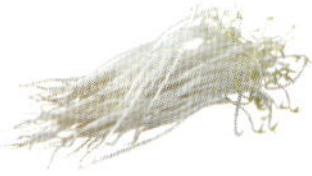

排毒瘦身

菠菜

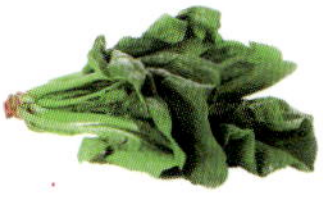

防止中风

Bad Food 相克食物搭配及后果

酒

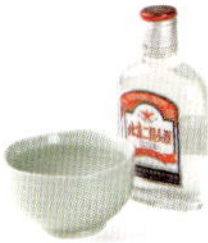

损害肝脏

西红柿

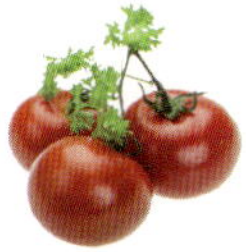

破坏维生素 C

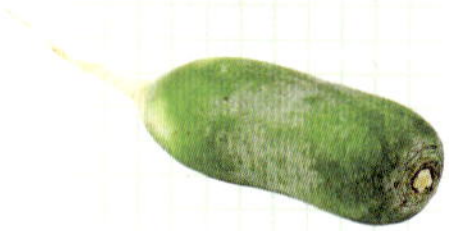

青萝卜

【别名】
无

【每餐适用量】
50~80 克

选购 表皮光滑，整体有弹力，掂起来有沉重感为佳。

保存 带泥存放在阴凉通风处，洗后用纸包住装在塑料袋中。

营养成分表（可食部100克）

热量	33千卡	胡萝卜素	60微克	钠	69.9毫克
蛋白质	1.3克	维生素C	14毫克	镁	12毫克
脂肪	0.2克	维生素E	0.22毫克	铁	0.8毫克
碳水化合物	6.8克	钙	40毫克	锌	0.34毫克
膳食纤维	0.8克	磷	34毫克	硒	0.59毫克
维生素A	10微克	钾	232毫克	铜	0.02毫克

营养价值

富含人体所需的营养物质，淀粉酶含量很高，热量较少，纤维素较多，还含有芥子油和精纤维等，可以保护肠胃、促进消化、增强机体免疫能力和减肥减脂等。

适宜人群

一般人群均可食用。

Good Food 相宜食物搭配及功效

豆腐

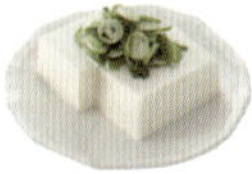

促进营养吸收

紫菜

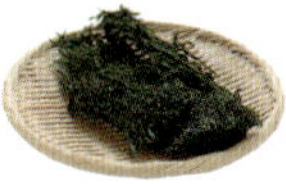

清肺热治咳嗽

Bad Food 相克食物搭配及后果

木耳

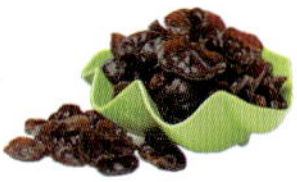

引发皮炎

胡萝卜

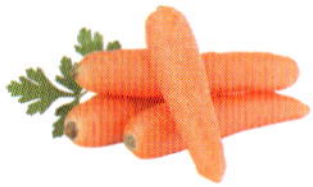

破坏维生素 C 的吸收

扁豆

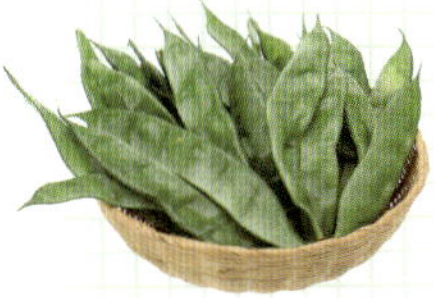

【别名】

月亮菜、蛾眉豆、沿篱豆、鹊豆

【每餐适用量】

50 克

选购 豆荚肥厚肉嫩，荚皮光亮、肉厚不显籽的嫩荚为宜。

保存 0 ～ 5℃的低温储存，能保持很好的外观。

营养成分表（可食部100克）

热量	41千卡	胡萝卜素	150微克	钙	38毫克
蛋白质	2.7克	维生素B_1	0.04毫克	磷	54毫克
脂肪	0.2克	维生素B_2	0.07毫克	钾	178毫克
碳水化合物	8.2克	烟酸	0.9毫克	镁	34毫克
膳食纤维	2.1克	维生素C	13毫克	铁	1.9毫克
维生素A	25微克	维生素E	0.24毫克	锌	0.72毫克

营养价值

营养成分相当丰富，除常见营养素，还含氰甙、酪氨酸酶等；扁豆衣的 B 族维生素含量特别丰富。有增进食欲、消退肿瘤和防治贫血的作用。

适宜人群

脾虚便溏、饮食减少、慢性久泄，以及妇女脾虚带下、小儿疳积者、癌症病患者。

Good Food 相宜食物搭配及功效

山药

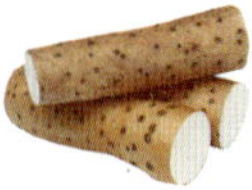

补脾益肾

香菇

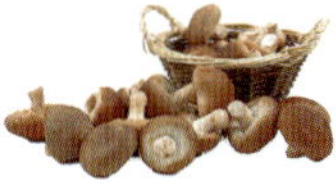

促进消化

Bad Food 相克食物搭配及后果

蛤蜊

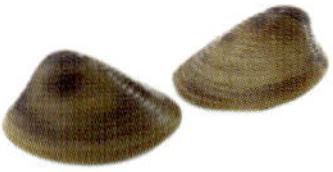

腹痛腹泻

橘子

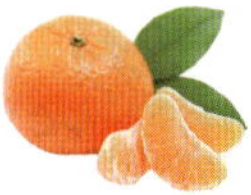

导致高钾血症

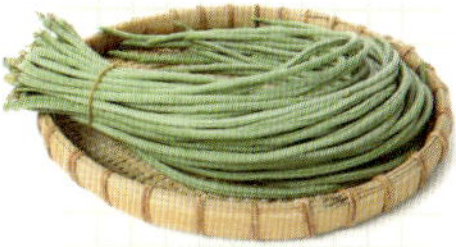

豆角

【别名】
长角豆、带豆、裙带豆

【每餐适用量】
50~70 克

选购 翠绿色、饱满，豆粒呈青白色或红棕色，有光泽，鲜嫩清香为佳。

保存 冷藏保鲜。

营养成分表（可食部100克）

热量	35千卡	胡萝卜素	580微克	钾	192毫克
蛋白质	2.2克	烟酸	0.9毫克	钠	9.5毫克
脂肪	0.2克	维生素C	39毫克	镁	28毫克
碳水化合物	7.4克	维生素E	2.38毫克	铁	0.8毫克
膳食纤维	2.6克	钙	26毫克	锌	0.60毫克
维生素A	97微克	磷	40毫克	硒	1.60毫克

营养价值

豆角含丰富维生素B、C和植物蛋白质，能使人头脑宁静，调理消化系统，消除胸膈胀满。可防治急性肠胃炎、呕吐腹泻。

适宜人群

妇女多白带者、皮肤瘙痒、急性肠炎者、癌症、急性肠胃炎、食欲不振者。

Good Food 相宜食物搭配及功效

土豆

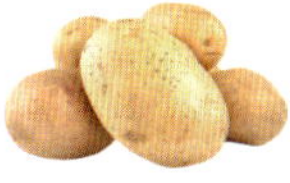

防止呕吐腹泻

木耳

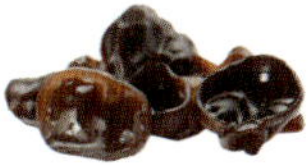

防治高血压、高血脂

绿豆

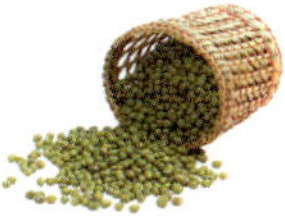

清热解毒

鸡肉

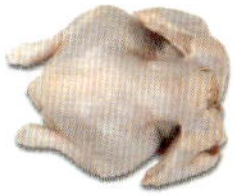

增进食欲

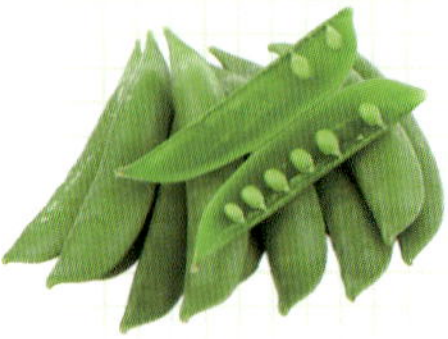

荷兰豆

【别名】
软荚豌豆、带荚豌豆、甜豆、回回豆

【每餐适用量】
50 克

选购 主要吃豆荚，买的时候不要选太宽太厚的，挑大小均匀、颜色发绿的。

保存 买回后不要清洗直接放进冰箱冷藏。

营养成分表（可食部100克）

热量	30千卡	胡萝卜素	480微克	钾	116毫克
蛋白质	2.5克	烟酸	0.7毫克	钠	8.8毫克
脂肪	0.3克	维生素C	16毫克	镁	16毫克
碳水化合物	4.9克	维生素E	0.30毫克	铁	0.9毫克
膳食纤维	1.4克	钙	51毫克	锌	0.50毫克
维生素A	80微克	磷	19毫克		

营养价值

荷兰豆富含热量、碳水化合物、蛋白质和铁，是补血的好来源，同时还有提高机体免疫力、防癌抗癌、抗菌消炎和利肠通便的作用。

适宜人群

一般人群均可食用。尤适宜糖尿病患者、产后乳汁不下的妇女。

Good Food 相宜食物搭配及功效

虾仁

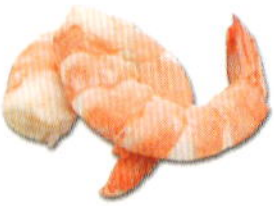

提高营养功效

蘑菇

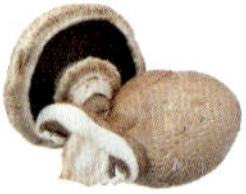

消除油脂引起的食欲不佳

Bad Food 相克食物搭配及后果

牡蛎

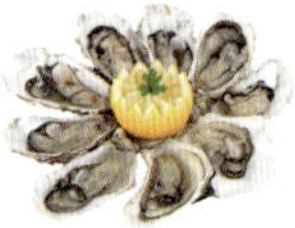

降低锌的吸收

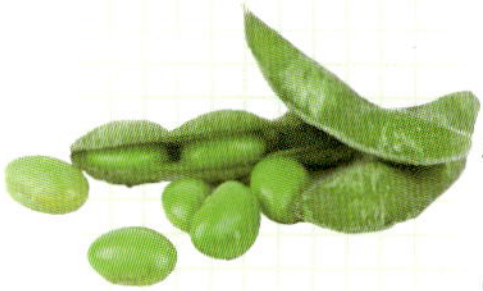

毛豆

【别名】
枝豆、菜用大豆

【每餐适用量】
80 克

选购
新鲜青绿、荚形阔大、荚毛较白为佳，三粒荚的毛豆最好。

保存
用油煸好，盛出拌盐，冷却后装袋冷冻室保存。

营养成分表（可食部100克）

热量	131千卡	胡萝卜素	130微克	钾	478毫克
蛋白质	13.1克	烟酸	1.4毫克	钠	3.9毫克
脂肪	5.0克	维生素C	27毫克	镁	70毫克
碳水化合物	10.5克	维生素E	2.44毫克	铁	3.5毫克
膳食纤维	4.0克	钙	135毫克	锌	1.73毫克
维生素A	22微克	磷	188毫克		

营养价值

毛豆中的脂肪多是不饱和脂肪酸，可以改善脂肪代谢；其中的卵磷脂可以改善大脑记忆力和智力水平；同时毛豆含有丰富的食物纤维和钾、铁等，可以增强食欲、促进肠胃蠕动、补铁和美容减肥。

适宜人群

一般人群均可食用。

Good Food 相宜食物搭配及功效

丝瓜

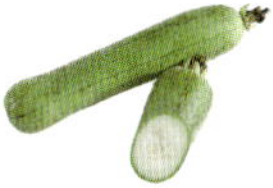

清热祛痰、防止便秘

香菇

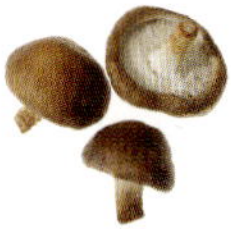

健脾和胃

Bad Food 相克食物搭配及后果

蕨菜

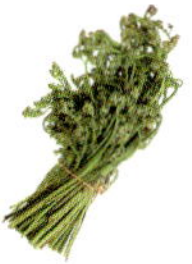

降低营养的吸收

鱼

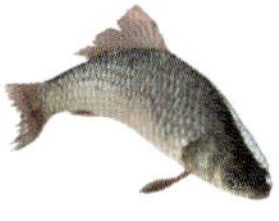

破坏维生素 B 的吸收

豌豆

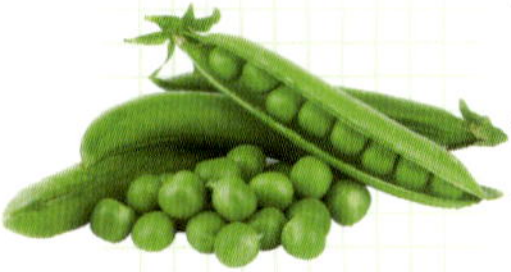

【别名】

胡豆、回回豆、雪豆、寒豆、毕豆

【每餐适用量】

50 克

选购 扁圆形的成熟度最佳，手握豌豆若咔嚓作响，表示很新鲜。

保存 不清洗直接放冰箱冷藏，剥好的豌豆适宜冷冻。

营养成分表（可食部100克）

热量	111千卡	胡萝卜素	220微克	钾	332毫克
蛋白质	7.4克	烟酸	2.3毫克	钠	1.2毫克
脂肪	0.3克	维生素C	14毫克	镁	43毫克
碳水化合物	21.2克	维生素E	1.21毫克	铁	1.7毫克
膳食纤维	3.0克	钙	21毫克	锌	1.29毫克
维生素A	37微克	磷	127毫克		

营养价值

富含粗纤维，能促进大肠蠕动，保持大便通畅，清洁大肠；所含的止杈酸、赤霉素和植物凝素等有抗菌消炎、增强新陈代谢的功能。豆荚中富含维生素C和能分解体内亚硝胺的酶，具有抗癌防癌的作用。

适宜人群

脱肛、慢性腹泻、子宫脱垂等中气不足患者。

Good Food 相宜食物搭配及功效

玉米

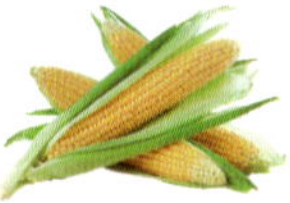

蛋白质互补

蘑菇

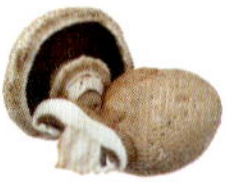

消除油脂引起的食欲不佳

Bad Food 相克食物搭配及后果

醋

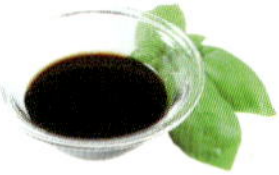

引起消化不良

鱼

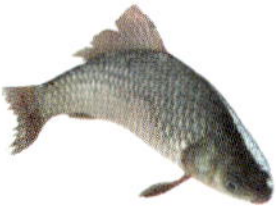

破坏维生素B的吸收

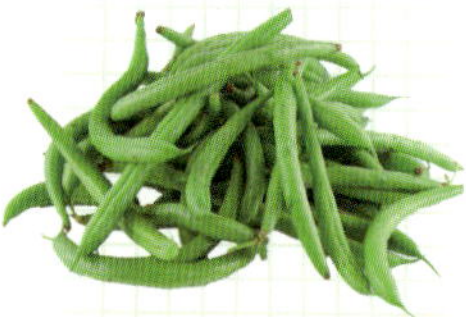

四季豆

【别名】

菜豆、豆角、白饭豆、云扁豆

【每餐适用量】

50~70 克

选购 豆荚饱满、肥硕多汁、折断无老筋、色泽嫩绿、表皮光洁无虫痕者为佳。

保存 装在塑料袋中冷藏可保鲜 5~7 天。

营养成分表（可食部100克）

热量	31千卡	胡萝卜素	210微克	钾	123毫克
蛋白质	2.0克	烟酸	0.4毫克	钠	8.6毫克
脂肪	0.4克	维生素C	6毫克	镁	27毫克
碳水化合物	5.7克	维生素E	1.24毫克	铁	1.5毫克
膳食纤维	1.5克	钙	42毫克	锌	0.23毫克
维生素A	35微克	磷	51毫克		

营养价值

含蛋白质和多种氨基酸，可健脾胃、增进食欲。夏天多吃可消暑清口。种子可激活肿瘤病人淋巴细胞，产生免疫抗体，有抗肿瘤作用。

适宜人群

妇女多白带者、皮肤瘙痒、急性肠炎者、癌症、急性肠胃炎、食欲不振者。

Good Food
相宜食物搭配及功效

花椒粉

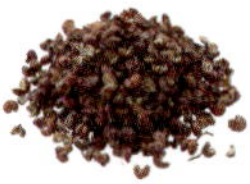

促进骨骼生长

干蘑菇

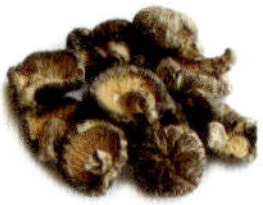

保护眼睛、抗癌抗老化

Bad Food
相克食物搭配及后果

醋

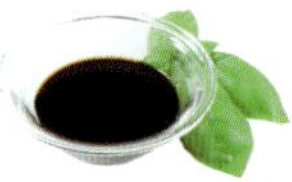

破坏营养功效

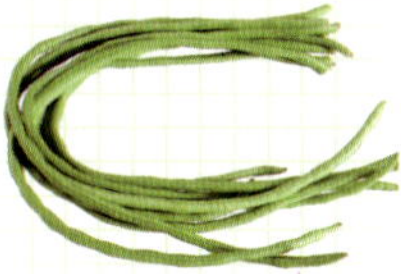

豇豆

【别名】
豆角、江豆、长豆角、带豆、饭豆

【每餐适用量】
30克

选购 以粗细匀称、色泽深绿有光泽、子粒饱满，有弹性没有病虫害的为优。

保存 装在塑料袋中冷藏可保鲜5~7天。

营养成分表（可食部100克）

热量	33千卡	胡萝卜素	250微克	钾	112毫克
蛋白质	2.9克	烟酸	1.4毫克	钠	2.2毫克
脂肪	0.3克	维生素C	19毫克	镁	31毫克
碳水化合物	5.9克	维生素E	4.39毫克	铁	0.5毫克
膳食纤维	2.3克	钙	27毫克	锌	0.54毫克
维生素A	42微克	磷	63毫克		

营养价值

含有优质蛋白质、碳水化合物及多种维生素、微量元素。富含的磷脂有促进胰岛素分泌、参加糖代谢的作用，是糖尿病人的理想食品。

适宜人群

一般人群均可食用。适宜糖尿病、肾虚、尿频、遗精及一些妇科功能性疾病患者。

Good Food 相宜食物搭配及功效

蒜

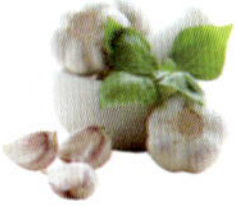

防治高血压

粳米

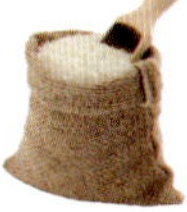

补肾健脾、除湿利尿

Bad Food 相克食物搭配及后果

牛奶

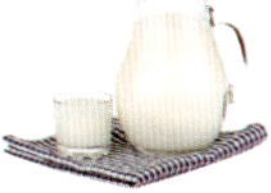

生成有害物质

蜂蜜

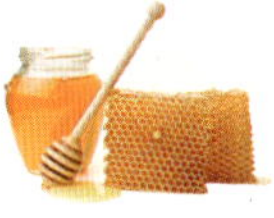

腹泻腹痛

绿豆芽

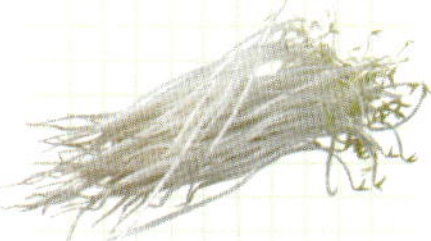

【别名】
豆芽菜、如意菜、银芽、银针

【每餐适用量】
30克

选购 略显黄色，不太粗，水分适中，无异味，以6厘米左右的长度为最好。

保存 装进袋子密封，放入冰箱可保鲜两天。

营养成分表（可食部100克）

热量	19千卡	胡萝卜素	20微克	钾	68毫克
蛋白质	2.1克	烟酸	0.5毫克	钠	4.4毫克
脂肪	0.1克	维生素C	6毫克	镁	18毫克
碳水化合物	2.9克	维生素E	0.19毫克	铁	0.6毫克
膳食纤维	0.8克	钙	9毫克	锌	0.35毫克
维生素A	3微克	磷	37毫克		

营养价值

热量较低，水分和膳食纤维较高，含优质植物性蛋白和维生素、矿物质等。有清热解暑、治疗口腔溃疡、防治便秘和减少胆固醇堆积的作用。

适宜人群

一般人群均可食用。尤适宜便秘、心血管疾病、消化道癌症患者。

Good Food 相宜食物搭配及功效

韭菜

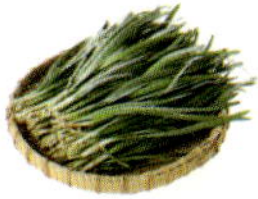

解毒、补肾、减肥

菠菜

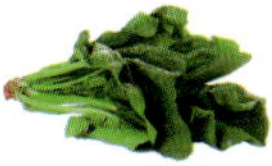

可提供全面营养

Bad Food 相克食物搭配及后果

猪肝

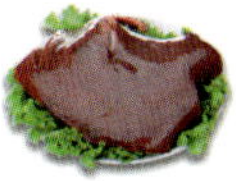

有损营养的吸收

红萝卜 营养成分（每100克）

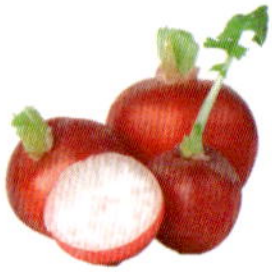

热量	22千卡
蛋白质	1克
脂肪	0.1克
碳水化合物	4.6克
膳食纤维	0.8克
维生素C	3毫克

红旦旦萝卜 营养成分（每100克）

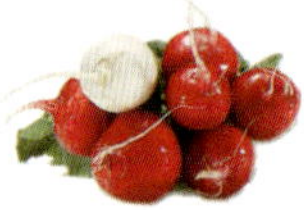

热量	19千卡
蛋白质	0.8克
脂肪	0克
碳水化合物	4.3克
膳食纤维	0.8克
维生素C	4毫克

心里美萝卜 营养成分（每100克）

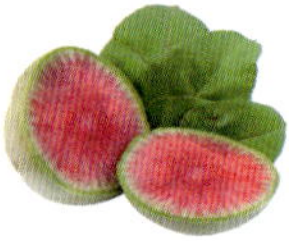

热量	23千卡
蛋白质	0.8克
脂肪	0.2克
碳水化合物	4.9克
膳食纤维	0.8克
钙	23毫克

胡萝卜（红） 营养成分（每100克）

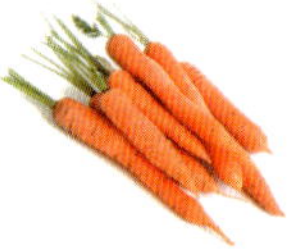

热量	39千卡
蛋白质	1.0克
脂肪	0.2克
碳水化合物	8.8克
膳食纤维	1.1克
维生素C	13毫克

芥菜头（大头菜） 营养成分（每100克）

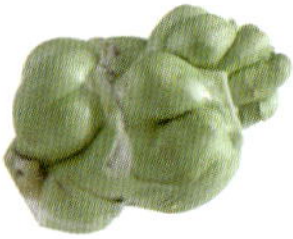

热量	36千卡
蛋白质	1.9克
脂肪	0.2克
碳水化合物	7.4克
膳食纤维	1.4克
维生素C	34毫克

甜菜根 营养成分（每100克）

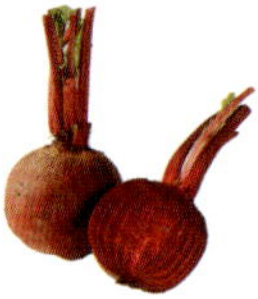

热量	87千卡
蛋白质	1克
脂肪	0.1克
碳水化合物	23.5克
膳食纤维	5.9克
维生素C	8毫克

苤蓝 营养成分（每100克）

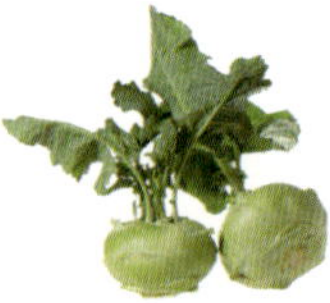

热量	32千卡
蛋白质	1.3克
脂肪	0.2克
碳水化合物	7.0克
膳食纤维	1.3克
维生素C	41毫克

蚕豆 营养成分（每100克）

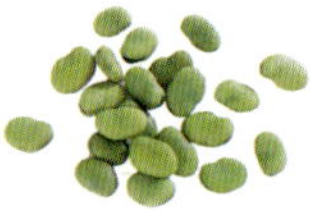

热量	111千卡
蛋白质	8.8克
脂肪	0.4克
碳水化合物	19.5克
膳食纤维	3.1克
维生素C	16毫克

豆角（白）

营养成分（每100克）

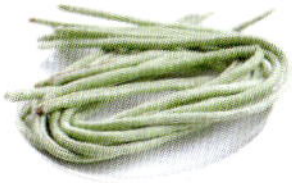

热量	34 千卡
蛋白质	2.5 克
脂肪	0.2 克
碳水化合物	6.7 克
膳食纤维	2.1 克
维生素C	18 毫克

刀豆

营养成分（每100克）

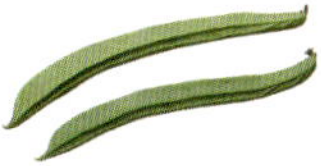

热量	40 千卡
蛋白质	3.1 克
脂肪	0.3 克
碳水化合物	7.0 克
膳食纤维	1.8 克
维生素C	16 毫克

油豆角（多花菜豆）

营养成分（每100克）

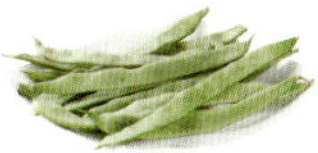

热量	25 千卡
蛋白质	2.4 克
脂肪	0.3 克
碳水化合物	3.9 克
膳食纤维	1.6 克
钙	11 毫克

豌豆尖

营养成分（每100克）

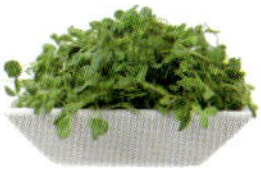

热量	225 千卡
蛋白质	3.1 克
脂肪	0 克
碳水化合物	53.9 克
膳食纤维	1.3 克
钙	11 毫克

芸豆

营养成分（每100克）

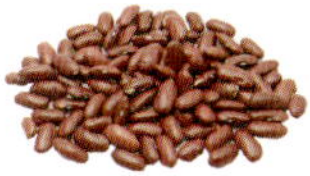

热量	30 千卡
蛋白质	0.8 克
脂肪	0.1 克
碳水化合物	7.4 克
膳食纤维	2.1 克
钙	9 毫克

豇豆（长）

营养成分（每100克）

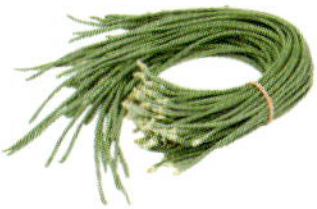

热量	32 千卡
蛋白质	2.7 克
脂肪	0.2 克
碳水化合物	5.8 克
膳食纤维	1.8 克
钙	18 毫克

豌豆芽

营养成分（每100克）

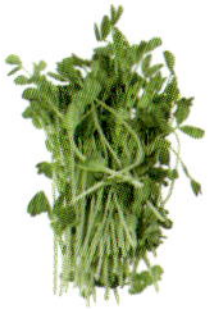

热量	38 千卡
蛋白质	4 克
脂肪	0.8 克
碳水化合物	4.6 克
膳食纤维	1.9 克
维生素C	67 毫克

黄豆芽

营养成分（每100克）

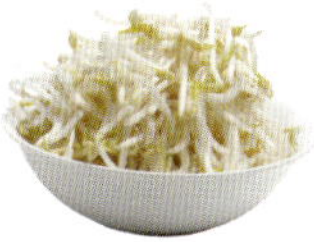

热量	47 千卡
蛋白质	4.5 克
脂肪	1.6 克
碳水化合物	4.5 克
膳食纤维	1.5 克
钙	8 毫克

食物名称	能量（克）	蛋白质（克）	脂肪（克）	碳水化合物（克）	膳食纤维（克）	钙（毫克）	铁（毫克）	锌（毫克）
卞萝卜[红皮萝卜]	29	1.2	0.1	6.4	1.2	45	0.6	0.29
红心萝卜	41	1.2	Tr	9.8	1.4	86	0.9	0.74
花叶萝卜	48	1.2	0.1	11.5	2.1	16	3.1	0.74
水萝卜	22	0.8	…	5.5	1.4	—	—	0.49
小水萝卜	21	1.1	0.2	4.2	1.0	32	0.4	0.21
胡萝卜（脱水）	333	4.2	1.9	77.9	6.4	458	8.5	1.85
龙豆（四棱豆）	36	3.7	0.5	5.0	1.9	147	1.3	0.46
龙牙豆（玉豆）	19	2.6	0.2	2.4	1.3	30	0.8	0.47
垅船豆	36	2.0	0.4	6.8	1.3	37	1.3	0.22
发芽豆	131	12.4	0.7	19.4	1.3	41	5.0	0.72

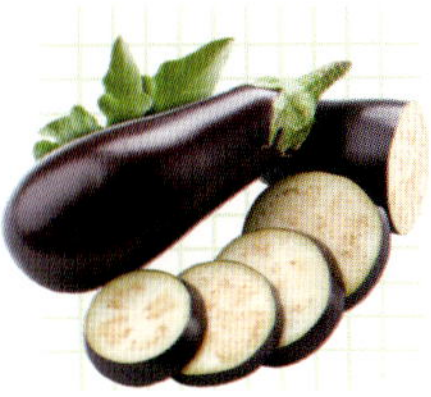

茄子

【别名】
落苏、昆仑瓜、矮瓜、茄、紫茄

【每餐适用量】
50~100克

选购 以果形均匀周正，老嫩适度，无裂口、锈皮、斑点，皮薄肉厚为佳。

保存 防雨淋、磕碰、受热，存放在阴凉通风处。

营养成分表（可食部100克）

热量	23千卡	胡萝卜素	180微克	钙	55毫克
蛋白质	1克	维生素B_1	0.03毫克	磷	28毫克
脂肪	0.1克	维生素B_2	0.03毫克	钾	136毫克
碳水化合物	5.4克	烟酸	0.6毫克	镁	15毫克
膳食纤维	1.9克	维生素C	7毫克	铁	0.4毫克
维生素A	30微克	维生素E	0.2毫克	锌	0.16毫克

营养价值

营养丰富，含蛋白质、脂肪、碳水化合物、维生素、矿物质等多种营养成分。可以治胃癌、降低胆固醇、保护心血管、抗衰老和清热解暑等。

适宜人群

一般人均适合。尤适容易长痱子、生疮疖的人。

Good Food 相宜食物搭配及功效

苦瓜

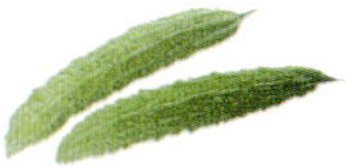

缓解心血管疾病

猪肉

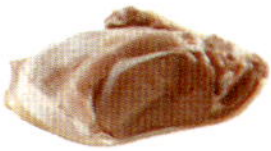

稳定血糖

Bad Food 相克食物搭配及后果

墨鱼

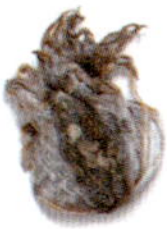

引起霍乱

螃蟹

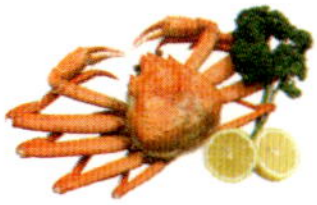

伤害肠胃

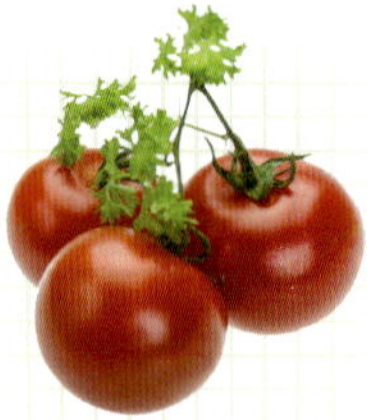

番茄

【别名】

六月柿、西红柿、洋柿子、情人果

【每餐适用量】

1~2个

选购 颜色粉红、浑圆，表皮有白色的小点点，蒂部圆润为佳。

保存 适宜存放温度是0~4℃。

营养成分表（可食部100克）

热量	20千卡	胡萝卜素	550微克	钙	10毫克
蛋白质	0.9克	维生素B_1	0.03毫克	磷	23毫克
脂肪	0.2克	维生素B_2	0.03毫克	钾	163毫克
碳水化合物	4克	烟酸	0.6毫克	镁	9毫克
膳食纤维	0.5克	维生素C	19毫克	铁	0.4毫克
维生素A	92微克	维生素E	0.57毫克	锌	0.13毫克

营养价值

含多种有机酸、维生素、芦丁、番茄红素及果酸，以及大量的钾及碱性矿物质，有助消化、润肠通便、降压、利尿、降低血压和胆固醇等作用。

适宜人群

热性病发热、食欲不振、习惯性牙龈出血、贫血、头晕、高血压、夜盲症、急慢性肝炎和肾炎者。

Good Food 相宜食物搭配及功效

山楂

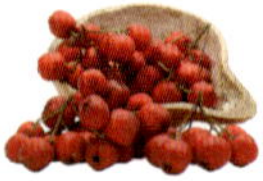

降低血压

芹菜

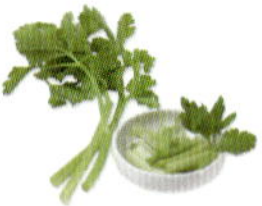

降压、健胃消食

Bad Food 相克食物搭配及后果

红薯

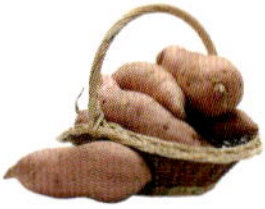

腹泻腹痛

虾

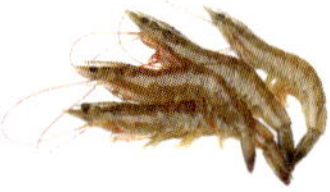

产生剧毒

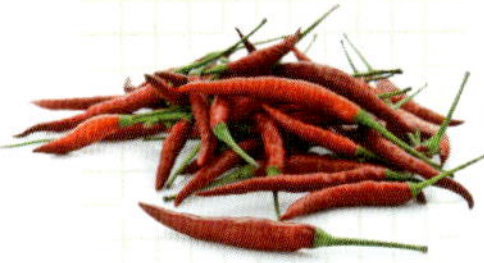

辣椒

【别名】
辣子、辣角、牛角椒、朝天椒

【每餐适用量】
视个人口味而定

选购
表皮光滑不皱，色泽鲜鲜，硬实新鲜为佳。

保存
洗净擦干，用塑料袋装着放在冷冻库保存，可保存1~2个月。

营养成分表（可食部100克）

热量	38千卡	胡萝卜素	1390微克	钾	222毫克
蛋白质	1.3克	烟酸	0.8毫克	钠	2.6 毫克
脂肪	0.4克	维生素C	144毫克	镁	16毫克
碳水化合物	8.9克	维生素E	0.44毫克	铁	1.4毫克
膳食纤维	3.2克	钙	37毫克	锌	0.30毫克
维生素A	232微克	磷	95毫克		

营养价值

辣椒有独特的辛香味，食用后能促进胃液分泌，加速血液循环。同时，辣椒富含维生素C、P，可刺激味蕾，增强食欲，降低血脂，减少血栓形成，并可预防心血管疾病和冠状动脉硬化。

适宜人群

一般人群适合。

Good Food 相宜食物搭配及功效

白菜

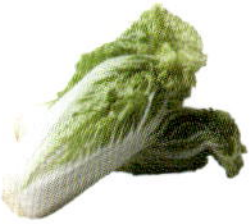

增强肠胃功能

小虾

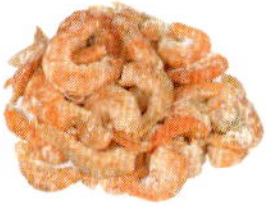

降血压

Bad Food 相克食物搭配及后果

黄瓜

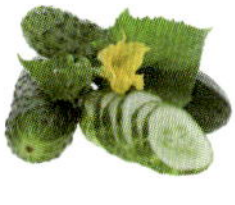

破坏维生素C的吸收

胡萝卜

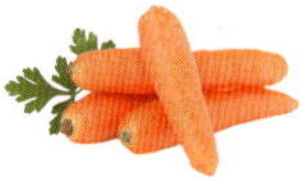

营养相互破坏

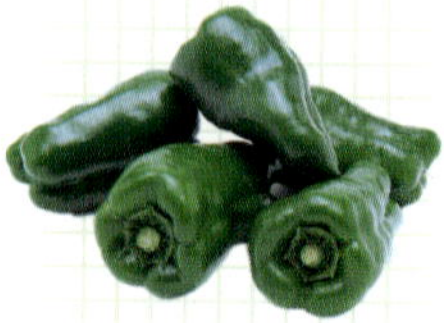

青椒

【别名】

菜椒、大椒、灯笼椒、辣椒

【每餐适用量】

60 克

选购 外观新鲜、厚实、明亮，肉厚；顶端的柄新鲜绿色为佳。

保存 用带孔的袋子装好封口置入冰箱，避免水汽。

营养成分表（可食部100克）

热量	25千卡	胡萝卜素	340微克	钙	14毫克
蛋白质	1克	维生素B_1	0.03毫克	磷	20毫克
脂肪	0.2克	维生素B_2	0.03毫克	钾	142毫克
碳水化合物	5.4克	烟酸	0.9毫克	镁	12毫克
膳食纤维	1.4克	维生素C	72毫克	铁	0.8毫克
维生素A	57微克	维生素E	0.59毫克	锌	0.19毫克

营养价值

青椒富维生素B、维生素C和胡萝卜素，具有缓解疲劳、解热、镇痛、净化血液、促进消化、加快脂肪代谢等功效。

适宜人群

一般人群均可食用。

Good Food 相宜食物搭配及功效

鸡蛋

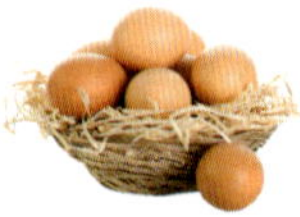

有利于维生素的吸收

苦瓜

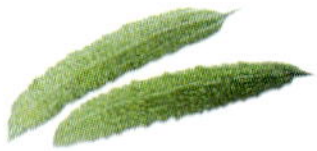

抗衰老

猪肉

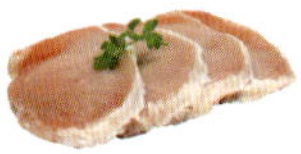

促进消化和吸收

洋葱

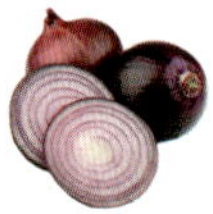

预防动脉硬化

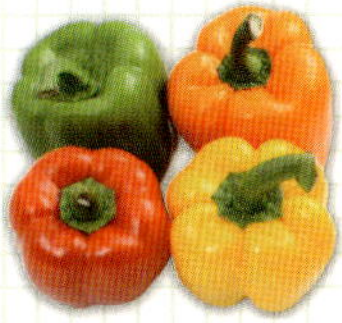

甜椒

【别名】
彩椒、甜彩椒、大同仔、番椒

【每餐适用量】
50克

选购 大小均匀，色泽鲜亮，有瓜果的香味为佳。

保存 把蒂剪断，将蜡烛油滴在横切面上，凝固后放入保鲜袋，放冰箱保鲜。

营养成分表（可食部100克）

热量	19千卡	铜	0.06毫克	钾	278毫克
蛋白质	1.3克	烟酸	1.09毫克	钠	6.8毫克
脂肪	0.2克	维生素C	104毫克	镁	18毫克
碳水化合物	6.4克	维生素E	1.6毫克	铁	0.5毫克
膳食纤维	3.3克	钙	9毫克	锌	0.18毫克
维生素A	132微克	磷	26毫克		

营养价值

甜椒中含丰富的维生素A、维生素B、维生素C，醣类、纤维质、钙、磷、铁等营养素。有预防心血管疾病、存进新陈代谢和抗老化的作用。

适宜人群

一般人群均可食用。

Good Food 相宜食物搭配及功效

芹菜

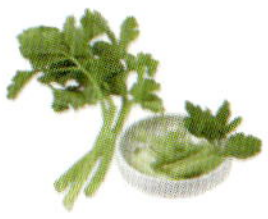

预防高血压、心脏病

芥蓝

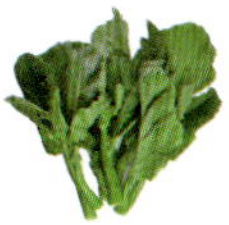

美容护肤

猪肉

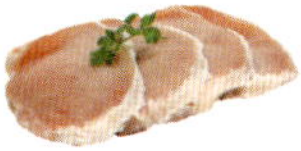

促进消化和吸收

香蕉

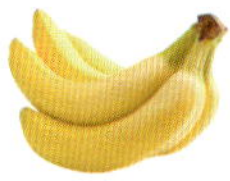

促进肠胃蠕动

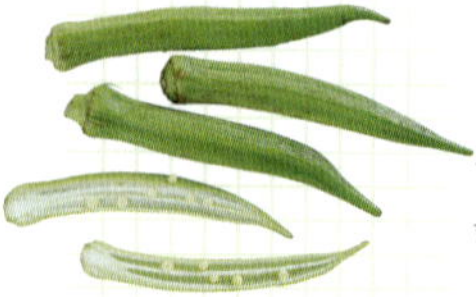

秋葵

【别名】
黄葵、羊角菜、洋辣椒、咖啡黄葵

【每餐适用量】
50~100 克

选购 蒂头新鲜，颜色深绿，细毛均匀，不超过 10 厘米，形状正常为佳。

保存 以塑料袋包装置于冰箱冷藏室，可保鲜 3~5 天。

营养成分表（可食部100克）

热量	45千卡	胡萝卜素	310微克	钾	95毫克
蛋白质	2.0克	烟酸	1.0毫克	钠	3.9毫克
脂肪	0.1克	维生素C	4毫克	镁	29毫克
碳水化合物	11.0克	维生素E	1.03毫克	铁	0.1毫克
膳食纤维	3.9克	钙	45毫克	锌	0.23毫克
维生素A	52微克	磷	65毫克		

营养价值 营养保健价值很高，各部分都含半纤维素、纤维素和木质素。嫩果含丰富的蛋白质、游离氨基酸、多种维生素和矿质元素及由果胶和多糖等组成的粘性物质，有强肾补虚、护胃养胃的作用。

适宜人群 胃炎、癌症、胃溃疡、贫血、消化不良者，特别是青壮年、运动员、护肤女士、男士更应该多吃。

Good Food 相宜食物搭配及功效

西兰花

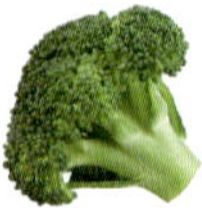

抑制癌细胞

鸡肉

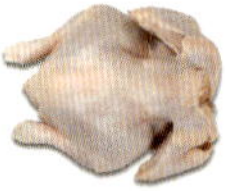

增强免疫力

海带

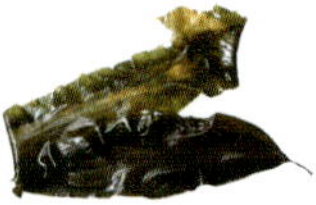

滋养、增强、健脑

醋

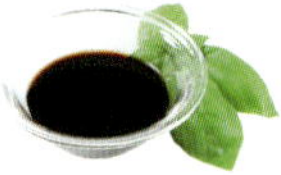

促进血液循环

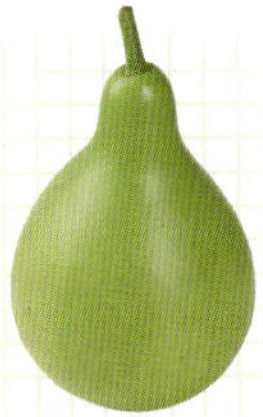

葫芦

【别名】
长瓠、扁蒲、蒲瓜、葫芦瓜

每餐适用量】
80克

选购 瓜体形状匀称，具有重量感，且茸毛明显者较嫩，皮色淡且光滑者佳。

保存 报纸或保鲜膜包裹后放冰箱可保鲜2星期左右。

营养成分表（可食部100克）

热量	16千卡	胡萝卜素	40微克	钠	0.6毫克
蛋白质	0.7克	烟酸	0.4毫克	镁	7毫克
脂肪	0.1克	维生素C	11毫克	铁	0.4毫克
碳水化合物	3.5克	钙	16毫克	锌	0.14毫克
膳食纤维	0.8克	磷	15毫克		
维生素A	7微克	钾	87毫克		

营养价值

含有蛋白质及多种微量元素，有助于增强机体免疫功能，还含丰富的维生素C，能促进抗体的合成，提高机体抗病毒能力。胡萝卜素含量也较多，食用后可降低人体癌症的发病率。

适宜人群

免疫力低下、高血糖、癌症患者。

Good Food 相宜食物搭配及功效

银耳

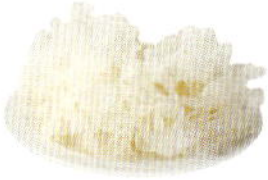

润肺、抑制鼻咽癌

鱼干

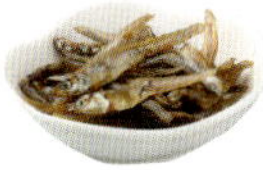

强健骨骼、充沛体力

香椿

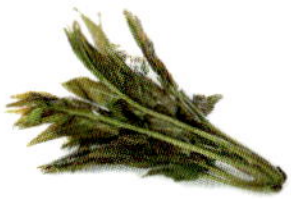

预防肺癌、保健肠胃

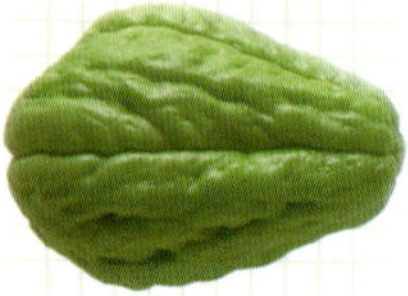

佛手瓜

【别名】
棒瓜、菜肴梨、隼人瓜、安南瓜

【每天适用量】
100克

选购 挑选表面光滑、茸毛软，这样的瓜比较嫩。

保存 适合低温存储。也切成片、晒干后长期保存。

营养成分表（可食部100克）

热量	19千卡	维生素A	3微克	钾	76毫克
水分	94.3克	胡萝卜素	20微克	钠	1.0毫克
蛋白质	1.2克	烟酸	0.1毫克	镁	10毫克
脂肪	0.1克	维生素C	8毫克	铁	0.1毫克
碳水化合物	3.8克	钙	17毫克	锌	0.08毫克
膳食纤维	1.2克	磷	18毫克	硒	1.45毫克

营养价值

营养全面丰富，常食对增强人体抵抗疾病的能力有益。蛋白质和钙含量比黄瓜还多，维生素和矿物质含量也高于其他瓜类，且热量低，又是低钠食品，是心脏病、高血压病患者的保健蔬菜。

适宜人群

一般人群均可食用。

Good Food 相宜食物搭配及功效

金针菇

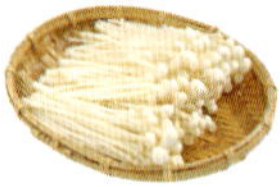

滋润肠胃、健脾开胃

西瓜

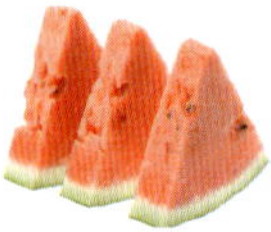

利尿、降血压

番茄

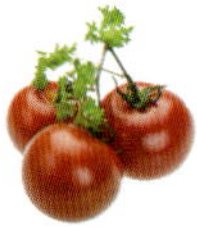

提高智力、保健视力

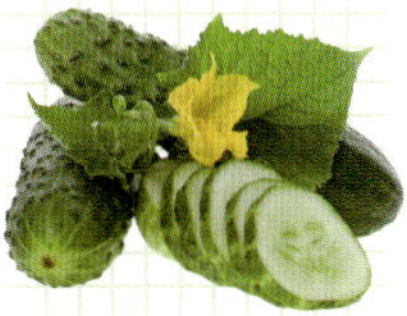

黄瓜

【别名】
胡瓜、王瓜、刺瓜、青瓜

【每餐适用量】
100 ~ 500 克

选购 带刺、挂白霜，条直、粗细均匀，鲜绿、有纵棱为佳。

保存 将表面的水分擦干，放入保鲜袋中密封冷藏。

营养成分表（可食部100克）

热量	16千卡	胡萝卜素	90微克	磷	24毫克
蛋白质	0.8克	维生素B_1	0.02毫克	钾	102毫克
脂肪	0.2克	维生素B_2	0.03毫克	钠	4.9毫克
碳水化合物	2.9克	烟酸	0.2毫克	镁	15毫克
膳食纤维	0.5克	维生素C	9毫克	铁	0.5毫克
维生素A	15微克	钙	24毫克	锌	0.18毫克

营养价值

黄瓜富含蛋白质、糖类、多种维生素、尼克酸、钙、磷、铁等营养成分。有抗肿瘤、抗衰老、降血糖、减肥、美白皮肤等功效。

适宜人群

热病患者、肥胖、高血压、高血脂、水肿、癌症、嗜酒者；是糖尿病人首选的食品之一。

Good Food 相宜食物搭配及功效

豆腐

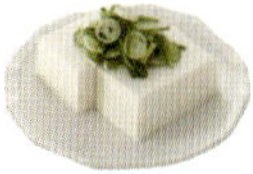

降低血脂

木耳

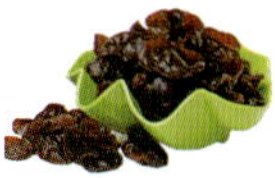

减肥排毒

Bad Food 相克食物搭配及后果

桂圆

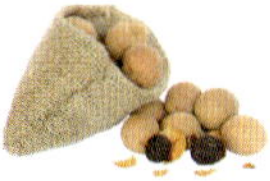

破坏维生素

花生

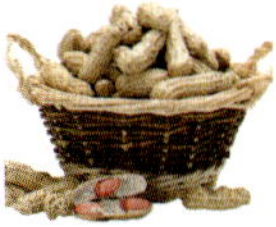

导致腹泻

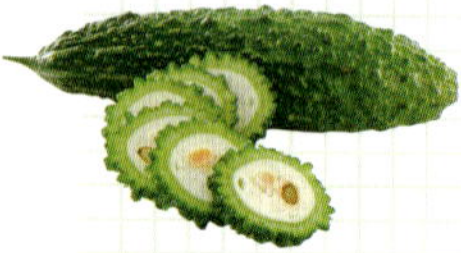

苦瓜

【别名】

凉瓜、癞瓜、锦荔枝、癞葡萄

【每餐适用量】

100~500克

选购 干净漂亮，果瘤、颗粒大而饱满为佳。

保存 冰箱冷藏不宜超过2天。

营养成分表（可食部100克）

热量	22千卡	胡萝卜素	100微克	钙	14毫克
蛋白质	1克	维生素B_1	0.03毫克	磷	35毫克
脂肪	0.1克	维生素B_2	0.03毫克	钾	256毫克
碳水化合物	4.9克	烟酸	0.4毫克	镁	18毫克
膳食纤维	1.4克	维生素C	56毫克	铁	0.7毫克
维生素A	17微克	维生素E	0.85毫克	锌	0.36毫克

营养价值

富含维生素C和有的苦味甙和苦味素，被誉为“脂肪杀手”，还含多肽-P和一种类似蛋白质类物质，能吞噬癌细胞。有清热益气、抗癌、降血糖血脂、美容肌肤等作用。

适宜人群

糖尿病、癌症、痱子患者。

Good Food 相宜食物搭配及功效

洋葱

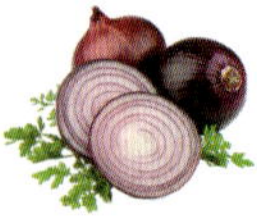

提高机体免疫力

青椒

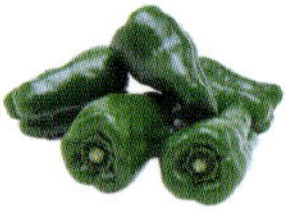

排毒瘦身

Bad Food 相克食物搭配及后果

沙丁鱼

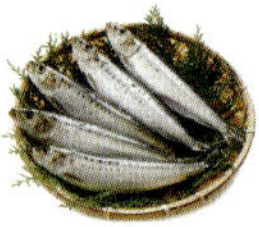

引发荨麻疹

豆腐

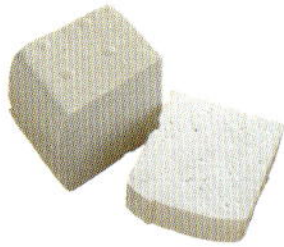

容易引起结石

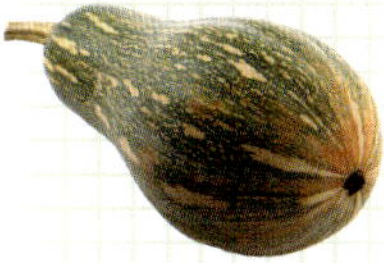

南瓜

【别名】
番瓜、倭瓜、窝瓜、中国南瓜

【每餐适用量】
100~500克

选购 外观完整，果肉金黄，分量比较重，无损伤、虫蛀为佳。

保存 切开后用保鲜膜放在冰箱可保存一周左右。

营养成分表（可食部100克）

热量	23千卡	胡萝卜素	890微克	钙	16毫克
蛋白质	0.7克	维生素B_1	0.03毫克	磷	24毫克
脂肪	0.1克	维生素B_2	0.04毫克	钾	145毫克
碳水化合物	5.3克	烟酸	0.4毫克	镁	8毫克
膳食纤维	0.8克	维生素C	8毫克	铁	0.4毫克
维生素A	148微克	维生素E	0.36毫克	锌	0.46毫克

营养价值

南瓜含有维生素和果胶，有解毒、保护胃黏膜的作用；还含有丰富的锌、胡萝卜素和各种氨基酸，有防癌治癌、降血糖血压的功效。

适宜人群

一般人群均可食用。适宜肥胖者、糖尿病患者和中老年人食用。

Good Food 相宜食物搭配及功效

牛肉

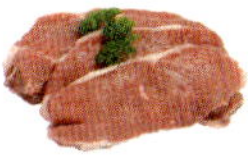

补脾健胃、解毒止痛

芦荟

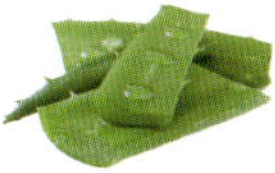

美白肌肤

Bad Food 相克食物搭配及后果

黄瓜

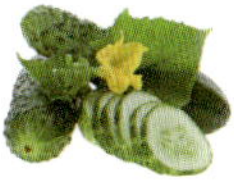

影响维生素的吸收

虾

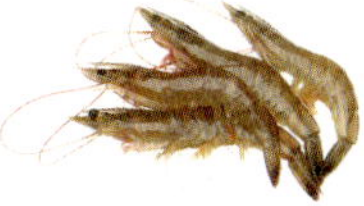

引起腹泻、腹胀

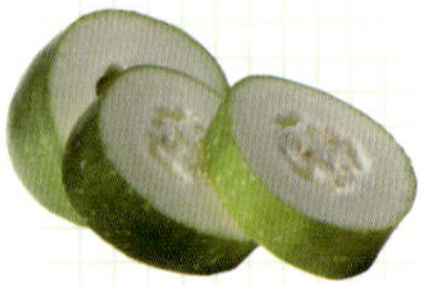

冬瓜

【别名】
白瓜、地芝、枕瓜、东瓜、水芝

【每天适用量】
100~500克

选购 皮色青绿、带白霜、形状端正、表皮无斑点或外伤，表皮硬，肉质紧密为佳。

保存 于通风处保存。

营养成分表（可食部100克）

热量	12千卡	胡萝卜素	80微克	钙	19毫克
蛋白质	0.4克	维生素B_1	0.01毫克	磷	12毫克
脂肪	0.2克	维生素B_2	0.01毫克	钾	78毫克
碳水化合物	2.6克	烟酸	0.3毫克	镁	8毫克
膳食纤维	0.7克	维生素C	18毫克	铁	0.2毫克
维生素A	13微克	维生素E	0.08毫克	锌	0.07毫克

营养价值

含蛋白质、糖类、胡萝卜素、多种维生素、粗纤维和矿物质，高钾低钠。有减肥降脂、清热化痰、护肾、防癌抗癌、润肤美容等功效。

适宜人群

一般人群均可食用。尤适宜肾病、水肿、脚气病、癌症、糖尿病、冠心病患者。

Good Food 相宜食物搭配及功效

海带

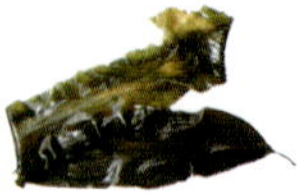

降低血压

芦笋

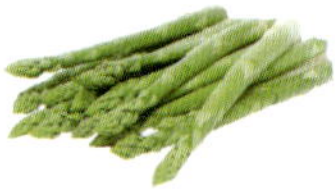

降低血脂

Bad Food 相克食物搭配及后果

醋

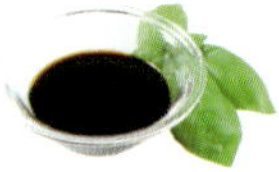

降低营养功效

梨

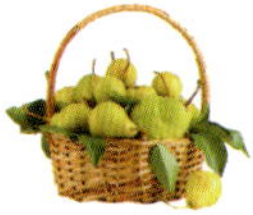

不利身体健康

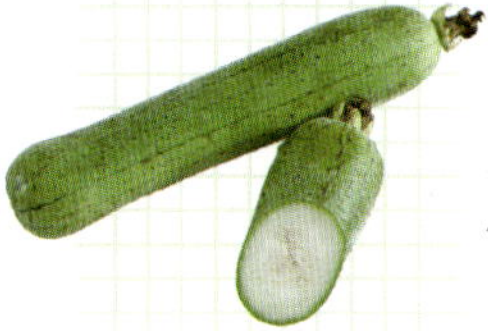

丝瓜

【别名】

天丝瓜、天罗、水瓜、絮瓜、绵瓜

【每餐适用量】

30~200 克

选购　头尾粗细均匀，褶皱间隔均匀，表皮嫩绿色或淡绿色，有弹性为佳。

保存　用有孔的袋子装好放在通风处的地上或冰箱。

营养成分表（可食部100克）

热量	210千卡	胡萝卜素	90微克	钾	115毫克
蛋白质	1.0克	烟酸	0.4毫克	钠	2.6毫克
脂肪	0.2克	维生素C	5毫克	镁	11毫克
碳水化合物	4.2克	维生素E	0.22毫克	铁	0.4毫克
膳食纤维	0.6克	钙	14毫克	锌	0.21毫克
维生素A	15微克	磷	29毫克		

营养价值

富含维生素C和维生素B，可用于抗坏血病及预防维生素C缺乏症，有利于小儿大脑发育及中老年人大脑健康；丝瓜藤茎的汁液能美容去皱。

适宜人群

一般人群均可食用。尤适宜月经不调、身体疲乏、痰喘咳嗽、产后乳汁不通的妇女。

Good Food 相宜食物搭配及功效

鸡蛋

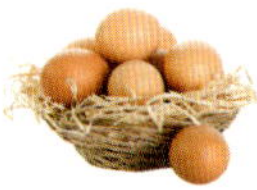

润肺补肾美肤

毛豆

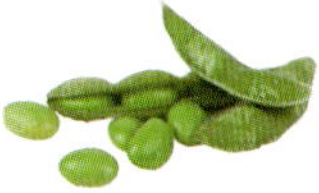

清热祛痰

Bad Food 相克食物搭配及后果

白酒

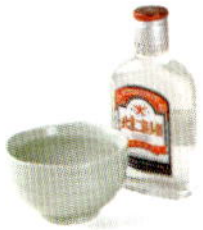

干扰维生素 B_1 的吸收

竹笋

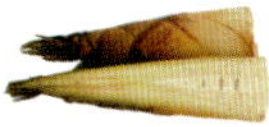

破坏胡萝卜素的吸收

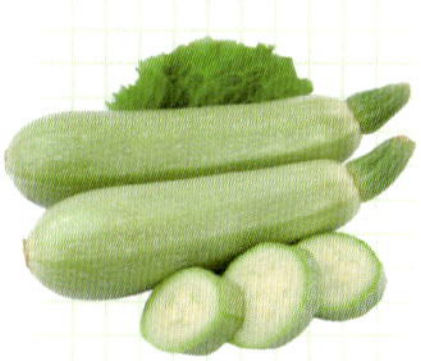

西葫芦

【别名】
茭瓜、美洲南瓜、云南小瓜、菜瓜

【每餐适用量】
80克

选购 颜色翠绿中带白，表面光亮、挺阔、坚实，无物理伤害为佳。

保存 放在阴凉通风处，不要沾水和随意移动、磕碰。

营养成分表（可食部100克）

热量	19千卡	胡萝卜素	30微克	钾	92毫克
蛋白质	0.8克	烟酸	0.2毫克	钠	5.0毫克
脂肪	0.2克	维生素C	6毫克	镁	9毫克
碳水化合物	3.8克	维生素E	0.34毫克	铁	0.3毫克
膳食纤维	0.6克	钙	15毫克	锌	0.12毫克
维生素A	5微克	磷	17毫克		

营养价值

富含水分，热量低，还含适量的磷、铁、维生素。有润泽肌肤、减肥、抗癌等作用。属于低嘌呤、低钠食物，对痛风、高血压病人有重要功效。

适宜人群

一般人群均可食用。尤适宜糖尿病、水肿腹胀患者。

Good Food 相宜食物搭配及功效

豆腐

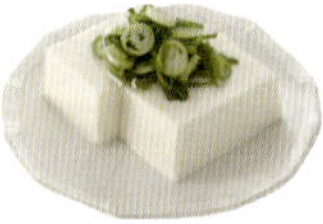

减肥美容

黄瓜

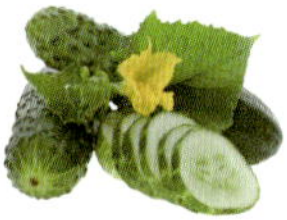

美容养颜

Bad Food 相克食物搭配及后果

芦笋

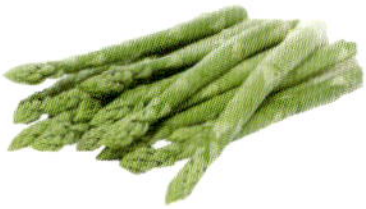

加重脾胃虚寒

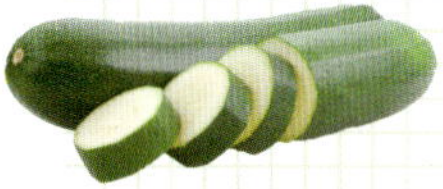

节瓜

【别名】
毛瓜、北瓜、小冬瓜

【每餐适用量】
100克

选购 形状、颜色各不相同，以瓜身多毛、有光泽才是好瓜。

保存 放在阴凉通风处，不要沾水和随意移动、磕碰。

营养成分表（可食部100克）

热量	15千卡	胡萝卜素	0微克	钾	40毫克
蛋白质	0.6克	烟酸	0.4毫克	钠	0.2毫克
脂肪	0.1克	维生素C	39毫克	镁	7毫克
碳水化合物	3.4克	维生素E	0.27毫克	铁	0.1毫克
膳食纤维	1.2克	钙	4毫克	锌	0.08毫克
维生素A	0微克	磷	13毫克		

营养价值

含碳水化合物、蛋白质和各种维生素以及矿物质，营养丰富。含钠量和脂肪含量都很低，常食可起到减肥的作用。

适宜人群

一般人群均可食用。肾脏病、浮肿病、糖尿病患者可多食。

Good Food 相宜食物搭配及功效

螃蟹

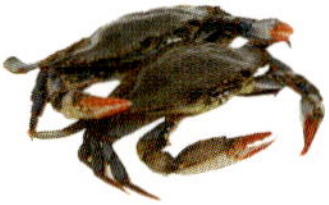

减肥健美

口蘑

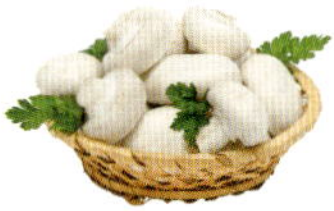

利小便

Bad Food 相克食物搭配及后果

红豆

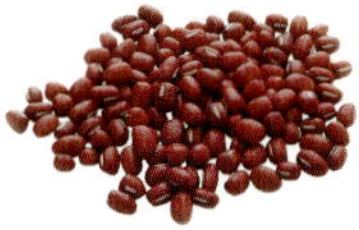

身体脱水

茄子（绿皮）

营养成分（每100克）

热量	28千卡
蛋白质	1.0克
脂肪	0.6克
碳水化合物	5.2克
膳食纤维	1.2克
钙	12毫克

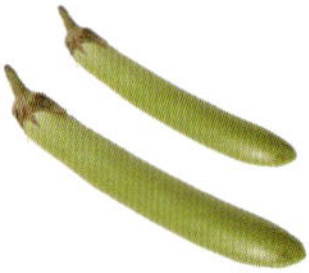

茄子（圆）

营养成分（每100克）

热量	32千卡
蛋白质	1.6克
脂肪	0.2克
碳水化合物	6.7克
膳食纤维	1.7克
钙	5毫克

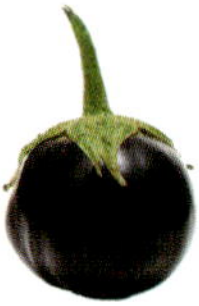

奶柿子

营养成分（每100克）

热量	15千卡
蛋白质	0.6克
脂肪	0.1克
碳水化合物	3.2克
膳食纤维	0.8克
钙	15毫克

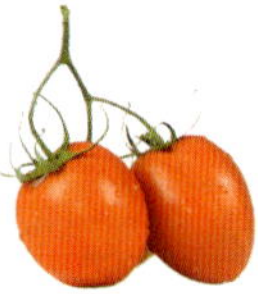

辣椒（红、尖、干）

营养成分（每100克）

热量	295千卡
蛋白质	15克
脂肪	12克
碳水化合物	52.7克
膳食纤维	41.7克
钙	12毫克

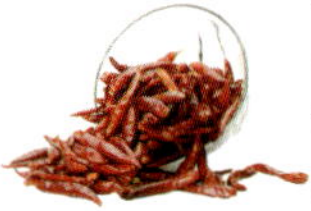

辣椒（青、尖）

营养成分（每100克）

热量	27千卡
蛋白质	1.4克
脂肪	0.3克
碳水化合物	5.8克
膳食纤维	2.1克
钙	15毫克

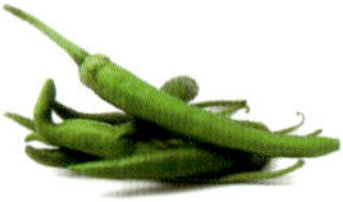

菜瓜

营养成分（每100克）

热量	19千卡
蛋白质	0.6克
脂肪	0.2克
碳水化合物	3.9克
膳食纤维	0.4克
钙	20毫克

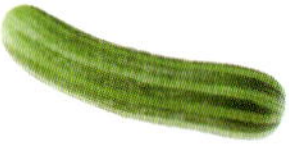

笋瓜

营养成分（每100克）

热量	13千卡
蛋白质	0.5克
脂肪	0克
碳水化合物	3.1克
膳食纤维	0.7克
钙	14毫克

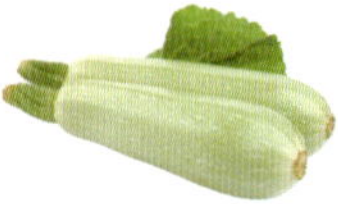

金瓜

营养成分（每100克）

热量	15千卡
蛋白质	0.5克
脂肪	0.1克
碳水化合物	3.4克
膳食纤维	0.7克
钙	17毫克

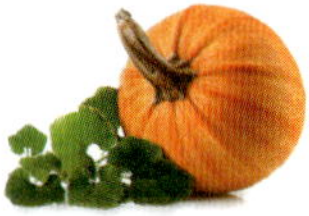

食物名称	能量（克）	蛋白质（克）	脂肪（克）	碳水化合物（克）	膳食纤维（克）	钙（毫克）	铁（毫克）	锌（毫克）
番茄（罐头）	22	2.0	0.6	2.6	0.8	31	0.4	0.24
甜椒（脱水）	324	7.6	0.4	76.6	8.3	130	7.4	1.65
葫子	29	0.7	0.1	6.8	0.9	49	…	0.56
白瓜	12	0.9	—	2.6	0.9	6	0.1	0.04
方瓜	14	0.8	Tr	3.1	0.6	40	0.2	0.97
葫芦条（干）	256	4.3	1.8	64.6	18.1	114	8.0	2.80
金丝瓜	38	3.3	2.0	2.2	0.8	25	0.3	1.77
南瓜粉	343	7.1	2.1	79.6	11.5	171	27.8	1.40
蛇瓜	19	1.5	0.1	3.9	2.0	191	1.2	0.42
面西胡瓜	10	0.8	Tr	4.8	—	14	0.8	0.25

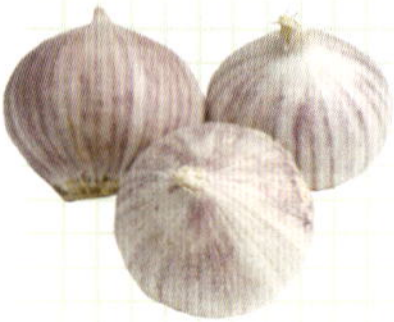

大蒜头

【别名】

蒜、蒜头、胡蒜、葫、独蒜、独头蒜

【每餐适用量】

9~15 克

选购 以个大、肥厚、味辛辣者为佳。

保存 通风干燥处保存。

营养成分表（可食部100克）

热量	128千卡	胡萝卜素	30微克	钙	39毫克
蛋白质	4.5克	维生素B_1	0.04毫克	磷	117毫克
脂肪	0.2克	维生素B_2	0.06毫克	钾	302毫克
碳水化合物	27.6克	烟酸	0.6毫克	镁	21毫克
膳食纤维	1.1克	维生素C	7毫克	铁	1.2毫克
维生素A	5微克	维生素E	1.07毫克	锌	0.88毫克

营养价值 营养丰富，除常规营养素外，还含大蒜辣素，有杀菌作用。尚含多种烯丙基、丙基和甲基组成的硫醚化合物等，有强力杀菌、防治肿瘤与癌症、排毒清肠、降低血糖、防止心脑血管疾病等作用。

适宜人群 肺结核、癌症、高血压、动脉硬化患者。

Good Food 相宜食物搭配及功效

洋葱

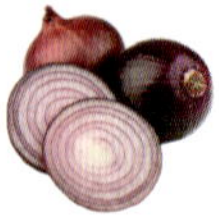

增强人体免疫力

醋

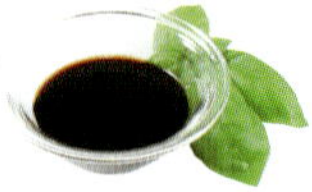

治疗痢疾、肠炎

Bad Food 相克食物搭配及后果

鸡肉

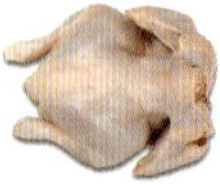

导致便秘

山楂

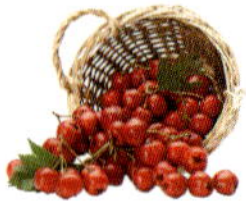

导致神经衰落

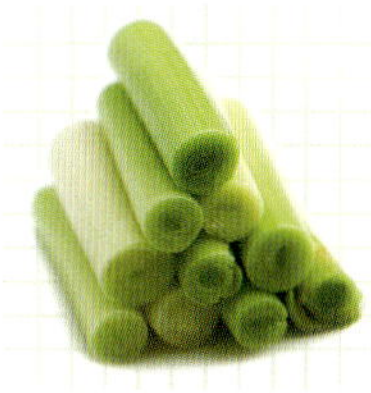

大葱

【别名】
葱、青葱、四季葱

【每餐适用量】
10~30 克

选购 葱白粗大白净、紧密坚实；葱叶绿色，无发黄。

保存 葱根朝下插在水中；或将叶子晒蔫，捆好于阴凉处避水保存。

营养成分表（可食部100克）

热量	33千卡	胡萝卜素	60微克	钙	29毫克
蛋白质	1.7克	维生素B_1	0.03毫克	磷	38毫克
脂肪	0.3克	维生素B_2	0.05毫克	钾	144毫克
碳水化合物	6.5克	烟酸	0.5毫克	镁	19毫克
膳食纤维	1.3克	维生素C	17毫克	铁	0.7毫克
维生素A	10微克	维生素E	0.3毫克	锌	0.4毫克

营养价值

含胡萝卜素、多种维生素和矿物质外，还含葱辣素，具有较强的杀菌及抑制细菌、病毒的功效，吃生葱有预防及治疗感冒的作用。

适宜人群

一般人群均可食用，脑力劳动者更适宜。（过多食用葱会损伤视力）

Good Food 相宜食物搭配及功效

兔肉

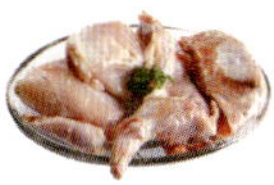

提供丰富的营养

毛豆

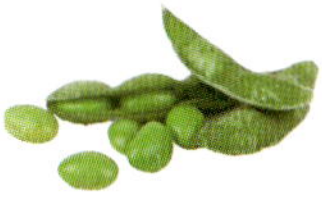

改善睡眠

Bad Food 相克食物搭配及后果

红枣

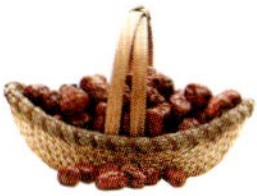

引起上火

豆腐

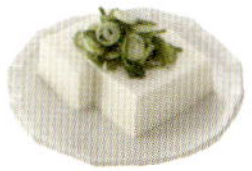

不利于营养吸收

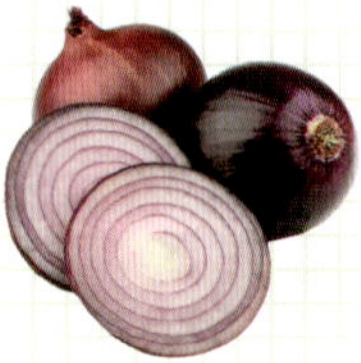

洋葱

【别名】
洋葱头、玉葱、葱头、圆葱、球葱

【每天适用量】
1颗

选购 表皮干，包卷度紧，透明表皮中有茶色纹理为佳。

保存 放在网袋中，挂在室内阴凉通风处。

营养成分表（可食部100克）

热量	40千卡	胡萝卜素	20微克	钙	24毫克
蛋白质	1.1克	维生素B_1	0.03毫克	磷	39毫克
脂肪	0.2克	维生素B_2	0.03毫克	钾	147毫克
碳水化合物	9克	烟酸	0.3毫克	镁	15毫克
膳食纤维	0.9克	维生素C	8毫克	铁	0.6毫克
维生素A	3微克	维生素E	0.14毫克	锌	0.23毫克

营养价值

营养成分十分丰富，不仅富含钾、维生素C、叶酸、锌、硒，及纤维质等物质，更有特殊的营养物质——槲皮素和前列腺素A。具有防治癌症、维护心血管疾病、杀菌、抗感冒和补钙等作用。

适宜人群

高血压、动脉硬化等心血管疾病患者。

Good Food 相宜食物搭配及功效

猪肉

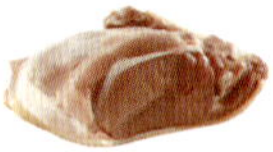

滋阴润燥

大蒜

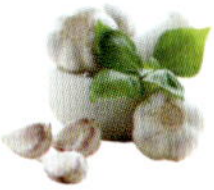

防癌抗癌

Bad Food 相克食物搭配及后果

蜂蜜

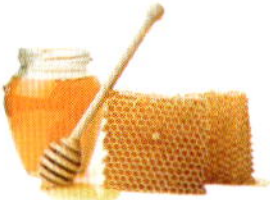

伤害眼睛

黄豆

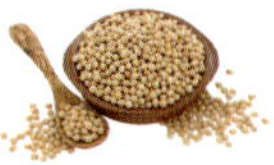

不利于营养吸收

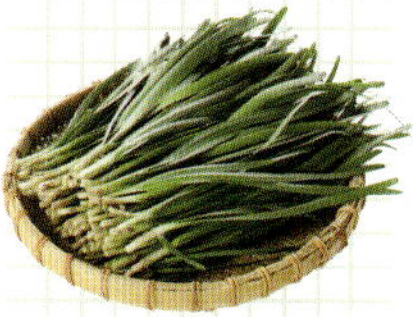

韭菜

【别名】
山韭、长生韭、起阳草、韭芽、韭

【每餐适用量】
50 ~ 100 克

选购 叶直、鲜嫩翠绿为佳。

保存 新鲜韭菜洗净切段，沥干水分，装入塑料袋后，再放入冰箱，鲜味可保存2个月。

营养成分表（可食部100克）

热量	29千卡	胡萝卜素	1410微克	维生素E	0.96毫克
蛋白质	2.4克	维生素B_1	0.02毫克	钙	42毫克
脂肪	0.4克	维生素B_2	0.09毫克	磷	38毫克
碳水化合物	4.6克	烟酸	0.8毫克	镁	25毫克
膳食纤维	1.4克	叶酸	61.2微克	铁	1.6毫克
维生素A	235微克	维生素C	24毫克	锌	0.43毫克

营养价值

韭菜能补肾壮阳、行气理血、润肠通便。韭菜中的含硫化物有降血脂的作用，还能使黑色素细胞内酪氨酸系统功能增强，消除皮肤白斑。

适宜人群

一般人群均能食用。尤适宜便秘、产后乳汁不足女性、寒性体质等人群。

Good Food 相宜食物搭配及功效

黄豆芽

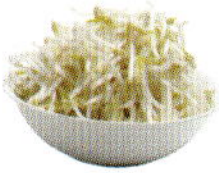

排毒瘦身

鸡蛋

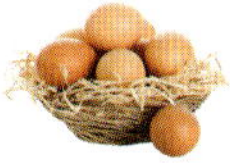

补肾、止痛

Bad Food 相克食物搭配及后果

白酒

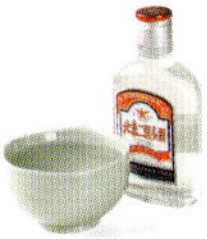

容易上火

牛奶

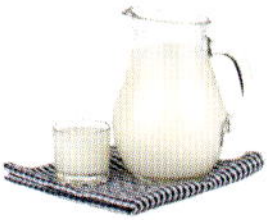

影响钙的吸收

蒜薹

营养成分（每100克）

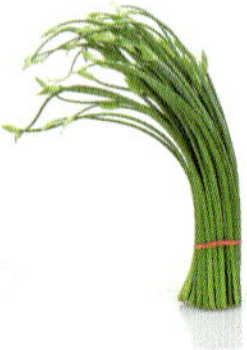

热量	66千卡
蛋白质	2.0克
脂肪	0.1克
碳水化合物	15.4克
膳食纤维	2.5克
钙	19毫克

薤白

营养成分（每100克）

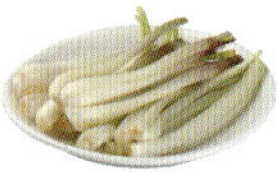

热量	124千卡
蛋白质	3.4克
脂肪	0.4克
碳水化合物	27.1克
膳食纤维	0.9克
钙	100毫克

蒜苗

营养成分（每100克）

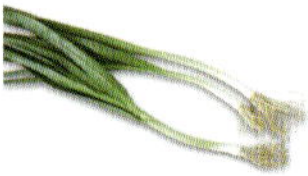

热量	40千卡
蛋白质	2.1克
脂肪	0.4克
碳水化合物	8.0克
膳食纤维	1.8克
钙	29毫克

小葱

营养成分（每100克）

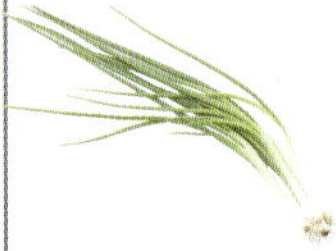

热量	27千卡
蛋白质	1.6克
脂肪	0.4克
碳水化合物	4.9克
膳食纤维	1.4克
钙	72毫克

分葱

营养成分（每100克）

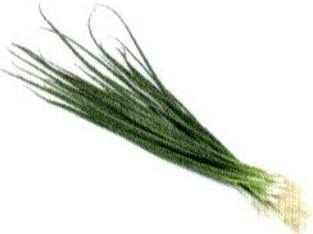

热量	34千卡
蛋白质	2.2克
脂肪	0.7克
碳水化合物	5.1克
膳食纤维	0.7克
钙	85毫克

细香葱

营养成分（每100克）

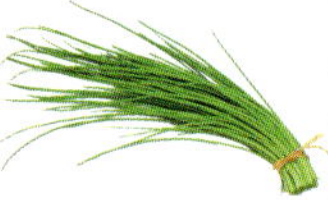

热量	39千卡
蛋白质	2.5克
脂肪	0.3克
碳水化合物	7.2克
膳食纤维	1.1克
钙	54毫克

韭苔

营养成分（每100克）

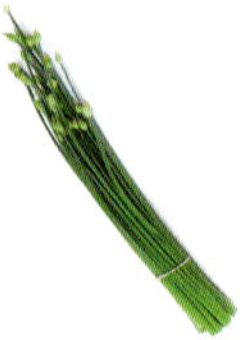

热量	37千卡
蛋白质	2.2克
脂肪	0.1克
碳水化合物	7.8克
膳食纤维	1.9克
钙	11毫克

韭黄

营养成分（每100克）

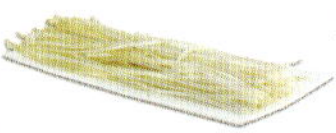

热量	24千卡
蛋白质	2.3克
脂肪	0.2克
碳水化合物	3.9克
膳食纤维	1.2克
钙	25毫克

食物名称	能量（克）	蛋白质（克）	脂肪（克）	碳水化合物（克）	膳食纤维（克）	钙（毫克）	铁（毫克）	锌（毫克）
大蒜（紫皮）	139	5.2	0.2	29.6	1.2	10	1.3	0.64
大蒜（脱水）	348	13.2	0.3	75.4	4.5	65	6.6	1.98
青蒜	34	2.4	0.3	6.2	1.7	24	0.8	0.23
蒜黄	24	2.5	0.2	3.8	1.4	24	1.3	0.33
大葱（红皮）	49	2.4	0.1	10.2	1.3	24	…	0.13
洋葱（白皮、脱水）	342	5.5	0.4	81.9	5.7	186	0.9	1.02
洋葱（紫皮、脱水）	339	6.9	0.4	80.6	7.5	351	6.2	1.13
薤	1	—	—	—	0.3	160	4.6	—

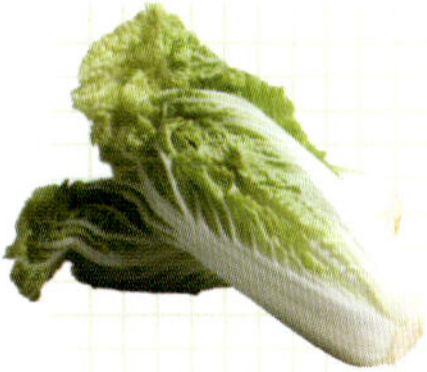

白菜

【别名】
大白菜、黄芽菜

【每餐适用量】
100 克

选购 切口新鲜水嫩，整棵卷叶坚实、有重量感较佳。

保存 冬天可用塑料袋密封保存，0℃以上不用扎口，根朝下戳在地上即可。

营养成分表（可食部100克）

热量	18千卡	胡萝卜素	120微克	钙	50毫克
蛋白质	1.5克	维生素B_1	0.04毫克	磷	31毫克
脂肪	0.1克	维生素B_2	0.05毫克	钠	57.5毫克
碳水化合物	3.2克	烟酸	0.6毫克	镁	11毫克
膳食纤维	0.8克	维生素C	31毫克	铁	0.7毫克
维生素A	20微克	维生素E	0.76毫克	锌	0.38毫克

营养价值

白菜含有大量水分、丰富的粗纤维，维生素A、钙、钾、铁等含量较为丰富，有增强抵抗力、解渴利尿、通利肠胃、促进消化等作用。

适宜人群

一般人均可食用。

Good Food 相宜食物搭配及功效

牛肚

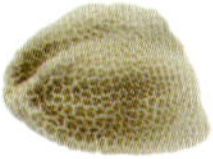

增强体质

鲤鱼

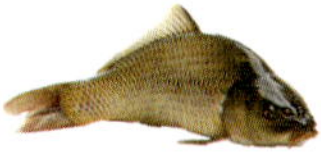

改善水肿

Bad Food 相克食物搭配及后果

兔肉

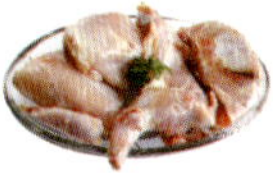

腹泻呕吐

山竹

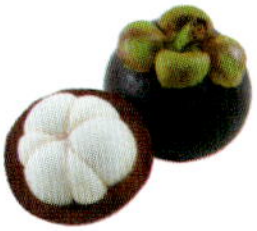

引起身体不适

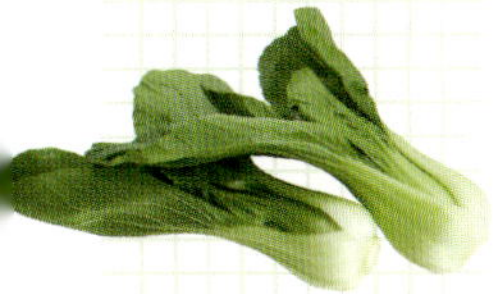

油菜

【别名】
白菜、芸苔、寒菜、苦菜、苔芥

【每餐适用量】
60克

选购 颜色鲜嫩、洁净，无黄烂叶、病虫害的为好。

保存 用潮湿的纸包好，放入冰箱成竖直状态摆放冷藏，不宜时间过久。

营养成分表（可食部100克）

热量	25千卡	胡萝卜素	620微克	维生素E	0.88毫克
蛋白质	1.8克	维生素B_1	0.04毫克	钙	108毫克
脂肪	0.5克	维生素B_2	0.11毫克	磷	39毫克
碳水化合物	3.8克	烟酸	0.7毫克	钾	210毫克
膳食纤维	1.1克	叶酸	103.9微克	镁	22毫克
维生素A	103微克	维生素C	36毫克	铁	1.2毫克

营养价值

油菜富含胡萝卜素、维生素E、膳食纤维等，有降低血脂、帮助肝脏排毒、防癌抗癌、宽肠通便等作用。

适宜人群

一般人均可食用。

Good Food 相宜食物搭配及功效

金针菇

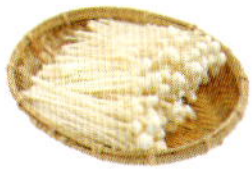

预防大肠癌和胃癌

鸡肉

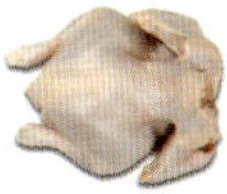

强化肝脏、美化肌肤

Bad Food 相克食物搭配及后果

黄瓜

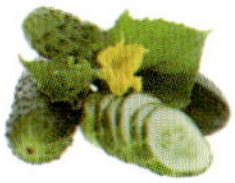

影响维生素C的吸收

醋

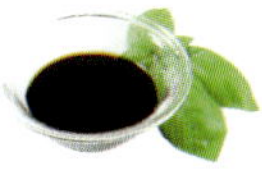

营养流失

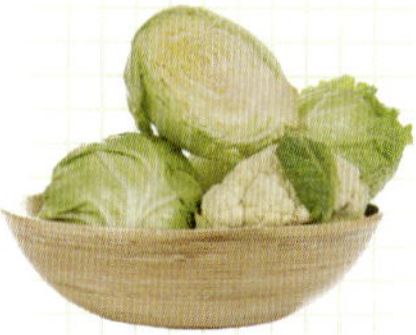

圆白菜

【别名】
卷心菜、包菜、高丽菜、包心菜

【每餐适用量】
100 ~ 500 克

选购 以平头形、圆头形质量好，同重量时体积小者为佳。

保存 用保鲜膜密封于冰箱中，但仍需尽早食用。

营养成分表（可食部100克）

热量	24千卡	胡萝卜素	70微克	钙	49毫克
蛋白质	1.5克	维生素B_1	0.03毫克	磷	26毫克
脂肪	0.2克	维生素B_2	0.03毫克	钾	124毫克
碳水化合物	4.6克	烟酸	0.4毫克	镁	12毫克
膳食纤维	1.0克	维生素C	40毫克	铁	0.6毫克
维生素A	12微克	维生素E	0.5毫克	锌	0.25毫克

营养价值

热量低，水分高，是减肥人群的好食材，还含丰富的钾、叶酸、维生素U等，适合孕妇食用。有杀菌、增强免疫、防癌抗癌、促进消化等功效。

适宜人群

一般人群均可食用。特别适合动脉硬化、胆结石症患者、肥胖患者、孕妇及消化道溃疡者食用。

Good Food 相宜食物搭配及功效

木耳

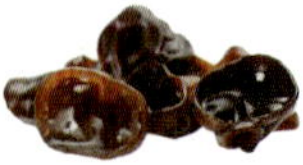

健胃补脑

西红柿

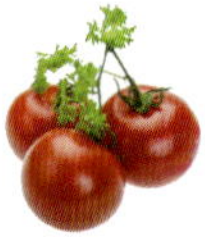

益气生津

Bad Food 相克食物搭配及后果

黄瓜

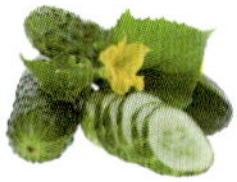

影响维生素C的吸收

兔肉

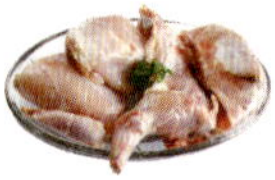

引起腹泻或呕吐

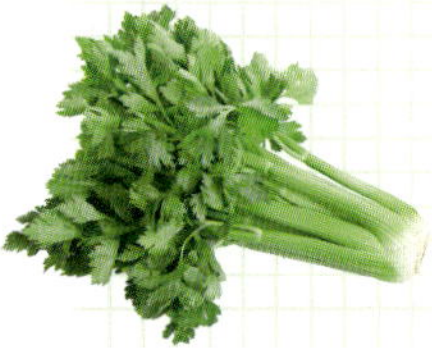

芹菜

【别名】

旱芹、样芹菜、药芹、香芹、蒲芹

【每餐适用量】

50克

选购 色泽鲜绿，叶柄厚，茎部稍呈圆形，梗短而粗壮，菜叶翠绿而稀少为佳。

保存 尽量竖着存放，能较好地保存叶绿素。

营养成分表（可食部100克）

热量	17千卡	胡萝卜素	60微克	钙	48毫克
蛋白质	0.8克	维生素B_1	0.01毫克	磷	50毫克
脂肪	0.1克	维生素B_2	0.08毫克	钠	154毫克
碳水化合物	3.9克	烟酸	0.4毫克	镁	10毫克
膳食纤维	1.4克	维生素C	12毫克	铁	0.8毫克
维生素A	10微克	维生素E	2.21毫克	锌	0.46毫克

营养价值

营养丰富，含较多的钙、磷、铁及维生素A原、维生索C、P等，一直既作食用，又作药用。有平肝降压、防癌抗癌、养血补虚、减肥等作用。芹菜还含丰富的挥发性芳香轴，能增进食欲、促进血液循环，还能起到醒脑提神的食疗效用。

适宜人群

一般人群均能食用。

Good Food 相宜食物搭配及功效

牛肉

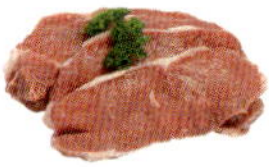

营养瘦身

西红柿

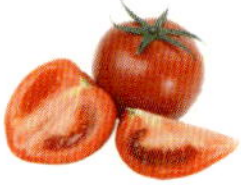

降血压血脂

Bad Food 相克食物搭配及后果

南瓜

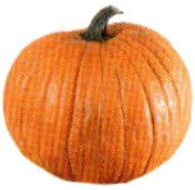

腹胀、腹泻

鸡肉

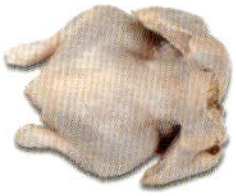

伤元气

菠菜

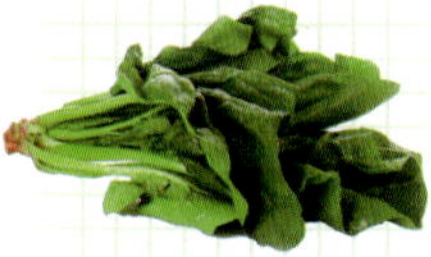

【别名】
菠棱菜、赤根菜、波斯草、鼠根菜

【每餐适用量】
100~250 克

选购 色泽鲜嫩翠绿，无枯黄叶和花斑叶；植株健壮，整齐不断；无烂叶为佳。

保存 叶子稍沾水，用纸包住放入保鲜袋，放进冰箱。

营养成分表（可食部100克）

热量	28千卡	胡萝卜素	2920微克	钙	66毫克
蛋白质	2.6克	维生素B_1	0.04毫克	磷	47毫克
脂肪	0.3克	维生素B_2	0.11毫克	钾	311毫克
碳水化合物	4.5克	烟酸	0.6毫克	镁	58毫克
膳食纤维	1.7克	维生素C	32毫克	铁	2.9毫克
维生素A	487微克	维生素E	1.74毫克	锌	0.85毫克

营养价值 含大量的β胡萝卜素和抗氧化剂，也是维生素B_6、维生素E、叶酸、铁和钾的极佳来源。有清洁皮肤、抗衰老、通肠导便、防治痔疮、促进新城代谢、补血养颜等作用。

适宜人群 一般人群均可食用。

Good Food 相宜食物搭配及功效

Bad Food 相克食物搭配及后果

花生	猪肝	大豆	韭菜
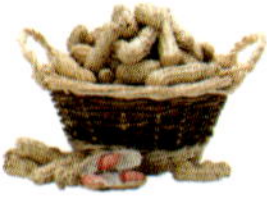	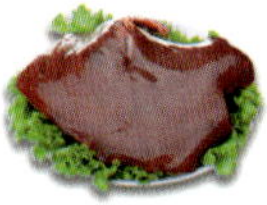	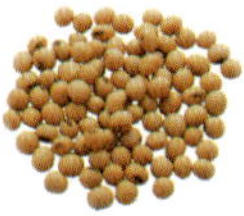	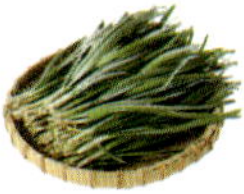
美白皮肤	提供丰富的营养	损害牙齿	引起腹泻

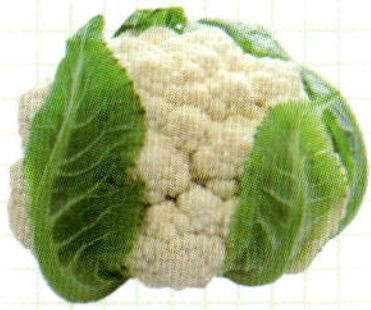

花菜

【别名】
花椰菜、菜花、洋花菜、球花甘蓝

【每餐适用量】
70 克

选购 呈白色，或淡乳色，干净、坚实、紧密，叶子饱满呈绿色为佳。

保存 即买即吃，温度适宜也不要存放 3 天以上。

营养成分表（可食部100克）

热量	26千卡	胡萝卜素	30微克	钙	23毫克
蛋白质	2.1克	维生素B_1	0.03毫克	磷	47毫克
脂肪	0.2克	维生素B_2	0.08毫克	钾	200毫克
碳水化合物	4.6克	烟酸	0.6毫克	镁	18毫克
膳食纤维	1.2克	维生素C	61毫克	铁	1.1毫克
维生素A	5微克	维生素E	0.43毫克	锌	0.38毫克

营养价值 含水量非常高，且热量较低，还有大量的维生素 C 和维生素 K，同时也是含有类黄酮最多的食物之一。有防癌抗癌、清化血管、解毒肝脏、提高人体免疫力等作用。

适宜人群 食欲不佳、消化不良、心脏病、中风患者。

Good Food 相宜食物搭配及功效

辣椒

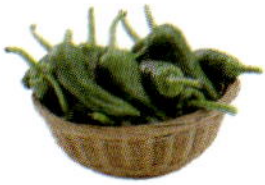

防癌抗癌

香菇

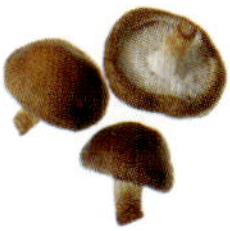

降低血糖

Bad Food 相克食物搭配及后果

猪肝

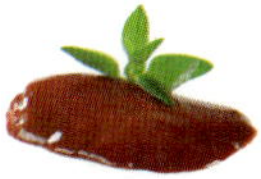

阻碍营养物质的吸收

牛肝

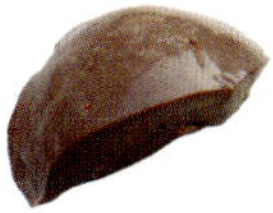

不利身体健康

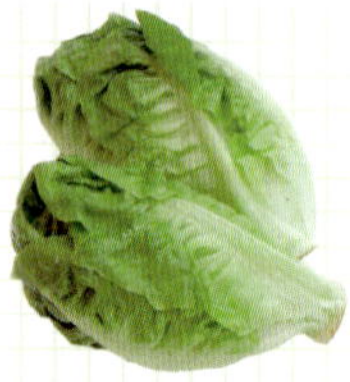

生菜

【别名】

叶用莴苣、鹅仔菜、莴仔菜

【每餐适用量】

100~200克

选购　大小适中、叶片肥厚适中、叶质鲜嫩、叶绿梗白且无蔫叶为佳。

保存　远离苹果、梨和香蕉保存，以免诱发赤褐斑点。

营养成分表（可食部100克）

热量	15千卡	胡萝卜素	1790微克	维生素E	1.02毫克
蛋白质	1.3克	维生素B_1	0.03毫克	钙	34毫克
脂肪	0.3克	维生素B_2	0.06毫克	磷	27毫克
碳水化合物	2克	烟酸	0.4毫克	镁	18毫克
膳食纤维	0.7克	叶酸	31.6微克	铁	0.9毫克
维生素A	298微克	维生素C	13毫克	锌	0.27毫克

营养价值　含膳食纤维和维生素C，有消除多余脂肪的作用；茎叶中含莴苣素，有镇痛催眠、降低胆固醇、辅助治疗神经衰弱等功效；还含一种“干扰素诱生剂”，可刺激人体正常细胞产生干扰素，从而产生一种“抗病毒蛋白”以抑制病毒。

适宜人群　失眠、胆固醇高、神经衰弱者。

Good Food 相宜食物搭配及功效

鸡蛋

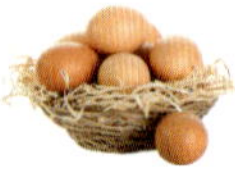

滋阴润燥、清热解毒

海带

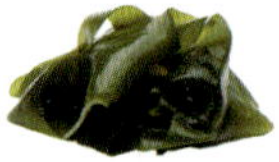

促进铁的吸收

Bad Food 相克食物搭配及后果

蜂蜜

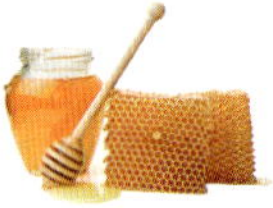

容易导致腹泻

醋

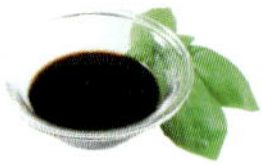

降低营养功效

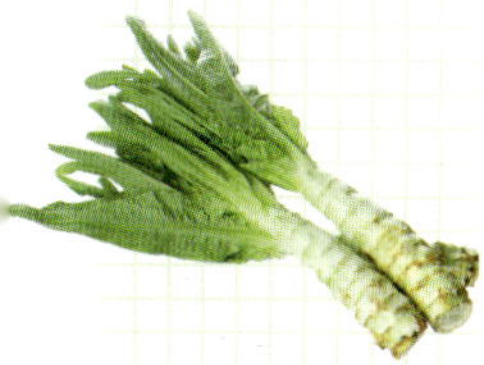

莴笋

【别名】
莴苣、生笋、茎用莴苣、莴菜笋

【每餐适用量】
100 ~ 250 克

选购 以粗短条顺、大小整齐、皮薄质脆、水分充足、无锈斑、无黄叶烂叶为佳。

保存 保存时放在盛有凉水的器皿中，水淹至1/3处。

营养成分表（可食部100克）

热量	15千卡	胡萝卜素	150微克	钙	23毫克
蛋白质	1.0克	维生素B_1	0.02毫克	磷	48毫克
脂肪	0.1克	维生素B_2	0.02毫克	钾	212毫克
碳水化合物	2.8克	烟酸	0.5毫克	镁	19毫克
膳食纤维	0.6克	维生素C	4毫克	铁	0.9毫克
维生素A	25微克	维生素E	0.19毫克	锌	0.33毫克

营养价值

莴笋有增进食欲、刺激消化液分泌、增强胃肠蠕动等功能，具有利尿、降低血压、预防心律紊乱的作用。莴笋还能改善消化系统和肝脏功能。

适宜人群

一般人均可食用。尤适宜婴幼儿、乳母。

Good Food 相宜食物搭配及功效

香干

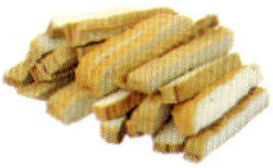

强壮筋骨

蒜苗

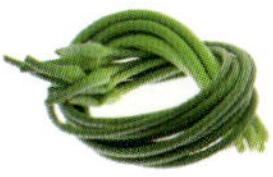

防止高血压

Bad Food 相克食物搭配及后果

蜂蜜

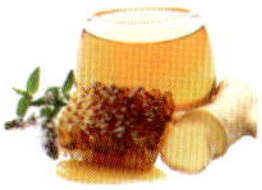

引起腹泻

乳酪

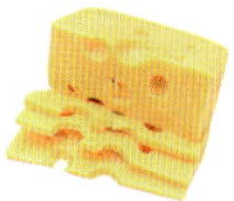

引起消化不良

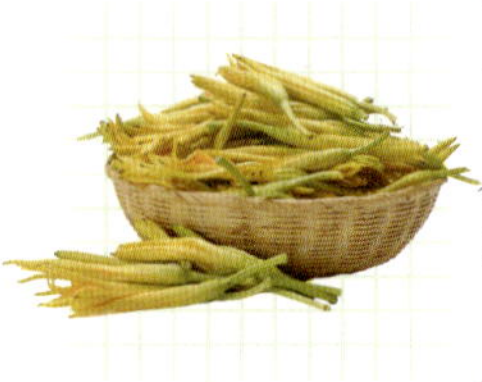

黄花菜

【别名】

金针菜、忘忧、宜男、金菜、萱草

【每餐适用量】

15 ~ 50 克

选购 以洁净鲜嫩、不蔫不干、芯尚未开放为佳。

保存 新鲜黄花菜焯水后过凉水，沥干，用保鲜袋包好放入冷冻室保存。

营养成分表（可食部100克）

热量	214千卡	胡萝卜素	1840微克	钙	301毫克
蛋白质	19.4克	维生素B_1	0.05毫克	磷	216毫克
脂肪	1.4克	维生素B_2	0.21毫克	钾	610毫克
碳水化合物	34.9克	烟酸	3.1毫克	镁	59.2毫克
膳食纤维	7.7克	维生素C	10毫克	铁	85毫克
维生素A	307微克	维生素E	4.92毫克	锌	8.1毫克

营养价值

黄花菜味鲜质嫩，营养丰富，含有丰富的花粉、糖、蛋白质、维生素C、钙、脂肪、胡萝卜素、氨基酸等人体所需的营养成分。有健脑、抗衰老、肌肤美容、降血压、防治肠道胃瘤等作用。

适宜人群

孕妇、中老年人、过度劳累者。

Good Food 相宜食物搭配及功效

猪肉

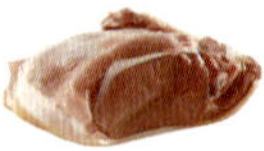

滋补气血、补精填髓

鸡蛋

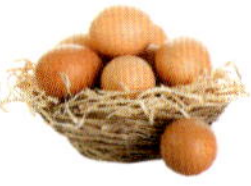

清热解毒、滋阴润燥

Bad Food 相克食物搭配及后果

驴肉

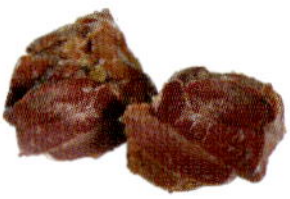

引起中毒

鹌鹑

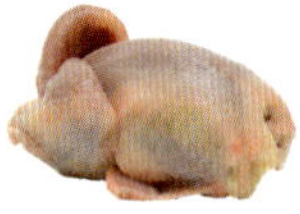

引发痔疮

大白菜（白口）

营养成分（每100克）

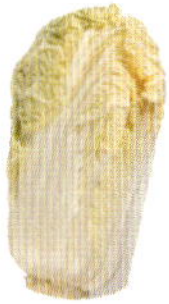

热量	16千卡
蛋白质	1.3克
脂肪	0.1克
碳水化合物	2.8克
膳食纤维	0.9克
钙	45毫克

大白菜（青口）

营养成分（每100克）

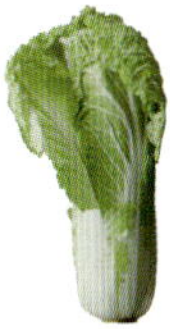

热量	17千卡
蛋白质	1.4克
脂肪	0.1克
碳水化合物	3.0克
膳食纤维	0.9克
钙	35毫克

小白菜

营养成分（每100克）

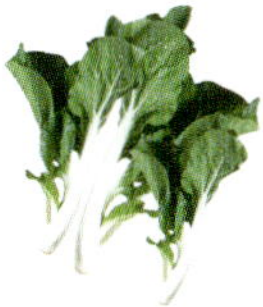

热量	17千卡
蛋白质	1.5克
脂肪	0.3克
碳水化合物	2.7克
膳食纤维	1.1克
钙	90毫克

酸白菜（酸菜）

营养成分（每100克）

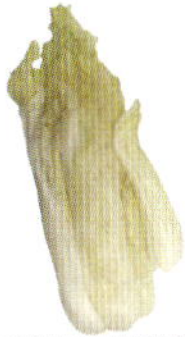

热量	15千卡
蛋白质	1.1克
脂肪	0.2克
碳水化合物	2.4克
膳食纤维	0.5克
钙	48毫克

娃娃菜

营养成分（每100克）

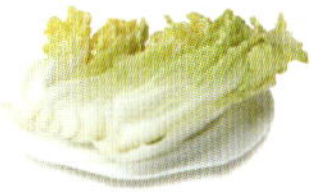

热量	8千卡
蛋白质	1.9克
碳水化合物	2.4克
膳食纤维	2.3克
维生素C	12克
钙	78毫克

白菜薹（菜心）

营养成分（每100克）

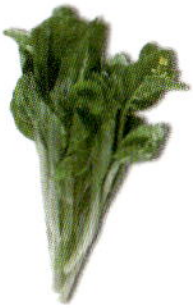

热量	28千卡
蛋白质	2.8克
脂肪	0.5克
碳水化合物	4.0克
膳食纤维	1.7克
钙	96毫克

油菜薹

营养成分（每100克）

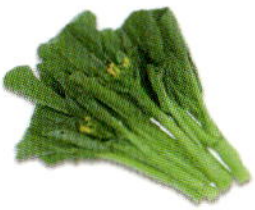

热量	24千卡
蛋白质	3.2克
脂肪	0.4克
碳水化合物	3.0克
膳食纤维	2.0克
钙	156毫克

西兰花

营养成分（每100克）

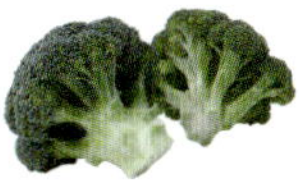

热量	36千卡
蛋白质	4.1克
脂肪	0.3克
碳水化合物	4.6克
膳食纤维	1.6克
钙	67毫克

紫甘蓝

营养成分（每 100 克）

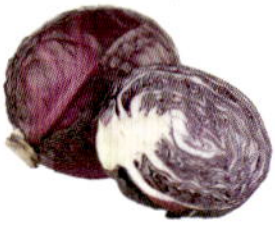

热量	24 千卡
蛋白质	1.5 克
脂肪	0.2 克
碳水化合物	4.6 克
膳食纤维	1.0 克
钙	100 毫克

芥菜

（雪里红、雪菜）

营养成分（每 100 克）

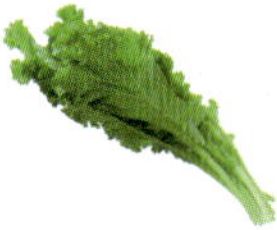

热量	27 千卡
蛋白质	2.0 克
脂肪	0.4 克
碳水化合物	4.7 克
膳食纤维	1.6 克
钙	230 毫克

芥菜

（大叶）

营养成分（每 100 克）

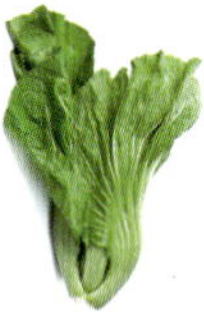

热量	16 千卡
蛋白质	1.8 克
脂肪	0.4 克
碳水化合物	3.6 克
膳食纤维	1.0 克
钙	28 毫克

芥菜

（小叶）

营养成分（每 100 克）

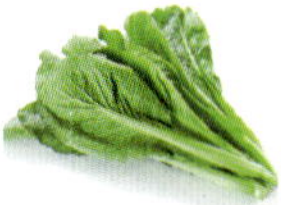

热量	26 千卡
蛋白质	2.5 克
脂肪	0.4 克
碳水化合物	3.6 克
膳食纤维	1.0 克
钙	80 毫克

芥蓝

营养成分（每 100 克）

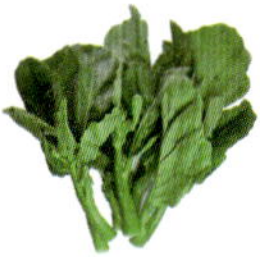

热量	22 千卡
蛋白质	2.8 克
脂肪	0.4 克
碳水化合物	2.6 克
膳食纤维	1.6 克
钙	128 毫克

胡萝卜缨

营养成分（每 100 克）

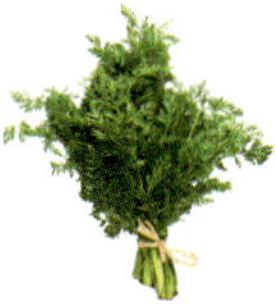

热量	48 千卡
蛋白质	1.7 克
脂肪	0.4 克
碳水化合物	11.3 克
膳食纤维	4.0 克
钙	350 毫克

萝卜缨

（小萝卜）

营养成分（每 100 克）

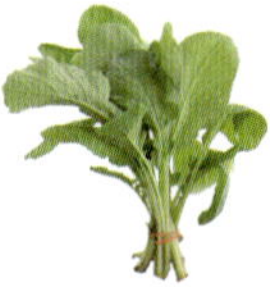

热量	23 千卡
蛋白质	1.6 克
脂肪	0.3 克
碳水化合物	4.1 克
膳食纤维	1.4 克
钙	238 毫克

萝卜缨

（白）

营养成分（每 100 克）

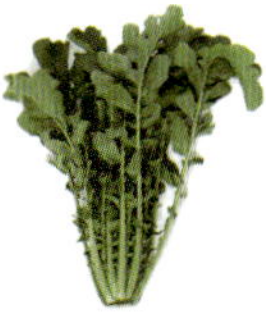

热量	17 千卡
蛋白质	2.6 克
脂肪	0.3 克
碳水化合物	1.7 克
膳食纤维	1.4 克
维生素 C	77 毫克

芹菜叶 营养成分（每 100 克）

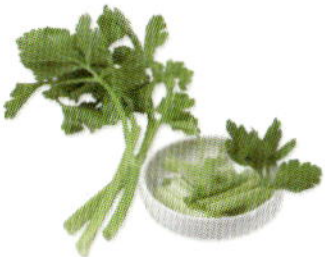

热量	35 千卡
蛋白质	2.6 克
脂肪	0.6 克
碳水化合物	5.9 克
膳食纤维	2.2 克
钙	40 毫克

芹菜茎 营养成分（每 100 克）

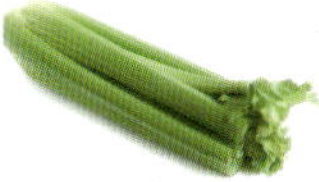

热量	22 千卡
蛋白质	1.2 克
脂肪	0.2 克
碳水化合物	4.5 克
膳食纤维	1.2 克
钙	48 毫克

木耳菜 营养成分（每 100 克）

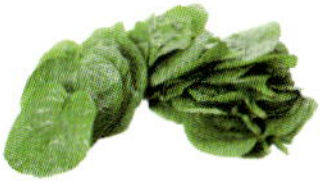

热量	23 千卡
蛋白质	1.6 克
脂肪	0.3 克
碳水化合物	4.3 克
膳食纤维	1.5 克
钙	166 毫克

油麦菜 营养成分（每 100 克）

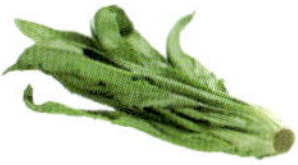

热量	16 千卡
蛋白质	1.4 克
脂肪	0.4 克
碳水化合物	2.1 克
膳食纤维	0.6 克
钙	70 毫克

茼蒿 营养成分（每 100 克）

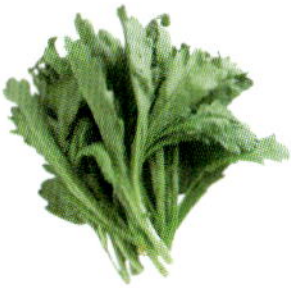

热量	24 千卡
蛋白质	1.9 克
脂肪	0.3 克
碳水化合物	3.9 克
膳食纤维	1.2 克
钙	73 毫克

香菜 营养成分（每 100 克）

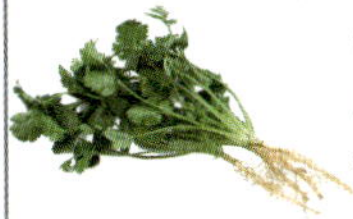

热量	33 千卡
蛋白质	1.8 克
脂肪	0.4 克
碳水化合物	6.2 克
膳食纤维	1.2 克
钙	101 毫克

苋菜（紫） 营养成分（每 100 克）

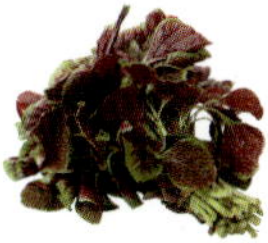

热量	35 千卡
蛋白质	2.8 克
脂肪	0.4 克
碳水化合物	5.9 克
膳食纤维	1.8 克
钙	178 毫克

苋菜（绿） 营养成分（每 100 克）

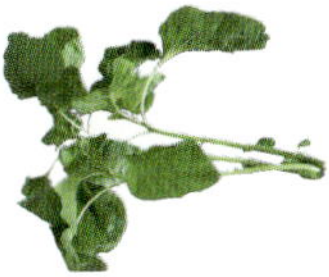

热量	30 千卡
蛋白质	2.8 克
脂肪	0.3 克
碳水化合物	5.0 克
膳食纤维	2.2 克
钙	187 毫克

茴香

营养成分（每100克）

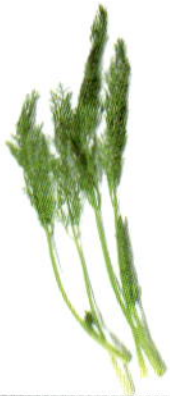

热量	27千卡
蛋白质	2.5克
脂肪	0.4克
碳水化合物	4.2克
膳食纤维	1.6克
钙	154毫克

空心菜

营养成分（每100克）

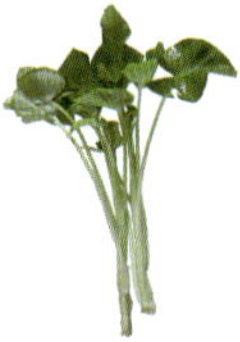

热量	23千卡
蛋白质	2.2克
脂肪	0.3克
碳水化合物	3.6克
膳食纤维	1.4克
钙	99毫克

莴笋叶

营养成分（每100克）

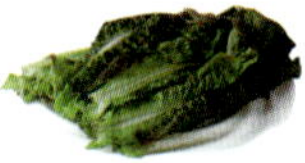

热量	20千卡
蛋白质	1.4克
脂肪	0.2克
碳水化合物	3.6克
膳食纤维	1.0克
钙	34毫克

荠菜

营养成分（每100克）

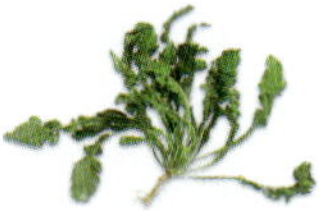

热量	31千卡
蛋白质	2.9克
脂肪	0.4克
碳水化合物	4.7克
膳食纤维	1.7克
钙	294毫克

冬笋

营养成分（每100克）

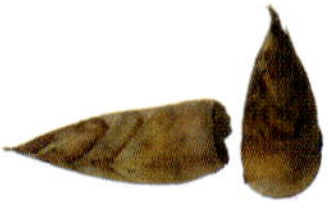

热量	42千卡
蛋白质	4.1克
脂肪	0.1克
碳水化合物	6.5克
膳食纤维	0.8克
钙	22毫克

竹笋

营养成分（每100克）

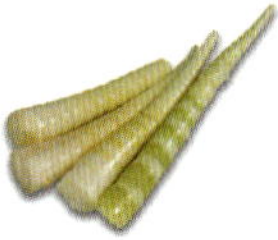

热量	23千卡
蛋白质	2.6克
脂肪	0.2克
碳水化合物	3.6克
膳食纤维	1.8克
钙	9毫克

毛笋

营养成分（每100克）

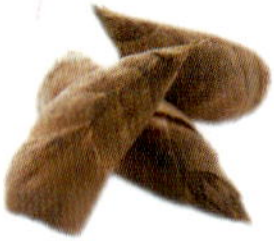

热量	23千卡
蛋白质	2.2克
脂肪	0.2克
碳水化合物	3.8克
膳食纤维	1.3克
钙	16毫克

春笋

营养成分（每100克）

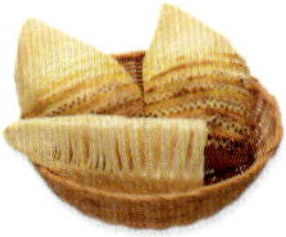

热量	25千卡
蛋白质	2.4克
脂肪	0.1克
碳水化合物	5.1克
膳食纤维	2.8克
钙	8毫克

鞭笋

营养成分（每100克）

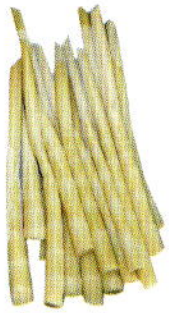

热量	24千卡
蛋白质	2.6克
脂肪	0克
碳水化合物	6.7克
膳食纤维	6.6克
钙	17毫克

玉兰片

营养成分（每100克）

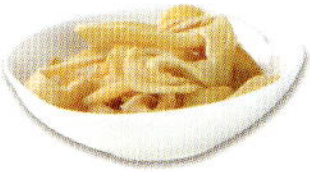

热量	66千卡
蛋白质	2.6克
脂肪	0.4克
碳水化合物	18.6克
膳食纤维	11.3克
钙	42毫克

白笋（干）

营养成分（每100克）

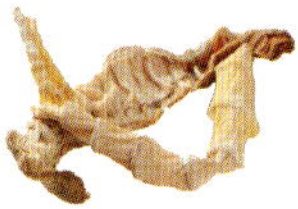

热量	282千卡
蛋白质	26.0克
脂肪	4.0克
碳水化合物	57.1克
膳食纤维	43.2克
钙	31毫克

黑笋（干）

营养成分（每100克）

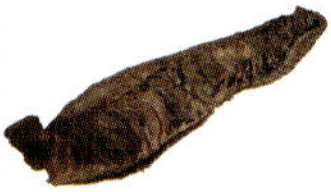

热量	268千卡
蛋白质	17.6克
脂肪	2.4克
碳水化合物	57.5克
膳食纤维	27.2克
钙	30毫克

菊苣

营养成分（每100克）

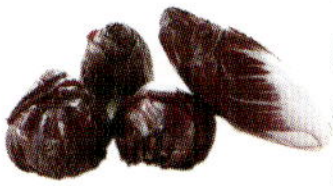

热量	19千卡
蛋白质	1.3克
脂肪	0.2克
碳水化合物	3.4克
膳食纤维	0.9克
钙	52毫克

百合

营养成分（每100克）

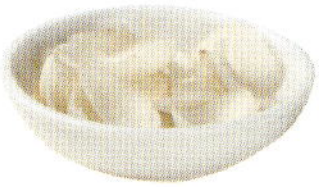

热量	166千卡
蛋白质	3.2克
脂肪	0.1克
碳水化合物	38.8克
膳食纤维	1.7克
钙	11毫克

百合（干）

营养成分（每100克）

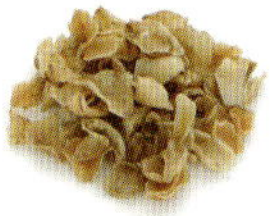

热量	346千卡
蛋白质	6.7克
脂肪	0.5克
碳水化合物	79.5克
膳食纤维	1.7克
钙	32毫克

芦笋

营养成分（每100克）

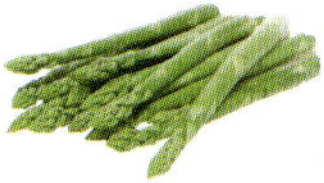

热量	22千卡
蛋白质	1.4克
脂肪	0.1克
碳水化合物	4.9克
膳食纤维	1.9克
钙	10毫克

食物名称	能量（克）	蛋白质（克）	脂肪（克）	碳水化合物（克）	膳食纤维（克）	钙（毫克）	铁（毫克）	锌（毫克）
白菜（脱水）	305	6.2	0.8	72.9	9.4	908	13.8	4.68
红菜薹（紫菜薹）	43	2.9	2.5	2.7	0.9	26	2.5	0.90
瓢儿白	18	1.7	0.2	3.2	1.6	59	1.8	0.54
乌菜（乌塌菜）	28	2.6	0.4	4.2	1.4	186	3.0	0.70
油菜（脱水）	316	7.6	0.6	74.3	8.6	596	19.3	4.78
油菜（黑）	19	1.8	0.2	2.9	0.9	191	5.9	1.27
油菜（小）	12	1.3	0.2	1.6	0.7	153	3.9	0.87
菜花（脱水）	312	6.5	0.6	76.8	13.2	185	6.4	2.15

食物名称	能量（克）	蛋白质（克）	脂肪（克）	碳水化合物（克）	膳食纤维（克）	钙（毫克）	铁（毫克）	锌（毫克）
苦菜	46	2.8	0.6	10.0	5.4	66	9.4	0.86
芥菜［青头菜］	13	1.3	0.2	2.8	2.8	23	0.7	0.25
菠菜（脱水）	308	6.4	0.6	75.7	12.7	411	25.9	3.91
萝卜缨（青）	38	3.1	0.1	7.6	2.9	110	1.4	0.30
甜菜叶	22	1.8	0.1	4.0	1.3	117	3.3	0.38
香菜（脱水）	310	7.4	1.3	71.2	8.2	1723	22.3	1.71
百合（脱水）	346	8.1	0.1	79.1	1.7	29	5.0	1.25
蘘荷	52	12.4	2.2	0.5	28.1	21	2.1	0.28

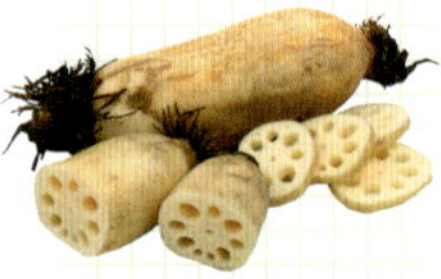

莲藕

【别名】

菡萏、芙蕖、藕、藕节、玉玲珑

【每餐适用量】

100~200 克

选购 黄褐色，肉肥厚而白，藕节短而粗、藕孔小为佳。

保存 糊上泥巴，放在阴凉湿润处保存，切开后用保鲜膜包好冷藏保鲜。

营养成分表（可食部100克）

热量	73千卡	胡萝卜素	20微克	钙	39毫克
蛋白质	1.9克	维生素B_1	0.09毫克	磷	58毫克
脂肪	0.2克	维生素B_2	0.03毫克	钾	243毫克
碳水化合物	16.4克	烟酸	0.3毫克	镁	19毫克
膳食纤维	1.2克	维生素C	44毫克	铁	1.4毫克
维生素A	3微克	维生素E	0.73毫克	锌	0.23毫克

营养价值

含有多酚类化合物、过氧化物酶，能清除体内的“垃圾”；含铁量高，常吃可预防贫血；还含维生素C和膳食纤维，对肝病、便秘、糖尿病等病症颇有裨益。所含的丹宁酸有收缩血管和止血的作用。还能清暑消热，是良好的祛暑食物。

适宜人群

食欲不振、肺炎、肠炎患者、中老年人。

Good Food 相宜食物搭配及功效

鳝鱼

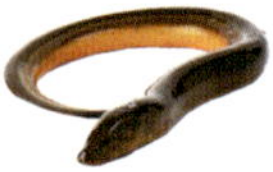

滋阴健脾

猪肉

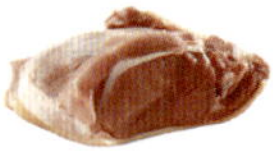

滋阴血、健脾胃

Bad Food 相克食物搭配及后果

菊花

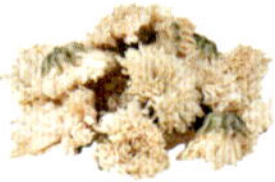

腹泻

人参

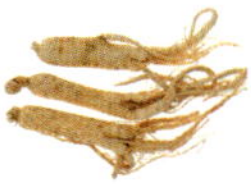

药性相反

纯菜 营养成分（每100克）

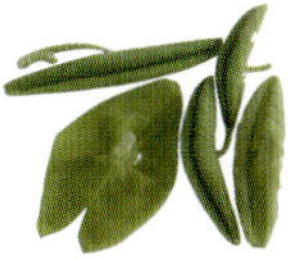

热量	21千卡
蛋白质	1.4克
脂肪	0.1克
碳水化合物	3.8克
膳食纤维	0.5克
维生素C	0毫克

慈姑 营养成分（每100克）

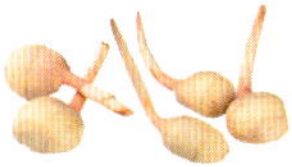

热量	97千卡
蛋白质	4.6克
脂肪	0.2克
碳水化合物	19.9克
膳食纤维	1.4克
维生素C	4毫克

豆瓣菜 营养成分（每100克）

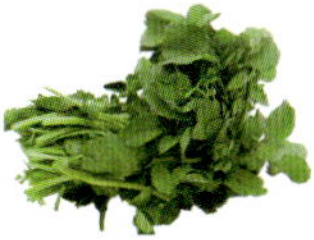

热量	20千卡
蛋白质	2.9克
脂肪	0.5克
碳水化合物	1.5克
膳食纤维	1.2克
维生素C	52毫克

茭白 营养成分（每100克）

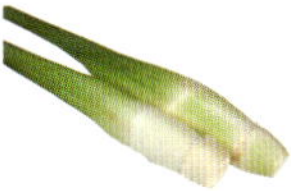

热量	26千卡
蛋白质	1.2克
脂肪	0.2克
碳水化合物	5.9克
膳食纤维	1.9克
维生素C	5毫克

荸荠 营养成分（每100克）

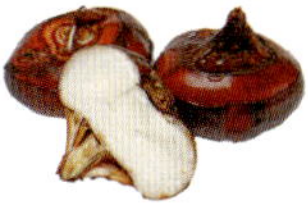

热量	61千卡
蛋白质	1.2克
脂肪	0.2克
碳水化合物	14.2克
膳食纤维	1.1克
钙	4毫克

蒲菜 营养成分（每100克）

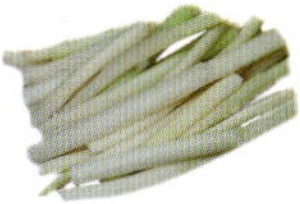

热量	14千卡
蛋白质	1.2克
脂肪	0.1克
碳水化合物	2.4克
膳食纤维	0.9克
钙	53毫克

菱角 营养成分（每100克）

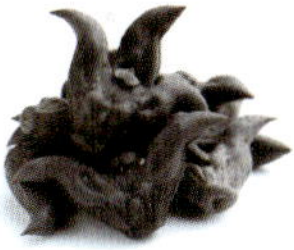

热量	101千卡
蛋白质	4.5克
脂肪	0.1克
碳水化合物	21.4克
膳食纤维	1.7克
钙	7毫克

水芹菜 营养成分（每100克）

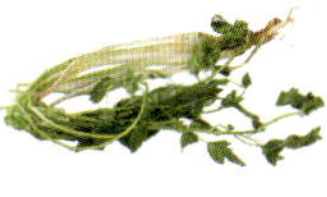

热量	13千卡
蛋白质	1.4克
脂肪	0.2克
碳水化合物	1.8克
膳食纤维	0.9克
维生素C	5毫克

山药

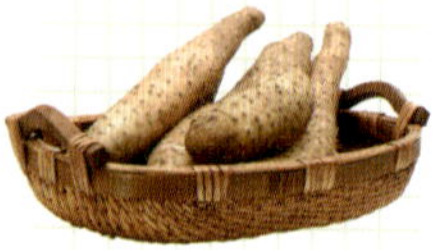

【别名】

薯蓣、山芋、诸薯、薯药、淮山

【每餐适用量】

100~200 克

选购 肥厚、横切面雪白；表皮光滑不干枯、无根须。

保存 未切开，可存放在阴凉通风处；或削皮后切块，分袋包装，放在冰箱保鲜。

营养成分表（可食部100克）

热量	57千卡	胡萝卜素	20微克	钙	16毫克
蛋白质	1.9克	维生素B_1	0.05毫克	磷	34毫克
脂肪	0.2克	维生素B_2	0.02毫克	钾	213毫克
碳水化合物	12.4克	烟酸	0.3毫克	镁	20毫克
膳食纤维	0.8克	维生素C	5毫克	铁	0.3毫克
维生素A	3微克	维生素E	0.24毫克	锌	0.27毫克

营养价值

含淀粉酶、多酚氧化酶等，利于脾胃消化吸收；含多种营养素，有强健机体、滋肾益精的作用；还含粘液蛋白、维生素及微量元素，能降低血糖、预防心血疾病、益志安神、延年益寿等。

适宜人群

糖尿病患者、腹胀、病后虚弱者、慢性肾炎患者、长期腹泻者。

Good Food

相宜食物搭配及功效

红枣

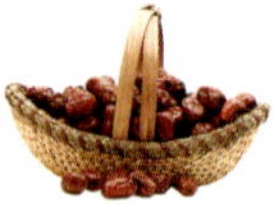

补血养颜

芝麻

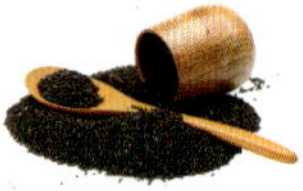

预防骨质疏松

Bad Food

相克食物搭配及后果

鲫鱼

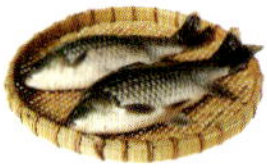

引起腹痛

甘遂

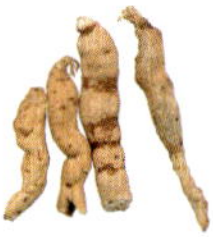

引起身体不适

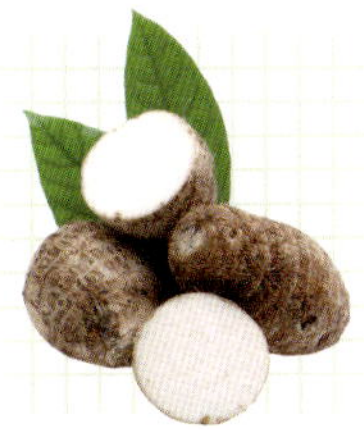

芋头

【别名】
里芋、香芋、芋艿、毛芋

【每餐适用量】
30~50 克

选购 结实、没有斑点、体型匀称、肉质细白为佳。

保存 通风处保存 3~5 天，不低于 7℃保存，避免冻伤。

营养成分表（可食部100克）

热量	81千卡	胡萝卜素	160微克	钙	36毫克
蛋白质	2.2克	维生素B_1	0.06毫克	磷	55毫克
脂肪	0.2克	维生素B_2	0.05毫克	钾	378毫克
碳水化合物	18.1克	烟酸	0.7毫克	镁	23毫克
膳食纤维	1克	维生素C	6毫克	铁	1毫克
维生素A	27微克	维生素E	0.45毫克	锌	0.49毫克

营养价值

富含蛋白质、矿物质、胡萝卜素、多种维生素、皂角甙等多种成分，其中氟的含量较高，具有洁齿防龋、保护牙齿的作用。还含一种黏液蛋白，人体吸收后能产生免疫球蛋白，可提高机体的抵抗力。芋头还有美容乌发、补中益气的作用。

适宜人群

一般人均可食用。特别适合身体虚弱者食用。

Good Food 相宜食物搭配及功效

红枣

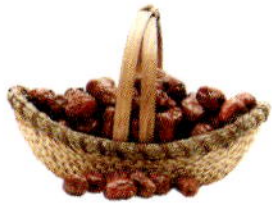

补血养颜

牛肉

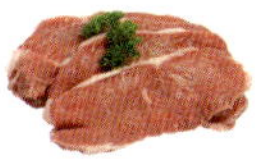

防治食欲不振

Bad Food 相克食物搭配及后果

香蕉

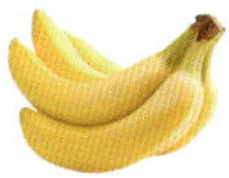

引起胃不适，感觉胀痛

参薯

营养成分（每100克）

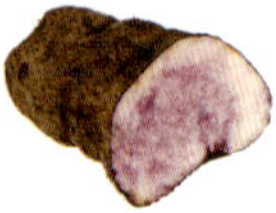

热量	108千卡
蛋白质	2.1克
脂肪	0.2克
碳水化合物	24.9克
膳食纤维	1.1克
钙	10毫克

豆薯

营养成分（每100克）

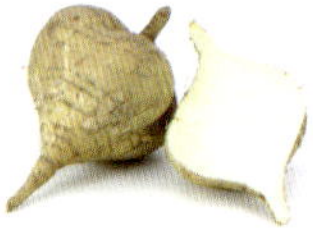

热量	57千卡
蛋白质	0.9克
脂肪	0.1克
碳水化合物	13.4克
膳食纤维	0.8克
钙	21毫克

葛

（粉葛）

营养成分（每100克）

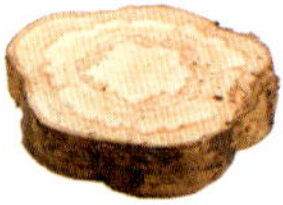

热量	150千卡
蛋白质	2.2克
脂肪	0.2克
碳水化合物	36.1克
膳食纤维	2.4克
维生素C	24毫克

槟榔芋

营养成分（每100克）

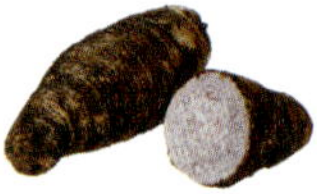

热量	90千卡
蛋白质	3克
脂肪	0.1克
碳水化合物	19.7克
膳食纤维	1.1克
钙	45毫克

山药

（干）

营养成分（每100克）

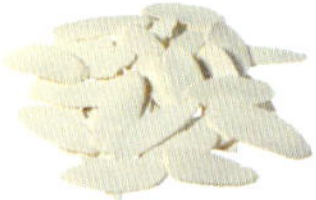

热量	327千卡
蛋白质	9.4克
脂肪	1.0克
碳水化合物	70.8克
膳食纤维	1.4克
钙	62毫克

洋姜

营养成分（每100克）

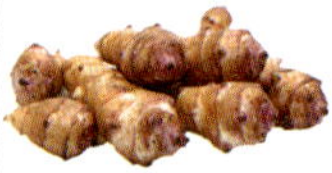

热量	64千卡
蛋白质	2.4克
脂肪	0克
碳水化合物	15.8克
膳食纤维	4.3克
钙	23毫克

姜

（黄姜）

营养成分（每100克）

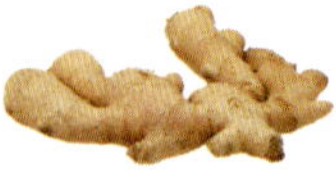

热量	46千卡
蛋白质	1.3克
脂肪	0.6克
碳水化合物	10.3克
膳食纤维	2.7克
钙	27毫克

姜

（子姜）

营养成分（每100克）

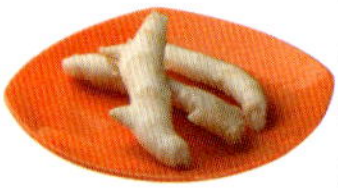

热量	21千卡
蛋白质	0.7克
脂肪	0.6克
碳水化合物	3.7克
膳食纤维	0.9克
钙	9毫克

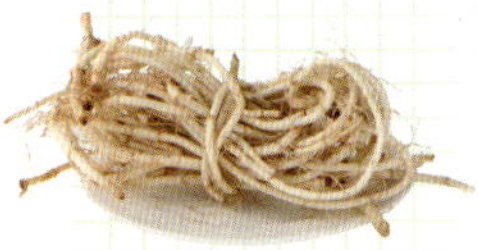

鱼腥草

【别名】
臭菜、鱼鳞草、苓草

【每餐适用量】
10~30克

选购 以叶多、色绿、有花穗、鱼腥气浓者为佳。

保存 洒水活用水盆泡着，可保鲜3~5天。

营养成分表（可食部100克）

水分	86.4克	维生素C	70毫克	钠	2.6毫克
碳水化合物	0.3克	维生素E	0毫克	镁	1毫克
膳食纤维	0.3克	钙	123毫克	铁	9.8毫克
维生素A	575微克	磷	38毫克	锌	0.99毫克
胡萝卜素	34微克	钾	718毫克	铜	0.51毫克

营养价值

含挥发油、鱼腥草素（癸酰乙醛）等多种成分，对各种致病杆菌、球菌、流感病毒、钩端螺旋体等有抑制抗菌作用，并能提高人体免疫功能。

适宜人群

适宜流行性感冒患者、经常便秘、脾胃湿热、脘腹胀满、恶心呕吐、不思饮食者。

Good Food 相宜食物搭配及功效

母鸡肉

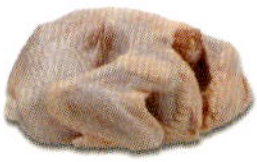

用于肺痈、水肿等

猪肺

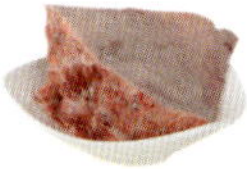

作为咳嗽的辅助治疗

芹菜

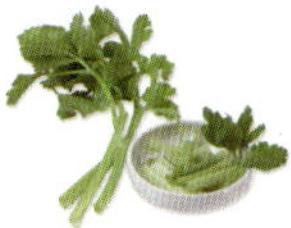

清热润燥、利大小便

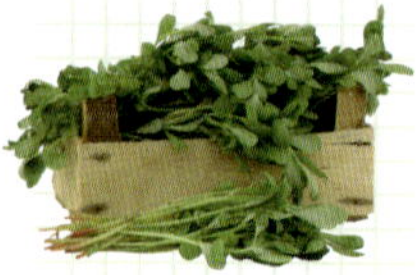

马齿苋

【别名】
长寿菜、酸米菜、马齿菜、五行草

【每餐适用量】
60克

选购 叶片厚实、水分充足、鲜嫩肥厚多汁为佳。

保存 用保鲜袋密封，放冰箱保鲜。

营养成分表（可食部100克）

能量	28克	膳食纤维	0.7克	烟酸	0.7毫克
水分	92克	维生素A	371微克	维生素C	23毫克
蛋白质	2.3克	胡萝卜素	2230微克	钙	85毫克
脂肪	0.5克	维生素B_1	0.03毫克	磷	56毫克
碳水化合物	3.9克	维生素B_2	0.11毫克	铁	1.5毫克

营养价值

富含SL3脂肪酸及维生素A样物质。SL3脂肪酸是脑细胞膜与眼细胞膜所必需的物质；维生素A样物质能增强视网膜感光性能，也参与体内氧化过程。还有消炎杀菌、防治心脏病等作用。

适宜人群

肠炎、痢疾、尿血、尿道炎、湿疹、皮炎、赤白带下、痔疮等患者。

Good Food 相宜食物搭配及功效

绿豆

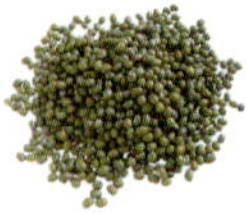

消暑解渴、止痢

蜂蜜

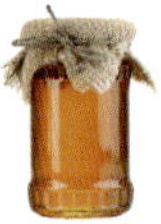

治疗痢疾

Bad Food 相克食物搭配及后果

黄瓜

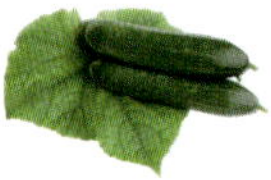

破坏维生素C

茼蒿

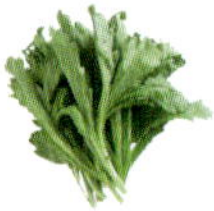

减少钙、铁的吸收

马兰头

营养成分（每100克）

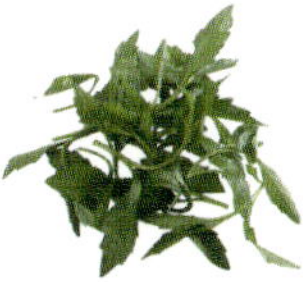

热量	28千卡
蛋白质	2.4克
脂肪	0.4克
碳水化合物	4.6克
膳食纤维	1.6克
钙	67毫克

地肤

营养成分（每100克）

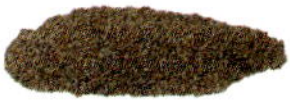

热量	79.0千卡
蛋白质	5.2克
脂肪	0.8克
碳水化合物	10.4克
膳食纤维	2.2克
钙	281毫克

香椿

营养成分（每100克）

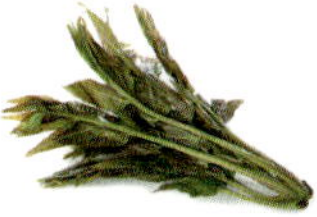

热量	50千卡
蛋白质	1.7克
脂肪	0.4克
碳水化合物	10.9克
膳食纤维	1.8克
钙	96毫克

朝鲜蓟

营养成分（每100克）

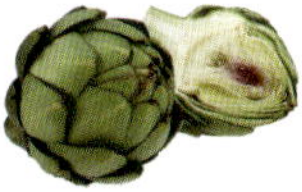

热量	54千卡
蛋白质	2.7克
脂肪	0.2克
碳水化合物	10.9克
膳食纤维	1.1克
钙	255毫克

香茅

营养成分（每100克）

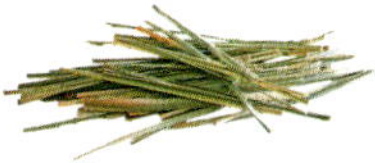

维生素A	500微克
胡萝卜素	3000微克
膳食纤维	0.4克
维生素C	46毫克
钙	120毫克
铁	6.0毫克

夏枯草

营养成分（每100克）

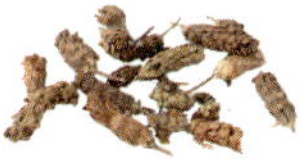

热量	63千卡
蛋白质	2.5克
脂肪	0.7克
碳水化合物	12.7克
膳食纤维	1.9克
维生素C	28毫克

罗勒

营养成分（每100克）

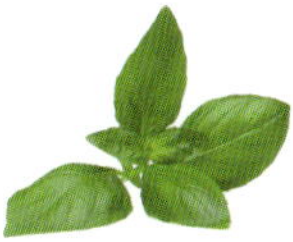

热量	26千卡
蛋白质	3.8克
脂肪	0克
碳水化合物	4.6克
膳食纤维	3.9克
钙	285毫克

白薯叶

营养成分（每100克）

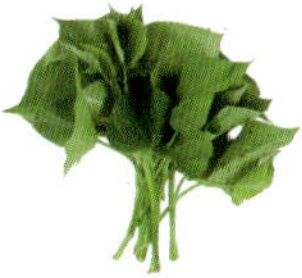

热量	60千卡
蛋白质	4.8克
脂肪	0.7克
碳水化合物	9.0克
膳食纤维	1.0克
钙	174毫克

牛至

营养成分（每 100 克）

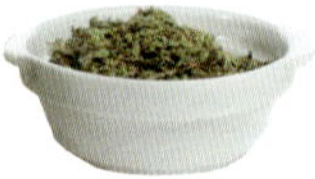

维生素 A	685 微克
胡萝卜素	4110 微克
膳食纤维	0.4 克
钙	218 毫克
铁	10.7 毫克
锌	0.89 毫克

野菊

营养成分（每 100 克）

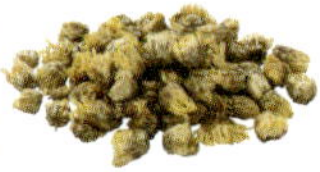

热量	47 千卡
蛋白质	3.2 克
脂肪	0.5 克
碳水化合物	9.0 克
膳食纤维	3.4 克
钙	178 毫克

茵陈蒿

营养成分（每 100 克）

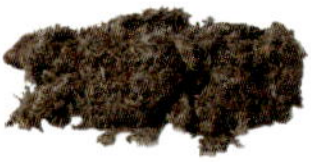

热量	65 千卡
蛋白质	5.6 克
脂肪	0.4 克
碳水化合物	12.0 克
膳食纤维	4.4 克
钙	257 毫克

野苋菜

营养成分（每 100 克）

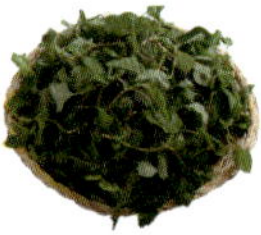

热量	62 千卡
蛋白质	5.5 克
脂肪	0.6 克
碳水化合物	9.5 克
膳食纤维	1.6 克
钙	610 毫克

酢浆草

营养成分（每 100 克）

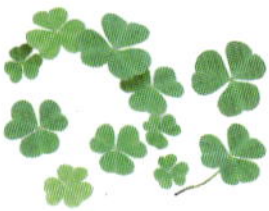

热量	67 千卡
蛋白质	3.1 克
脂肪	0.5 克
碳水化合物	12.4 克
水分	84 克
钙	27 毫克

苜蓿

营养成分（每 100 克）

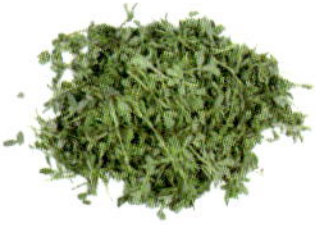

热量	64 千卡
蛋白质	3.9 克
脂肪	1.0 克
碳水化合物	10.9 克
膳食纤维	2.1 克
钙	713 毫克

蒌蒿

营养成分（每 100 克）

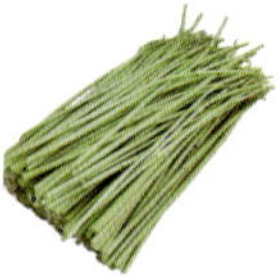

热量	57 千卡
蛋白质	3.7 克
脂肪	0.7 克
碳水化合物	9.0 克
膳食纤维	0 克
钙	17 毫克

蕨菜

营养成分（每 100 克）

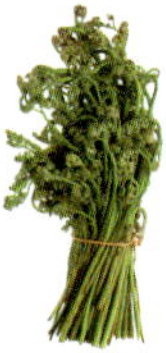

热量	42 千卡
蛋白质	1.6 克
脂肪	0.4 克
碳水化合物	9.0 克
膳食纤维	1.8 克
钙	17 毫克

食物名称	能量（克）	蛋白质（克）	脂肪（克）	碳水化合物（克）	膳食纤维（克）	钙（毫克）	铁（毫克）	锌（毫克）
败酱（胭脂麻）	69	1.5	1.0	17.3	7.5	235	3.6	1.02
达乌里胡枝子	117	7.0	1.0	23.1	6.0	300	—	—
大车前	49	4.4	0.3	8.8	3.1	443	21.9	—
槐花	82	3.1	0.7	17.0	2.2	83	3.6	—
黄麻叶	42	4.7	0.3	5.8	1.2	208	4.8	—
爬景天（石头菜）	21	0.6	0.7	3.5	0.9	260	3.5	—
苦苦菜	42	2.5	0.9	6.8	1.8	—	—	—
清明菜	49	3.1	0.6	8.9	2.1	218	7.4	—
食用大黄	9	1.6	—	1.5	1.5	107	0.9	0.16
汤菜	24	1.8	0.5	3.4	0.8	131	5.8	0.12

食物名称	能量（克）	蛋白质（克）	脂肪（克）	碳水化合物（克）	膳食纤维（克）	钙（毫克）	铁（毫克）	锌（毫克）
白莎蒿	56	4.3	0.9	8.5	1.9	44	3.1	0.21
刺儿菜	42	4.5	0.4	5.9	1.8	252	2.3	0.24
土三七	48	2.1	0.7	9.0	1.5	315	3.2	—
鸭拓草	34	2.8	0.3	5.7	1.2	206	5.4	—
野葱	36	2.7	0.2	6.7	1.5	279	4.1	—
野蒜	34	1.0	0.4	7.7	2.2	89	1.2	0.50
苜蓿籽	359	36.4	8.7	39.9	12.4	713	9.7	2.01
榆钱	45	4.8	0.4	7.6	4.3	62	7.9	3.27
荞菜	13	0.7	0.2	2.7	1.2	89	1.1	0.42
枸杞菜	47	5.6	1.1	4.5	1.6	36	2.4	0.21

食物名称	能量（克）	蛋白质（克）	脂肪（克）	碳水化合物（克）	膳食纤维（克）	钙（毫克）	铁（毫克）	锌（毫克）
艾蒿	—	—	—	3.6	3.6	137	7.7	0.78
白花菜	—	—	—	0	0	26	0.6	0.18
扁蓄菜	75	6.0	0.6	12.4	2.1	50	—	—
大蓟叶	38	1.5	1.4	5.5	1.4	—	—	—
大巢菜	63	3.8	0.5	13.6	5.5	270	—	—
地笋	69	4.3	0.7	13.7	4.7	297	4.4	0.93
胡枝子	138	5.3	2.2	29.6	10.5	—	—	—
碱蓬	33	2.8	0.3	5.2	0.9	480	8.3	—
麦瓶草	38	4.5	0.5	4.4	1.0	153	4.5	—
婆罗门参（白）	—	—	—	0.3	61	5.1	0.48	0.21

食物名称	能量（克）	蛋白质（克）	脂肪（克）	碳水化合物（克）	膳食纤维（克）	钙（毫克）	铁（毫克）	锌（毫克）
蒲公英叶	53	4.8	1.1	7.0	2.1	216	4.0	0.35
掐不齐	110	6.1	1.4	23.6	10.5	—	—	—
球茎茴香	—	—	—	—	0.3	71	0.9	0.37
沙参叶	93	0.8	1.6	21.6	5.4	585	—	—
沙蓬子	349	21.5	8.1	50.6	6.3	686	57.1	—
山苦荬叶	33	2.2	0.4	5.6	0.8	150	5.2	—
食用黄麻	—	—	—	—	0.3	398	4.1	0.69
歪头菜	74	2.5	0.3	17.9	5.4	298	—	—
梧桐子	560	23.6	38.8	30.1	2.2	—	—	—
小旋花	60	—	0.5	15.4	3.1	422	10.1	—

HOMONEMEAE

菌藻类

菌类和藻类是不同的类别，均不同于一般的动植物性食物，由于都含丰富的蛋白质，习惯上放在一起。食用菌包括蘑菇、平菇、香菇、木耳等，营养丰富，具有高蛋白、低脂肪的特点。海藻类系海洋生或海边生植物，富含蛋白质和维生素 B 类，可用做食品的藻类有 100 多种。本节只提供了少量的数据。

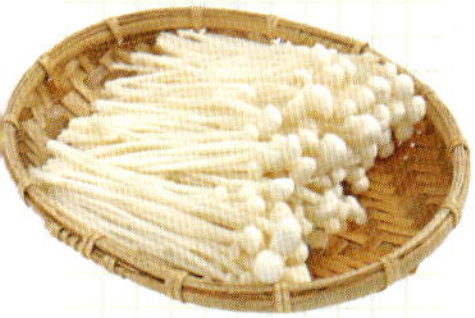

金针菇

【别名】

朴菰、构菌、金菇、智力菇

【每餐适用量】

20~30 克

选购 以未开伞、鲜嫩、菌柄约 15 厘米，均匀整齐，无褐根，根部少粘连为佳。

保存 剪掉根部放入淡盐水中浸泡，沥干放冰箱保存。

营养成分表（可食部100克）

热量	32千卡	胡萝卜素	30微克	钠	4.3毫克
蛋白质	2.4克	烟酸	0.6毫克	镁	17毫克
脂肪	0.4克	维生素C	2毫克	铁	1.4毫克
碳水化合物	6.0克	维生素E	1.14毫克	锌	0.39毫克
膳食纤维	2.7克	磷	97毫克		
维生素A	5微克	钾	195毫克		

营养价值

金针菇具有热量低、高蛋白、低脂肪、多糖、多种维生素的营养特点。氨基酸的含量非常丰富，高于一般菇类，尤其是赖氨酸的含量特别高，赖氨酸具有促进儿童智力发育的功能。还有促进新陈代谢、降血脂、抗疲劳和预防过敏等功效。

适宜人群

一般人群均可食用。适合气血不足、营养不良的老人、儿童、癌症患者、肝脏病及胃肠道溃疡、心脑血管疾病患者食用。

Good Food 相宜食物搭配及功效

芹菜

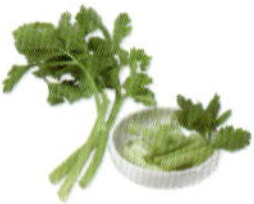

抗秋燥

西兰花

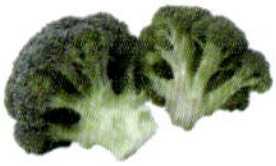

增强免疫力

鸡肉

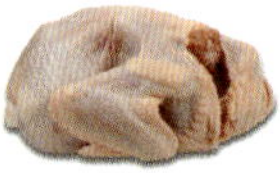

健脑益智

猪肝

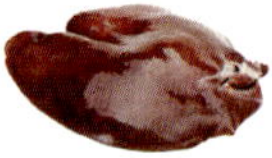

补气益血

Bad Food 相克食物搭配及后果

驴肉

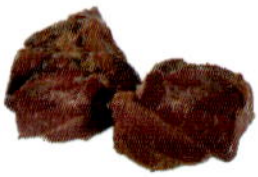

心痛

牛奶

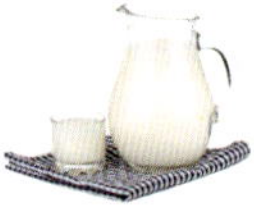

消化不良

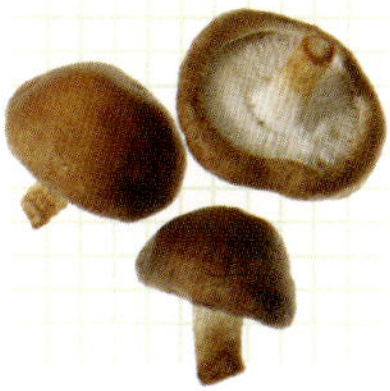

香菇

【别名】
冬菇、香菌花菇、香蕈、香菰

【每餐适用量】
20~30克

选购 用手按压住菇伞，然后边放松边闻，以香味纯正、伞背黄色或白色为佳。

保存 用透气膜包装后，置于冰箱冷藏。

营养成分表（可食部100克）

热量	26千卡	胡萝卜素	0微克	钾	20毫克
蛋白质	2.2克	烟酸	2.0毫克	钠	1.4毫克
脂肪	0.3克	维生素C	1毫克	镁	11毫克
碳水化合物	5.2克	维生素E	0毫克	铁	0.3毫克
膳食纤维	3.3克	钙	2毫克	锌	0.66毫克
维生素A	0微克	磷	53毫克		

营养价值

富含碳水化合物、钙、磷、铁、维生素、烟酸以及蛋白质类物质，并含香菇多糖、天门冬素等多种活性物质。有提高机体免疫力、延缓衰老、防癌抗癌、降血压、降血脂和降胆固醇等功效。

适宜人群

一般人群均可食用。

Good Food 相宜食物搭配及功效

油菜

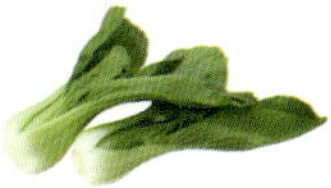

提高免疫

牛肉

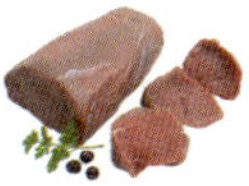

补气养血

Bad Food 相克食物搭配及后果

野鸡

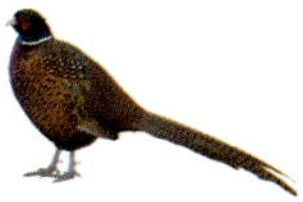

引发痔疮

螃蟹

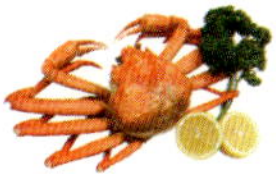

引起结石

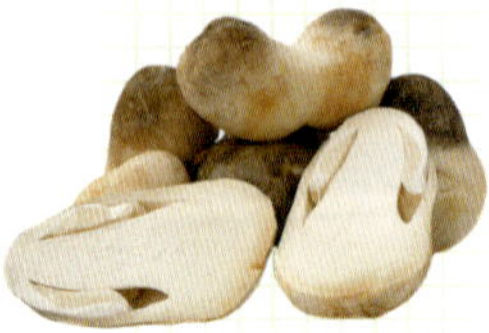

草菇

【别名】

稻草菇、秆菇、麻菇、兰花菇

【每餐适用量】

30~90 克

选购 颜色黑白分明；形态呈卵球形；手感坚实，不松软为佳。

保存 用透气膜包装后，置于冰箱冷藏。

营养成分表（可食部100克）

热量	27千卡	维生素A	0微克	磷	33毫克
水分	92.3克	胡萝卜素	0微克	钾	179毫克
蛋白质	2.7克	烟酸	8.0毫克	钠	73.0毫克
脂肪	0.2克	维生素C	0毫克	镁	21毫克
碳水化合物	4.3克	维生素E	0.40毫克	铁	1.3毫克
膳食纤维	1.6克	钙	17毫克	锌	0.60毫克

营养价值

维生素C含量在菇类中最高，同时含各种氨基酸，可减少胆固醇的积累，有降低血压、保肝健胃和增加对传染病的抵抗力的作用。还含一种抑制癌细胞生长的葡聚糖，是极佳的抗癌食物。

适宜人群

一般人群均可食用。尤适宜糖尿病患者。

Good Food 相宜食物搭配及功效

猪肉

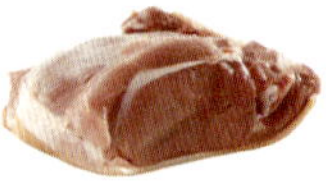

补脾益气

豆腐

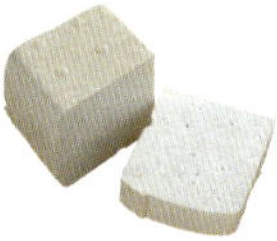

益气补虚

Bad Food 相克食物搭配及后果

驴肉

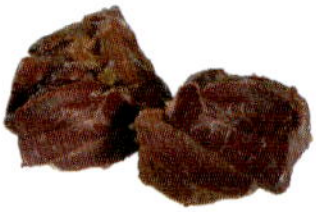

引发心绞痛

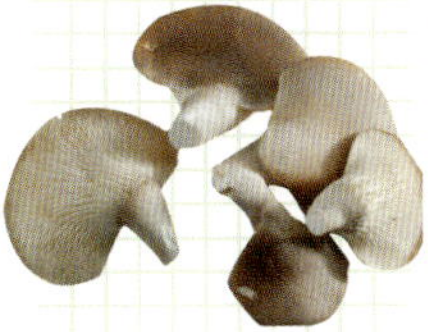

鲍鱼菇

【别名】

台湾平菇、北风菌

【每餐适用量】

30~50 克

选购 菇面大，菇柄粗短，灰色或淡褐色，完整不破碎，新鲜洁净无杂质为佳。

保存 装在纸袋或盖上布的盘子里，放在冰箱中保鲜。

营养成分表（可食部100克）

热量	27千卡	膳食纤维	1.8克	钾	350毫克
水分	91.4克	维生素B_1	0.02毫克	铜	1.0毫克
蛋白质	3.5克	维生素B_2	0.3毫克	铁	1.0毫克
脂肪	0.4克	维生素B_6	0.02毫克		
碳水化合物	3.8克	钙	6.0毫克		

营养价值

含大量蛋白质和多种维生素、醣类和矿物质，常食可强化体质、降低血压与胆固醇。子实体中还含有抗肿瘤细胞多糖体，能提高机体的免疫力，对肿瘤细胞有强的抑制作用。

适宜人群

出现头晕乏力、耳鸣眼花，皮肤和指甲苍白，骨质疏松、心悸者；夜盲症，长粉刺、疖疮者等。

Good Food

相宜食物搭配及功效

山药

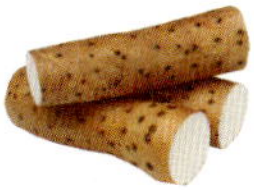

强健脾胃

牛肉

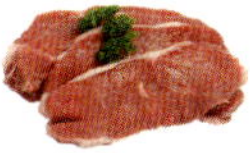

强健身体、促进生长

黄瓜

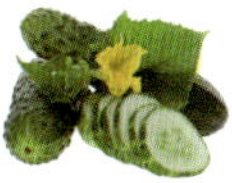

减肥排毒、抗衰老

猪骨

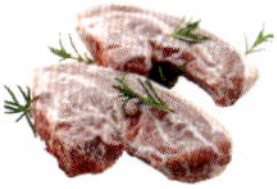

润肺养肾

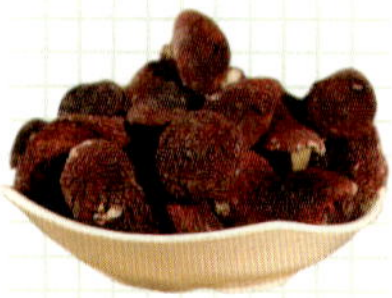

大红菇（干）

【别名】

正红菇、红菇、红椎菌、大朱菇

【每餐适用量】

5~6朵

选购 红色、鲜或暗紫红色，菌肉白色，真红菇菌盖宽5到12厘米，初扁球形后平展中部下凹，不粘为佳。

保存 放置阴凉干爽处。

营养成分表（可食部100克）

热量	263千卡	维生素A	13微克	磷	523毫克
水分	15.5克	胡萝卜素	80微克	钾	228毫克
蛋白质	24.4克	烟酸	19.5毫克	钠	1.7毫克
脂肪	2.8克	维生素C	2毫克	镁	30毫克
碳水化合物	50.9克	维生素E	0毫克	铁	7.5毫克
膳食纤维	31.6克	钙	1.0毫克	锌	3.50毫克

营养价值 营养丰富，含其他食品中稀少的尼克酸和微量元素。还含人体必需的多种氨基酸等，有滋阴、补肾、润肺、活血、健脑、养颜功效，常食能强身健体、延年益寿。特含多糖抗癌物质，有利血液循环，降低血液中的胆固醇、抑制癌细胞转移。

适宜人群 儿童、孕妇、贫血、免疫力低下、癌症患者等。

Good Food 相宜食物搭配及功效

鸭肉

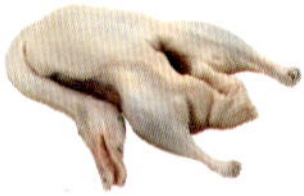

补血

猪骨

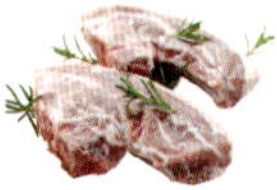

消除孕妇水肿

土豆

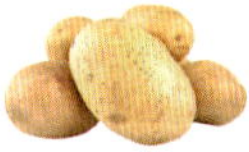

降血压血脂

猪里脊肉

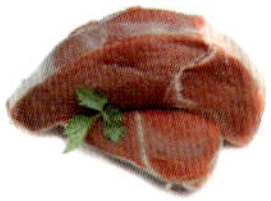

强身健体

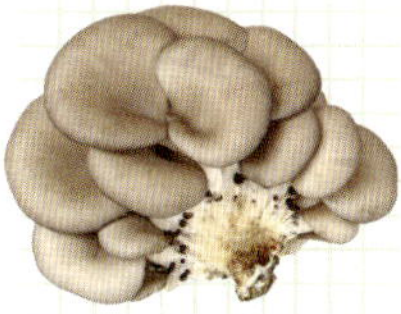

秀珍菇

【别名】
凤尾菇、平菇、侧菇

【每餐适用量】
30~50 克

选购 呈浅褐色、菌伞完整、较厚、裂口少、菌柄短较佳。

保存 低温透气保存，或真空油炸制成食品保存。

营养成分表（可食部100克）

热量	25千卡	膳食纤维	2.9克	钾	260毫克
水分	92.8克	维生素B_1	0.02毫克	铁	0.8毫克
蛋白质	2.2克	维生素B_2	0.08毫克	锌	0.7毫克
脂肪	0.4克	维生素B_6	0.02毫克		
碳水化合物	4.0克	钙	1.0毫克		

营养价值

营养成分高，其中果糖体有抗肿瘤的成效，且对肿瘤细胞有抑制作用，具有免疫特性。还含激素和菇类核糖核酸，能舒经活络，促进人体新陈代谢，改善虚弱体质，抑制各种发炎症状。

适宜人群

适合一般人群食用。

Good Food 相宜食物搭配及功效

番茄

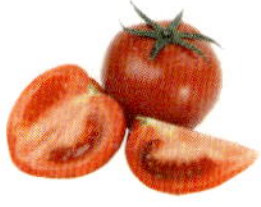

增强免疫力

牛肉

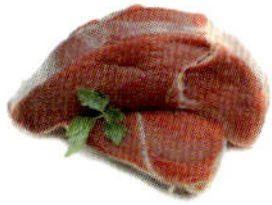

健脾养胃

Bad Food 相克食物搭配及后果

酒

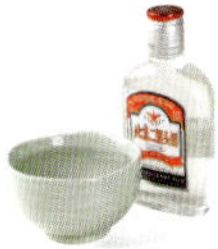

易引起呕吐

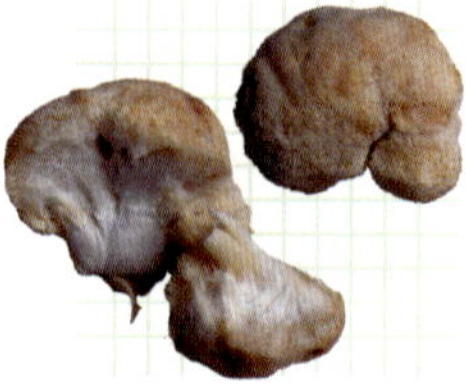

猴头菇

【别名】
猴头菌、刺猬菌、花菜菌、山伏菌

【每餐适用量】
干品约20克

选购 呈白色，形体完整无缺、茸毛齐全、体大、色泽金黄色者为好。

保存 鲜品宜低温保存，干品则阴凉干燥保存。

营养成分表（可食部100克）

热量	27千卡	膳食纤维	2.6克	钙	3.0毫克
水分	92克	维生素B_1	4毫克	钾	310毫克
蛋白质	2.0克	维生素B_2	0.26毫克	铁	0.5毫克
脂肪	0.4克	维生素B_6	0.02毫克	锌	0.4毫克
碳水化合物	4.8克				

营养价值 传统的珍贵美食，能温润五脏、改善消化不良、滋补身体机能。同时还含多种多糖类物质，对癌细胞有抑制作用，可用于消化系统的肿瘤治疗，改善食道癌、胃癌、十二指肠癌的症状。

适宜人群 心血管疾病、消化系统疾病和患有咳嗽的人。

Good Food 相宜食物搭配及功效

白术

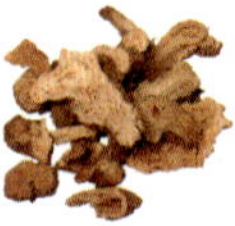

活血滋补

银耳

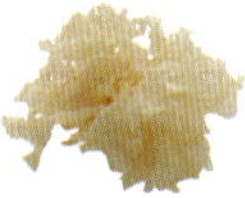

有助睡眠

Bad Food 相克食物搭配及后果

野鸡肉

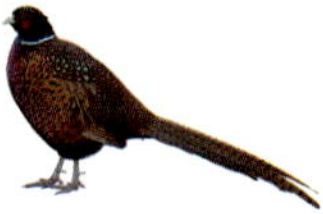

易导致出血

田螺

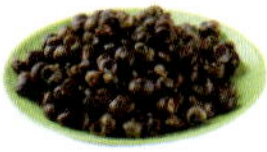

易伤肠胃

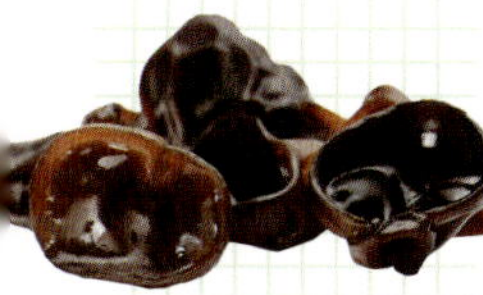

木耳

【别名】
黑木耳、云耳、桑耳、松耳

【每餐适用量】
5克，泡发50克

选购 朵大适中，朵面乌黑无光泽，朵背略呈灰白色为佳。

保存 注意防潮，最好用塑胶袋装好，封严。

营养成分表（可食部100克）

热量	27千卡	维生素A	3微克	磷	12毫克
水分	91.8克	胡萝卜素	20微克	钾	52毫克
蛋白质	1.5克	烟酸	0.2毫克	钠	8.5毫克
脂肪	0.2克	维生素C	1毫克	镁	57毫克
碳水化合物	6.0克	维生素E	7.51毫克	铁	5.5毫克
膳食纤维	2.6克	钙	34毫克	锌	0.53毫克

营养价值

含丰富的植物蛋白、食物纤维、铁质及多种有益元素，有抗胆固醇、脂蛋白的功能，改善高血压，促进肠胃蠕动，改善痔疮、静脉曲张等作用。

适宜人群

心脑血管疾病、结石症患者，缺铁人士、矿工、冶金工人、纺织工、理发师等。

Good Food 相宜食物搭配及功效

竹笋

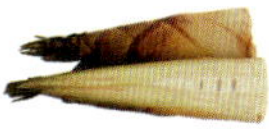

清热泻火

海蜇

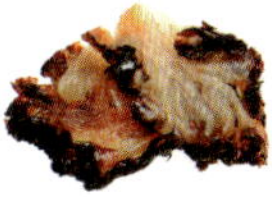

皮润肠美肤

Bad Food 相克食物搭配及后果

白萝卜

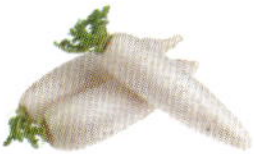

引发皮炎

田螺

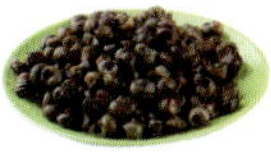

引发中毒

银耳

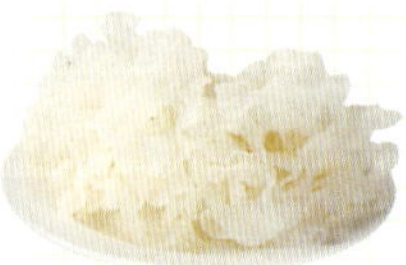

【别名】

白木耳、雪耳、银耳子、白耳子

【每餐适用量】

10克

选购 呈白色或米黄色，蒂头无黑斑和杂质，干燥无异味为佳。

保存 于通风、透气、干燥、阴凉处避光保存。

营养成分表（可食部100克）

热量	200千卡	胡萝卜素	50微克	钾	1588毫克
蛋白质	10克	烟酸	5.3毫克	钠	82.1毫克
脂肪	1.4克	维生素C	0毫克	镁	54毫克
碳水化合物	67.3克	维生素E	1.26毫克	铁	4.1毫克
膳食纤维	30.4克	钙	36毫克	锌	3.03毫克
维生素A	8微克	磷	369毫克		

营养价值 富含维生素D，能防止钙的流失；人体所必需的氨基酸中的3/4银耳都能提供；还含多种矿物质和膳食纤维，有清热健胃、美容祛斑减肥的功效。同时含海藻糖、多缩戊糖、甘露糖醇等肝糖，具有扶正强壮的作用，是一种高级滋养补品。

适宜人群 慢性支气管炎、肺原性心脏病、阴火虚旺患者。

Good Food **相宜食物搭配及功效**

Bad Food **相克食物搭配及后果**

莲子

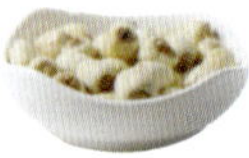

滋阴润肺

木瓜

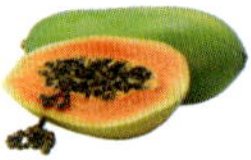

美容美体

菠菜

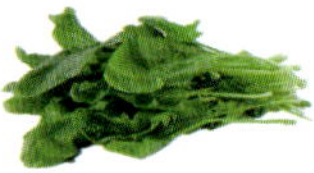

破坏维生素C

蛋黄

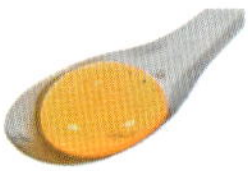

不利于消化

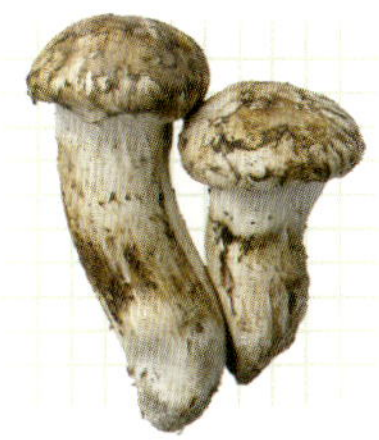

松蘑

【别名】

松菇、松蕈、松口蘑、松茸

【每餐适用量】

15克

选购 菌伞半球形，具黄褐色的纤毛状鳞片，表面干燥，菌肉白色而厚为佳。

保存 宜尽快使用，或密封冷藏保鲜。

营养成分表（可食部100克）

热量	23千卡	膳食纤维	4.7克	镁	40毫克
水分	88.3克	维生素B_1	0.10毫克	铁	1.3毫克
蛋白质	2克	维生素B_2	0.10毫克	铜	0.24毫克
脂肪	0.5克	维生素B_6	0.15毫克		
碳水化合物	8.2克	钾	410毫克		

营养价值 味道清甜，营养丰富，对健康十分有益。含丰富的膳食纤维，可促进消化，增进食欲，有利排便；含铬和多元醇，所含的抗氧化矿物质还可以抗肉瘤。因此，它在健胃、防病、抗癌、治糖尿病方面有辅助治疗作用，还有防止过早衰老的功效。

适宜人群 糖尿病患者、电脑工作者、妇女、癌症患者。

Good Food 相宜食物搭配及功效

鹌鹑

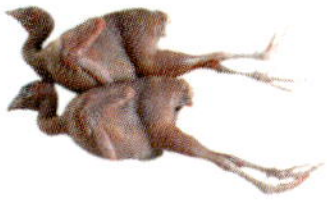

营养丰富

茶树菇

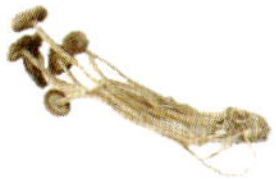

增强免疫

Bad Food 相克食物搭配及后果

酱油

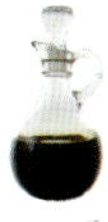

影响菌香和口感

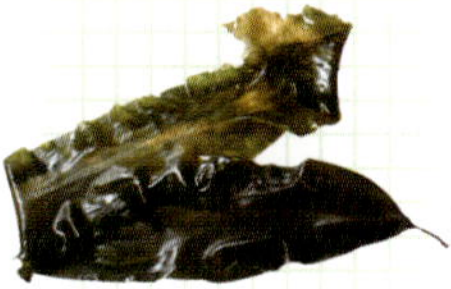

海带

【别名】

昆布、江白菜、海昆布、海带菜

【每餐适用量】

30克

选购 表面有白色粉末，叶宽厚、色浓绿或紫中微黄、无枯黄叶为佳。

保存 密封，放在通风干燥处，可以保存很长时间。

营养成分表（可食部100克）

热量	13千卡	维生素A	0微克	磷	22毫克
水分	94.4克	胡萝卜素	0微克	钾	246毫克
蛋白质	1.2克	烟酸	1.3毫克	钠	8.6毫克
脂肪	0.1克	维生素C	0毫克	镁	25毫克
碳水化合物	2.1克	维生素E	1.85毫克	铁	0.9毫克
膳食纤维	0.5克	钙	46毫克	锌	0.16毫克

营养价值 富含碘，可促进血液脂肪代谢和治疗缺碘引起甲状腺机能症状。维生素、粗蛋白、糖、钙、铁含量很高，有利尿消肿、防治富贵病、防癌抗癌和帮助女性恢复卵巢功能、降低乳腺增生的功效。

适宜人群 缺碘、甲状腺肿大、高血压、高血脂、冠心病、糖尿病、动脉硬化、骨质疏松和神经衰弱者等。

Good Food 相宜食物搭配及功效

芝麻

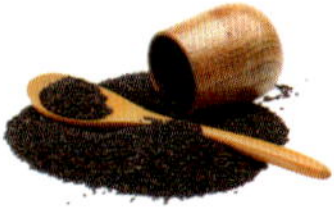

净化血液、降低胆固醇

豆腐

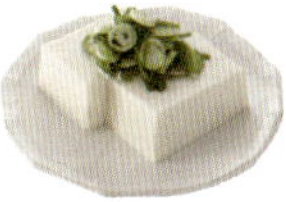

预防碘缺乏

Bad Food 相克食物搭配及后果

猪血

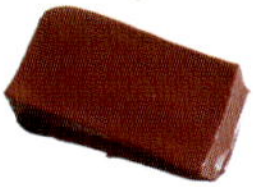

引发便秘

柿子

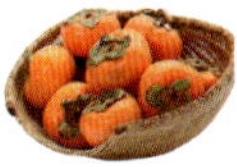

肠胃不适

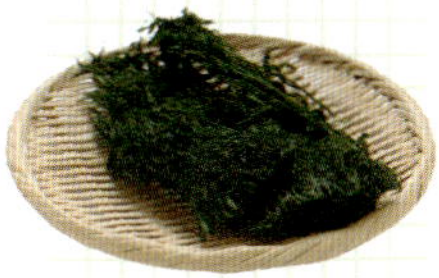

紫菜（干）

【别名】

索菜、子菜、甘紫菜、海苔

【每餐适用量】

30克

选购 以色泽紫红、无泥沙杂质、干燥为佳。

保存 装入黑色食品袋置于低温干燥处，或放入冰箱中保鲜。

营养成分表（可食部100克）

热量	250千卡	维生素A	228微克	磷	350毫克
水分	12.7克	胡萝卜素	1370微克	钾	1796毫克
蛋白质	26.7克	烟酸	7.3毫克	钠	710.5毫克
脂肪	1.1克	维生素C	2毫克	镁	105毫克
碳水化合物	44.1克	维生素E	1.82毫克	铁	54.9毫克
膳食纤维	21.6克	钙	264毫克	锌	2.47毫克

营养价值

含大量的钙、磷、铁、碘、维生素和粗纤维以及维生素V，可改善肠胃机能，治疗胃溃疡、便秘和预防贫血。可消除动脉硬化并降低血压，还含丰富的胆碱，能增强记忆力，并改善记忆力衰退。

适宜人群

甲状腺肿大、水肿、咳嗽、淋病、脚气、高血压、肺病初期、心血管病和各类肿块增生者。

Good Food 相宜食物搭配及功效

鸡蛋

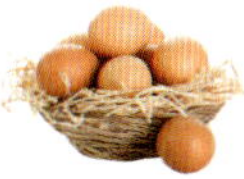

有利于营养素的吸收

白萝卜

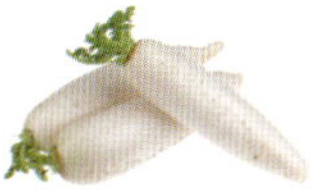

清肺热、治咳嗽

Bad Food 相克食物搭配及后果

柿子

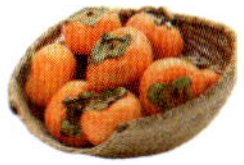

影响钙的吸收

黄蘑
（水发）

营养成分（每 100 克）

热量	30 千卡
蛋白质	4.3 克
脂肪	0.4 克
碳水化合物	4.8 克
膳食纤维	4.8 克
钙	3 毫克

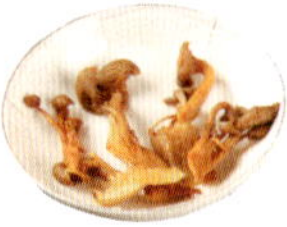

冬菇
（干）

营养成分（每 100 克）

热量	277 千卡
蛋白质	17.8 克
脂肪	1.3 克
碳水化合物	64.6 克
膳食纤维	32.3 克
钙	55 毫克

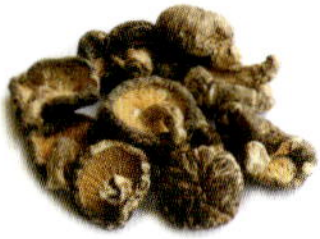

口蘑
（白蘑）

营养成分（每 100 克）

热量	277 千卡
蛋白质	38.7 克
脂肪	3.3 克
碳水化合物	31.6 克
膳食纤维	17.2 克
钙	169 毫克

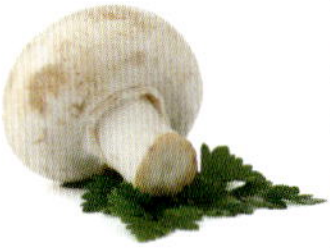

黄蘑
（干）

营养成分（每 100 克）

热量	203 千卡
蛋白质	16.4 克
脂肪	1.5 克
碳水化合物	40.1 克
膳食纤维	18.3 克
钙	11 毫克

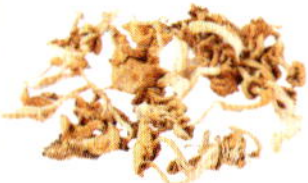

蘑菇
（鲜蘑）

营养成分（每 100 克）

热量	24 千卡
蛋白质	2.7 克
脂肪	0.1 克
碳水化合物	4.1 克
膳食纤维	2.1 克
钙	6 毫克

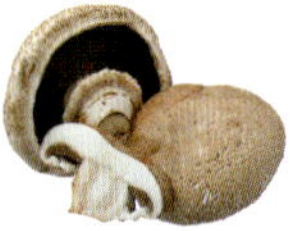

羊肚菌

营养成分（每 100 克）

热量	321 千卡
蛋白质	26.9 克
脂肪	7.1 克
碳水化合物	43.7 克
膳食纤维	12.9 克
钙	87 毫克

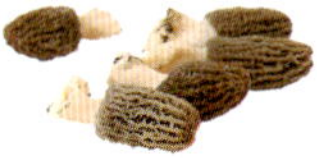

木耳
（干）

营养成分（每 100 克）

热量	265 千卡
蛋白质	12.1 克
脂肪	1.5 克
碳水化合物	65.6 克
膳食纤维	29.9 克
钙	247 毫克

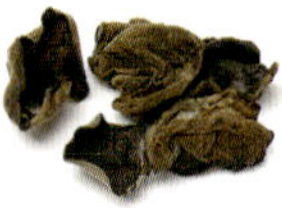

平菇
（糙皮侧耳）

营养成分（每 100 克）

热量	24 千卡
蛋白质	1.9 克
脂肪	0.3 克
碳水化合物	4.6 克
膳食纤维	2.3 克
钙	5 毫克

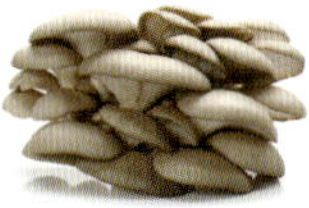

香菇（干）

营养成分（每100克）

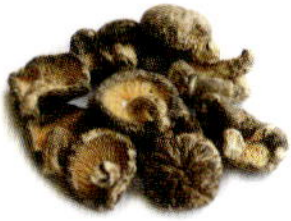

热量	274千卡
蛋白质	20.0克
脂肪	1.2克
碳水化合物	61.7克
膳食纤维	31.6克
钙	83毫克

杏鲍菇

营养成分（每100克）

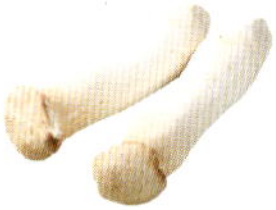

热量	24千卡
蛋白质	3.6克
水分	87.5克
碳水化合物	7.4克
膳食纤维	4.3克
钾	460毫克

榛蘑（干）

营养成分（每100克）

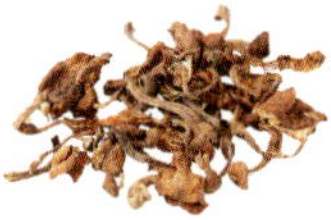

热量	178千卡
蛋白质	9.5克
脂肪	3.7克
碳水化合物	31.9克
膳食纤维	10.4克
钙	11毫克

发菜（干）

营养成分（每100克）

热量	259千卡
蛋白质	20.2克
脂肪	0.5克
碳水化合物	60.8克
膳食纤维	35.0克
钙	1048毫克

海带（干）

营养成分（每100克）

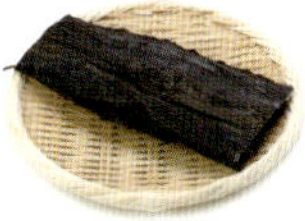

热量	90千卡
蛋白质	1.8克
脂肪	0.1克
碳水化合物	23.4克
膳食纤维	6.1克
钙	348毫克

海带（浸）

营养成分（每100克）

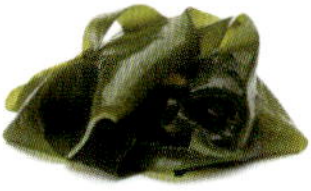

热量	16千卡
蛋白质	1.1克
脂肪	0.1克
碳水化合物	3.0克
膳食纤维	0.9克
钙	241毫克

海冻菜

营养成分（每100克）

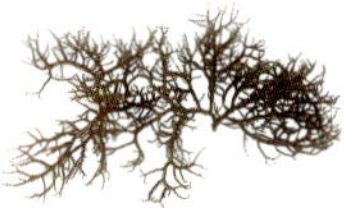

热量	314千卡
蛋白质	5.4克
脂肪	0.1克
碳水化合物	72.9克
膳食纤维	0克
钙	167毫克

琼脂

营养成分（每100克）

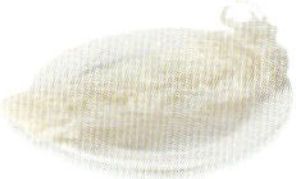

热量	311千卡
蛋白质	1.1克
脂肪	0.2克
碳水化合物	76.3克
膳食纤维	0.1克
钙	100毫克

食物名称	能量（克）	蛋白质（克）	脂肪（克）	碳水化合物（克）	膳食纤维（克）	钙（毫克）	铁（毫克）	锌（毫克）
地衣（水浸）	10	1.5	Tr	1.8	1.8	14	21.1	5.00
蘑菇（干）	294	21.0	4.6	52.7	21.0	127	51.3	6.29
普中红蘑（干）	263	18.4	0.7	58.1	24.6	14	235.1	3.14
双孢蘑菇（洋蘑菇）	26	4.2	0.1	2.7	1.5	2	0.9	6.60
香杏丁蘑（干、大）	257	22.4	0.2	53.9	24.9	17	113.2	7.78
香杏片口蘑（干）	252	33.4	1.5	37.6	22.6	15	137.5	7.83
珍珠白蘑（干）	258	18.3	0.7	56.3	23.3	24	189.8	3.55
榛蘑（水发）	77	2.8	1.1	9.4	3.1	3	7.4	1.99
苔菜（干）	167	19.0	0.4	26.3	9.1	185	283.7	3.56
猴头菇（罐装）	21	2.0	0.2	4.9	4.2	19	2.8	0.40
金针菇（罐装）	26	1.0	…	6.7	2.5	14	1.1	0.34

营养价值

苹果易吸收消化，有利于溶解硫元素，使皮肤润滑柔嫩。富含膳食纤维、多酚类，具有抗氧化作用，可刺激肠胃蠕动、减少硬便和大肠癌的发生。还含多种微量元素，具有保护血液、降低血管疾病的功能。含有的维生素C和果胶，能降低胆固醇、防癌抗癌、维持酸碱平衡和减肥，很适合糖尿病患者食用。

适宜人群

一般人群均可食用。适宜减肥、胃炎、腹泻、高血压、结肠炎患者。

Good Food 相宜食物搭配及功效

银耳

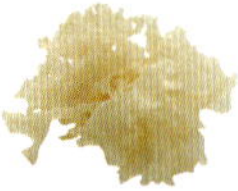

润肺止咳

绿茶

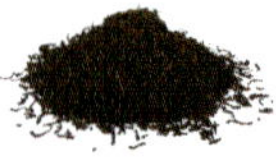

防癌、抗老化

香蕉

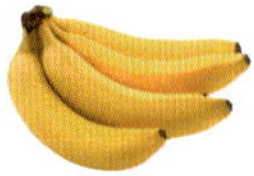

防止铅中毒

牛奶

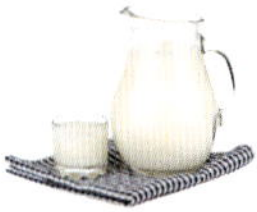

防癌抗癌

Bad Food 相克食物搭配及后果

紫甘蓝

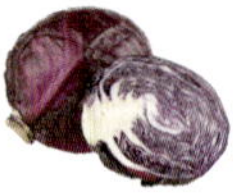

影响维生素的吸收

沙丁鱼

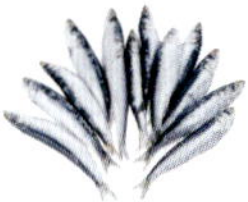

身体不适

胡萝卜

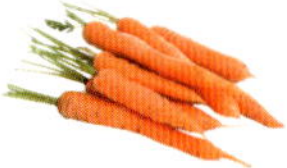

破坏维生素C

白萝卜

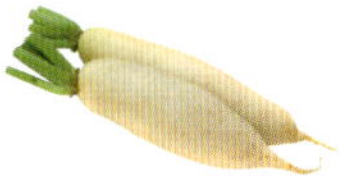

导致甲状腺肿

红玉苹果

营养成分（每100克）

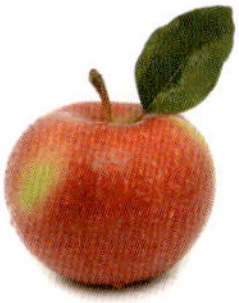

热量	52千卡
蛋白质	0.2克
脂肪	0.2克
碳水化合物	14.7克
膳食纤维	4.7克
维生素A	2微克

伏苹果

营养成分（每100克）

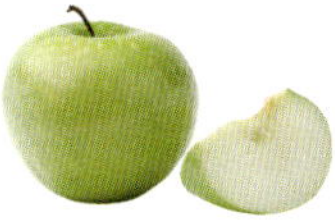

热量	48千卡
蛋白质	0.5克
脂肪	0.1克
碳水化合物	11.8克
膳食纤维	1.2克
钙	15毫克

国光苹果

营养成分（每100克）

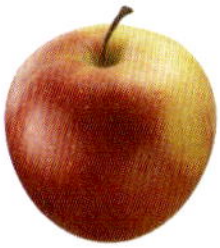

热量	56千卡
蛋白质	0.3克
脂肪	0.3克
碳水化合物	13.3克
膳食纤维	0.8克
钙	8毫克

旱苹果

营养成分（每100克）

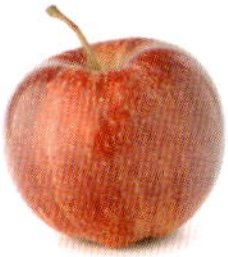

热量	34千卡
蛋白质	0.4克
脂肪	0.2克
碳水化合物	8.4克
膳食纤维	1.7克
烟酸	0.1毫克

黄元帅苹果

营养成分（每100克）

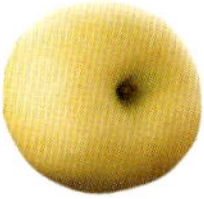

热量	59千卡
蛋白质	0.2克
脂肪	0.3克
碳水化合物	14.7克
膳食纤维	1.8克
钙	5毫克

红星苹果

营养成分（每100克）

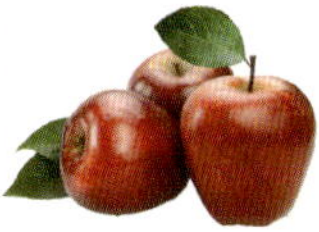

热量	58千卡
蛋白质	0.4克
脂肪	0.1克
碳水化合物	14.3克
膳食纤维	0.8克
钙	2毫克

印度苹果

营养成分（每100克）

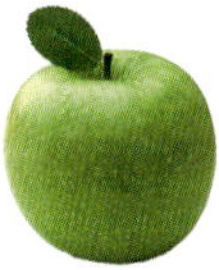

热量	54千卡
蛋白质	0.6克
脂肪	0.2克
碳水化合物	14.8克
膳食纤维	4.9克
烟酸	0.1毫克

青香蕉苹果

营养成分（每100克）

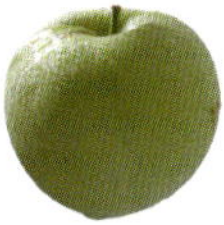

热量	52千卡
蛋白质	0.3克
脂肪	0.1克
碳水化合物	13.1克
膳食纤维	1.3克
钙	9毫克

食物名称	能量（克）	蛋白质（克）	脂肪（克）	碳水化合物（克）	膳食纤维（克）	钙（毫克）	铁（毫克）	锌（毫克）
红香蕉苹果	51	0.4	0.2	12.3	0.9	5	0.6	0.02
红元帅苹果	60	0.2	0.4	14.3	0.6	2	0.3	0.09
金元帅苹果	53	0.2	0.1	13.3	1.1	2	0.2	0.11
黄香蕉苹果	53	0.3	0.2	13.7	2.2	10	0.3	0.02
秋里蒙苹果	43	0.2	0.2	11.9	3.7	—	—	—
香玉苹果	62	0.5	0.1	15.7	1.7	3	0.3	0.03
祝光苹果	50	0.4	0.1	12.5	1.5	3	0.3	—
倭锦苹果	54	0.2	0.2	13.6	1.7	4	0.6	—
苹果（罐头）	41	0.2	0.2	10.3	1.3	26	0.7	0.20

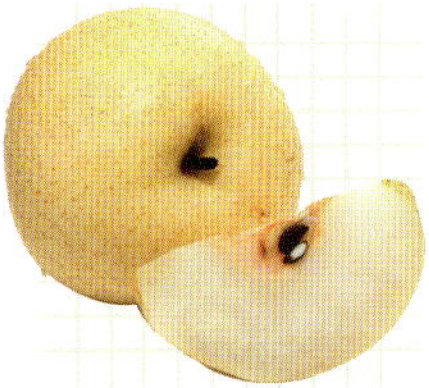

雪梨

【别名】
快果、玉乳、果宗、蜜父、青梨

【每餐适用量】
1个

选购 皮薄，无虫蛀、破皮、疤痕和色变，形状饱满，大小适中，不畸形为佳。

保存 阴凉角落存放；或用纸袋装好放入冰箱保鲜。

营养成分表（可食部100克）

热量	79千卡	维生素A	0微克	磷	11毫克
水分	78.3克	胡萝卜素	0微克	钾	45毫克
蛋白质	0.9克	烟酸	0.1毫克	钠	1.4毫克
脂肪	0.1克	维生素C	1毫克	镁	13毫克
碳水化合物	20.2克	维生素E	0.24毫克	铁	0.8毫克
膳食纤维	3.0克	钙	12毫克	硒	0.04毫克

营养价值

果肉含丰富的果浆、葡萄糖和有机酸，另含蛋白质、脂肪、多种矿物质和维生素。有降血压、清肺止咳、开胃护肝、防癌抗癌和利尿通便等功效。

适宜人群

嗽痰稠或无痰、咽喉发痒干疼者，慢性支气管炎、肺结核患者，高血压、心脏病、肝炎、肝硬化患者，饮酒后或宿醉未醒者尤其适合。

Good Food 相宜食物搭配及功效

冰糖

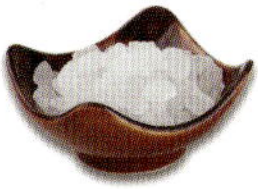

补充津液

蜂蜜

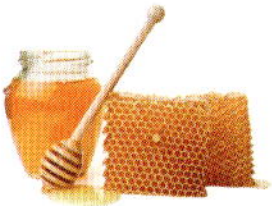

缓解咳嗽

Bad Food 相克食物搭配及后果

猪肉

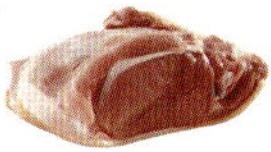

伤肾脏

螃蟹

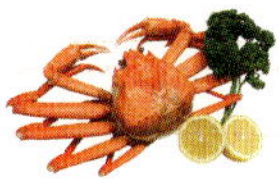

伤肠胃

鳄梨 营养成分（每 100 克）

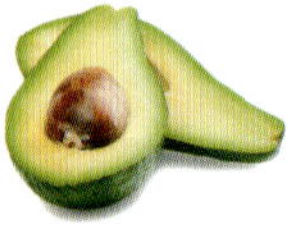

热量	161 千卡
蛋白质	2.0 克
脂肪	15.3 克
碳水化合物	7.4 克
膳食纤维	2.1 克
钙	11 毫克

巴梨 营养成分（每 100 克）

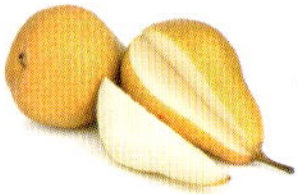

热量	51 千卡
蛋白质	0.4 克
脂肪	0.2 克
碳水化合物	12.9 克
膳食纤维	2.2 克
钙	6 毫克

京白梨 营养成分（每 100 克）

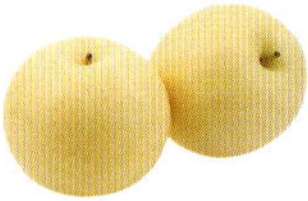

热量	57 千卡
蛋白质	0.2 克
脂肪	0.5 克
碳水化合物	13.7 克
膳食纤维	1.4 克
钙	7 毫克

苹果梨 营养成分（每 100 克）

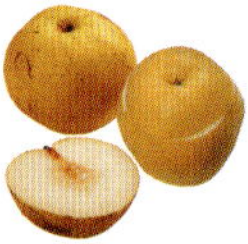

热量	53 千卡
蛋白质	0.2 克
脂肪	0.1 克
碳水化合物	13.9 克
膳食纤维	2.3 克
钙	4 毫克

雪花梨 营养成分（每 100 克）

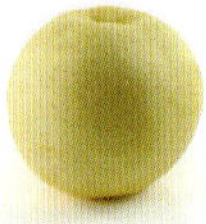

热量	43 千卡
蛋白质	0.2 克
脂肪	0.1 克
碳水化合物	20.2 克
膳食纤维	3.0 克
钙	12 毫克

香梨 营养成分（每 100 克）

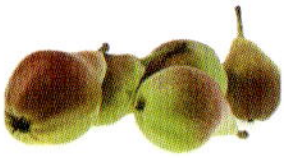

热量	51 千卡
蛋白质	0.3 克
脂肪	0.1 克
碳水化合物	13.6 克
膳食纤维	2.7 克
钙	6 毫克

早酥梨 营养成分（每 100 克）

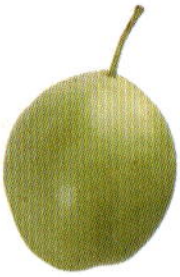

热量	50 千卡
蛋白质	0.2 克
脂肪	0.2 克
碳水化合物	13.6 克
膳食纤维	3.6 克
钙	12 毫克

鸭梨 营养成分（每 100 克）

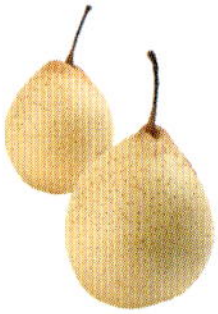

热量	45 千卡
蛋白质	0.2 克
脂肪	0.2 克
碳水化合物	11.1 克
膳食纤维	1.1 克
钙	4 毫克

食物名称	能量（克）	蛋白质（克）	脂肪（克）	碳水化合物（克）	膳食纤维（克）	钙（毫克）	铁（毫克）	锌（毫克）
长把梨	62	0.8	0.8	14.9	4.0	9	0.6	0.13
冬果梨	46	0.4	0.2	12.8	4.3	—	—	—
鹅黄梨	41	0.3	0.1	10.7	1.9	1	—	—
红肖梨	36	0.2	…	10.5	3.2	11	0.4	0.04
锦丰梨	51	0.2	0.1	13.9	3.2	—	—	—
库尔勒梨	42	0.1	0.1	13.4	6.7	22	1.2	2.61
莱阳梨	54	0.3	0.2	14.1	2.6	10	0.4	0.02
马蹄黄梨	50	0.3	0.1	12.5	1.3	2	0.1	0.05
明月梨	54	0.3	0.2	13.3	0.9	2	0.4	0.08
木梨	32	0.4	0.1	8.2	1.9	4	0.1	0.10

食物名称	能量（克）	蛋白质（克）	脂肪（克）	碳水化合物（克）	膳食纤维（克）	钙（毫克）	铁（毫克）	锌（毫克）
软梨	32	0.4	0.2	11.7	9.1	25	0.9	1.21
苏梅梨	77	1.2	0.2	20.5	5.7	9	0.9	0.16
苏木梨	53	0.6	0.3	13.1	2.5	—	—	—
酥梨	45	0.3	0.1	11.4	1.2	2	—	—
酸梨	33	0.1	0.1	9.8	3.7	12	0.6	2.70
紫酥梨	51	0.3	0.1	13.3	2.0	1	—	—
鸭广梨	60	0.6	0.2	16.5	5.1	18	0.2	0.02
梨（糖水罐头）	36	0.5	0.2	8.8	1.4	2	0.3	0.19
冬果梨（罐头）	56	0.3	0	15.9	4.5	16	1.4	1.36

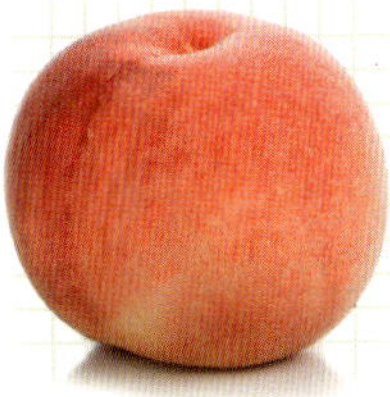

蜜桃

【别名】
桃实、密桃、红桃、水蜜桃

【每次适用量】
1~2个

选购 果体大，形状端正，外皮无伤有桃毛、果色鲜亮为佳。

保存 用纸包好装入箱中，再放入冰箱保存。

营养成分表（可食部100克）

热量	43千卡	维生素A	2微克	磷	21毫克
水分	88.7克	胡萝卜素	10微克	钾	169毫克
蛋白质	0.9克	烟酸	1.0毫克	钠	2.9毫克
脂肪	0.2克	维生素C	4毫克	镁	9毫克
碳水化合物	9.8克	维生素E	1.00毫克	铁	0.5毫克
膳食纤维	0.8克	钙	10毫克	锌	0.06毫克

营养价值

桃子含有多种维生素、果酸以及钙、磷、铁等矿物质，尤其是铁的含量较高。有补益气血、养阴生津、缓解水肿、活血润肠和降血压等作用。

适宜人群

一般人群均可食用。尤其适合老年体虚、肠燥便秘者、身体瘦弱、阳虚肾亏者食用。

Good Food 相宜食物搭配及功效

牛奶

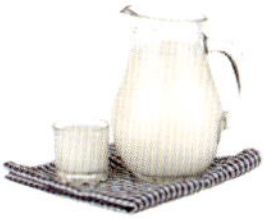

滋润皮肤

莴笋

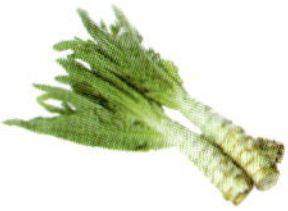

营养丰富

Bad Food 相克食物搭配及后果

甲鱼

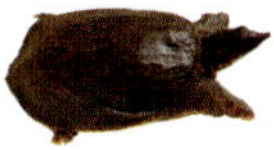

心痛

白酒

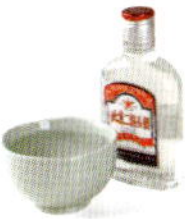

导致头晕、呕吐

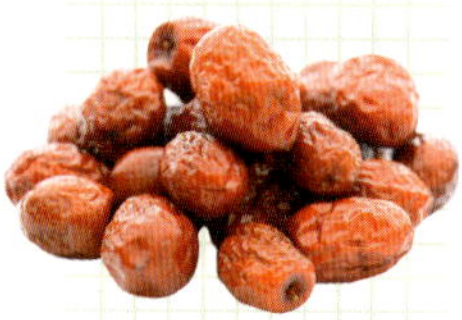

枣（干）

【别名】

红枣、干枣、大枣、良枣、刺枣

【每餐适用量】

6~15 克

选购 皮色紫红，颗粒大而均匀、果形短壮圆整，皱纹少，痕迹浅，皮薄核小，肉质厚而细实为佳。

保存 置于干燥处保存。

营养成分表（可食部100克）

热量	276千卡	维生素A	2微克	磷	51毫克
水分	26.9克	胡萝卜素	10微克	钾	524毫克
蛋白质	3.2克	烟酸	0.9毫克	钠	6.2毫克
脂肪	0.5克	维生素C	14毫克	镁	36毫克
碳水化合物	67.8克	维生素E	3.04毫克	铁	2.3毫克
膳食纤维	6.2克	钙	64毫克	锌	0.65毫克

营养价值

红枣含有蛋白质、脂肪、糖、钙、磷、铁、镁及丰富的维生素，此外还含胡萝卜素等，营养十分丰富。有防癌抗癌、降血压、降胆固醇、保护肝脏、预防骨质疏松、恢复体力和预防胆结石等功效。

适宜人群

一般人均适合。尤适宜心血管疾病、癌症患者。

Good Food 相宜食物搭配及功效

大米

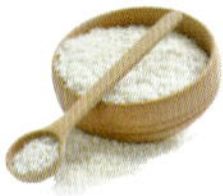

健脾胃、补气血

桂圆

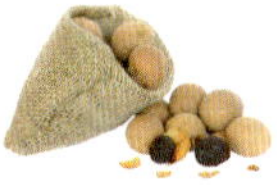

补虚健体

Bad Food 相克食物搭配及后果

螃蟹

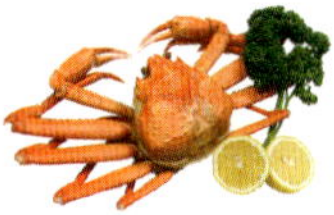

易导致寒热病

黄瓜

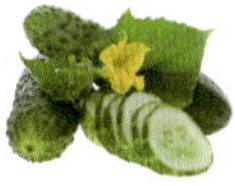

破坏维生素 C

油桃 营养成分（每100克）

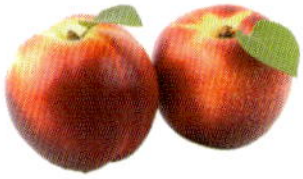

热量	44千卡
蛋白质	1.1克
脂肪	0.32克
碳水化合物	10.6克
膳食纤维	1.7克
钙	6毫克

黄桃 营养成分（每100克）

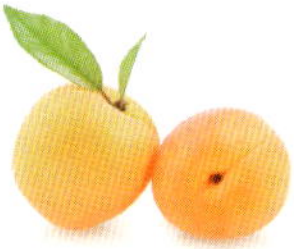

热量	57千卡
蛋白质	0.5克
脂肪	0.1克
碳水化合物	14.0克
膳食纤维	1.2克
烟酸	0.3毫克

蒲桃 营养成分（每100克）

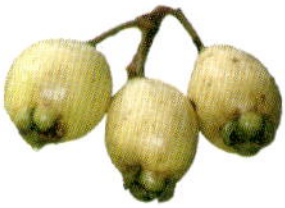

热量	39千卡
蛋白质	0.5克
脂肪	0.2克
碳水化合物	10.2克
膳食纤维	2.8克
钙	4毫克

枣（鲜） 营养成分（每100克）

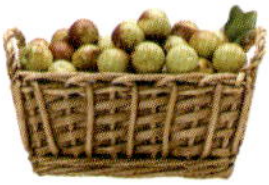

热量	125千卡
蛋白质	1.1克
脂肪	0.3克
碳水化合物	30.5克
膳食纤维	7.3克
钙	22毫克

金丝小枣 营养成分（每100克）

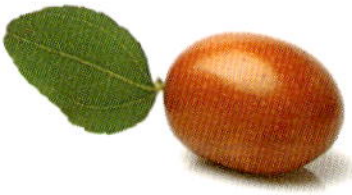

热量	308千卡
蛋白质	1.2克
脂肪	1.1克
碳水化合物	76.7克
膳食纤维	7.0克
钙	23毫克

蜜枣 营养成分（每100克）

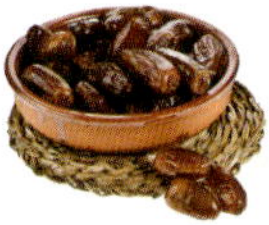

热量	333千卡
蛋白质	1.3克
脂肪	0.2克
碳水化合物	84.4克
膳食纤维	5.8克
钙	59毫克

蜜枣（无核） 营养成分（每100克）

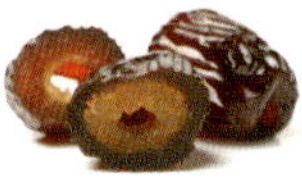

热量	327千卡
蛋白质	1.0克
脂肪	0.1克
碳水化合物	81.9克
膳食纤维	3.0克
钙	24毫克

酸枣 营养成分（每100克）

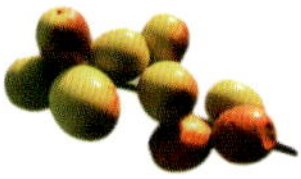

热量	300千卡
蛋白质	3.5克
脂肪	1.5克
碳水化合物	73.3克
膳食纤维	10.6克
钙	435毫克

食物名称	能量（克）	蛋白质（克）	脂肪（克）	碳水化合物（克）	膳食纤维（克）	钙（毫克）	铁（毫克）	锌（毫克）
白粉桃	26	1.3	0.1	5.5	0.9	—	—	—
高山白桃	42	0.7	0.2	10.1	1.3	7	0.8	0.13
久保桃	42	0.6	0.1	10.0	0.6	10	0.4	0.14
金红桃	28	0.7	0.1	6.6	1.0	—	—	—
早桃	41	0.4	0.1	10.1	1.1	4	0.4	0.10
晚桃	41	0.7	0.2	9.6	1.0	6	0.3	0.17
庆丰桃	42	0.6	0.1	10.1	0.9	—	0.3	—
密云小枣	229	3.9	0.8	55.2	7.3	80	2.7	0.65
乐陵枣	233	3.3	0.6	57.9	8.8	34	2.9	1.01
酒枣	148	1.6	0.2	35.7	1.4	75	1.4	0.43

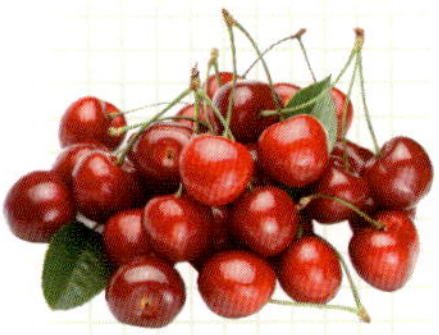

樱桃

【别名】

莺桃、荆桃、朱樱、朱果、樱珠

【每餐适用量】

30克

选购 颗大、颜色深有光泽、饱满的、外表干燥、樱桃梗保持青绿为佳。

保存 用保鲜袋装好放在冰箱内冷藏即可保存4天。

营养成分表（可食部100克）

热量	46千卡	维生素A	35微克	磷	27毫克
水分	88.0克	胡萝卜素	210微克	钾	232毫克
蛋白质	1.1克	烟酸	0.6毫克	钠	8.0毫克
脂肪	0.2克	维生素C	10毫克	镁	12毫克
碳水化合物	10.2克	维生素E	2.22毫克	铁	0.4毫克
膳食纤维	0.3克	钙	11毫克	锌	0.23毫克

营养价值 富含铁和维生素A，还含糖、枸橼酸、酒石酸、多种维生素和矿物质。有防治麻疹、祛风胜湿、杀虫、收涩止痛等功效。常食可补充铁质、防治缺铁性贫血、增强体质、健脑益智和养颜驻容。

适宜人群 一般人群均可食用。尤适宜消化不良者、瘫痪、风湿腰腿痛者、体质虚弱、面色无华者。

Good Food 相宜食物搭配及功效

米酒

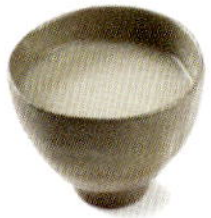

祛风活血

蜂蜜

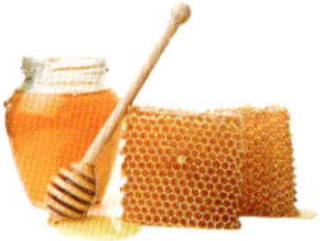

补中益气

Bad Food 相克食物搭配及后果

黄瓜

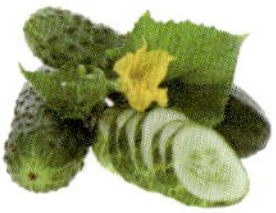

破坏维生素C

牛肝

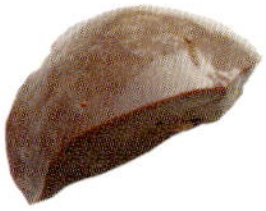

破坏维生素C

青梅

营养成分（每100克）

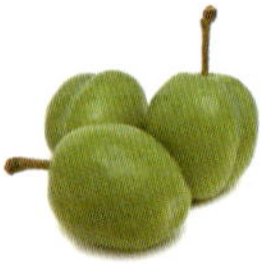

热量	35千卡
蛋白质	0.9克
脂肪	0.9克
碳水化合物	6.2克
膳食纤维	1.0克
钙	11毫克

红果

营养成分（每100克）

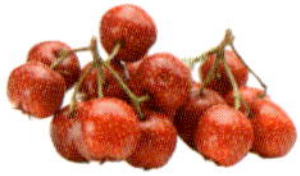

热量	102千卡
蛋白质	0.5克
脂肪	0.6克
碳水化合物	25.1克
膳食纤维	3.1克
钙	52毫克

红果（干）

营养成分（每100克）

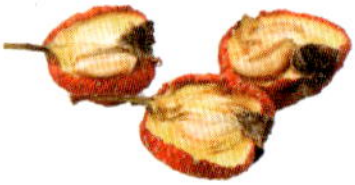

热量	251千卡
蛋白质	4.3克
脂肪	2.2克
碳水化合物	78.4克
膳食纤维	49.7克
钙	144毫克

沙果

营养成分（每100克）

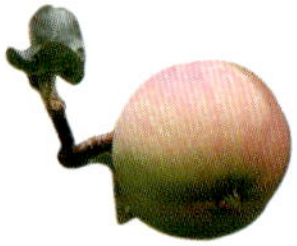

热量	70千卡
蛋白质	0.4克
脂肪	0.1克
碳水化合物	17.8克
膳食纤维	2.0克
钙	5毫克

酸刺

营养成分（每100克）

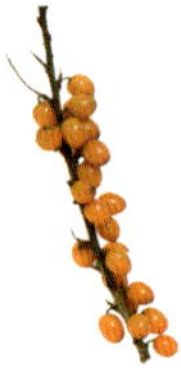

热量	112千卡
蛋白质	2.8克
脂肪	0.3克
碳水化合物	25.5克
膳食纤维	2.2克
钙	105毫克

李子

营养成分（每100克）

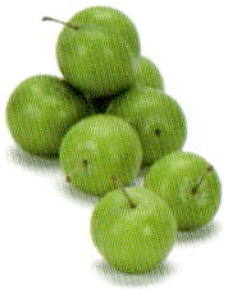

热量	38千卡
蛋白质	0.7克
脂肪	0.2克
碳水化合物	8.7克
膳食纤维	0.9克
钙	8毫克

杏

营养成分（每100克）

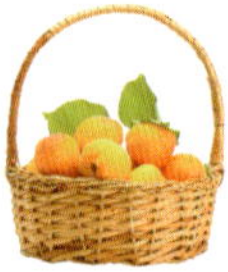

热量	38千卡
蛋白质	0.9克
脂肪	0.1克
碳水化合物	9.1克
膳食纤维	1.3克
钙	14毫克

海棠果

营养成分（每100克）

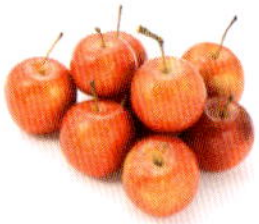

热量	76千卡
蛋白质	0.3克
脂肪	0.2克
碳水化合物	19.2克
膳食纤维	1.8克
钙	15毫克

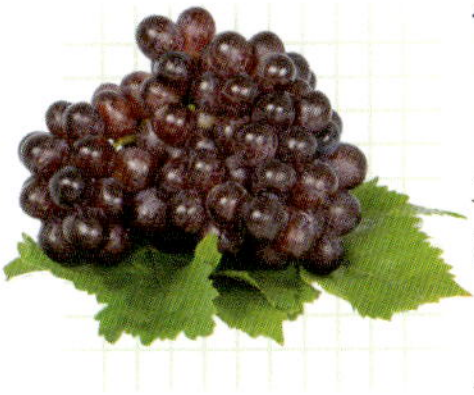

葡萄（巨峰）

【别名】
草龙珠、山葫芦、蒲桃、菩提子

【每餐适用量】
100 克

选购 颜色黑紫新鲜，大小均匀整齐，枝梗新鲜牢固，颗粒饱满，外有白霜为佳。

保存 用塑料袋密封放入冰箱，能保存 4~5 天。

营养成分表（可食部100克）

热量	51千卡	维生素A	5微克	磷	17毫克
水分	87.0克	胡萝卜素	30微克	钾	128毫克
蛋白质	0.4克	烟酸	0.1毫克	钠	2.0毫克
脂肪	0.2克	维生素C	4毫克	镁	6毫克
碳水化合物	12.0克	维生素E	0.34毫克	铁	0.6毫克
膳食纤维	0.4克	钙	7毫克	锌	0.14毫克

营养价值
含多种矿物质、维生素和氨基酸。有降低血糖、预防血栓、抗衰老和缓解疲劳的作用。同时，含有的酒石酸有助消化；白藜芦醇可保护心血管。

适宜人群
肾炎、高血压、水肿患者，儿童、孕妇、贫血患者，神经衰弱、体倦乏力、未老先衰者，肺虚咳嗽、风湿性关节炎、四肢筋骨疼痛者，癌症患者。

Good Food 相宜食物搭配及功效

薏米

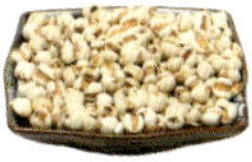

健脾利湿

枸杞

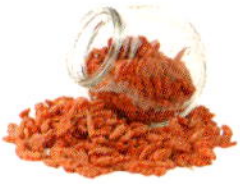

补血

Bad Food 相克食物搭配及后果

白萝卜

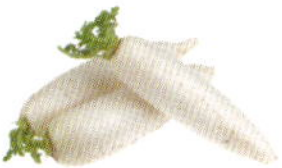

导致甲状腺肿

开水

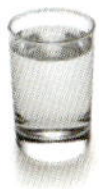

引起腹胀

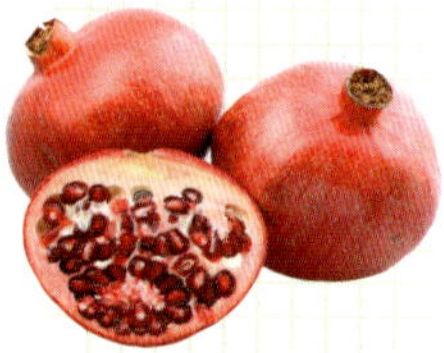

石榴（玛瑙）

【别名】
安石榴、金罂、金庞、天浆、丹若

【每次适用量】
1个

选购 新鲜有光泽，饱满紧绷，有重量感为好。

保存 放在昏暗、阴凉处可保存长达一个月。

营养成分表（可食部100克）

热量	72千卡	胡萝卜素	0微克	钾	231毫克
水分	79.2克	烟酸	0毫克	钠	0.7毫克
蛋白质	1.6克	维生素C	5毫克	镁	17毫克
脂肪	0.2克	维生素E	2.28毫克	铁	0.4毫克
碳水化合物	18.4克	钙	6毫克	锌	0.20毫克
膳食纤维	4.7克	磷	70毫克		

营养价值 营养丰富，含多种人体所需的营养成分，果实含维生素C及B族维生素、有机酸、糖类、蛋白质、脂肪，以及钙、磷、钾等矿物质。有强身健体、抑制大肠杆菌、驱虫、止血、明目等作用。

适宜人群 口干舌燥者、腹泻者、扁桃体发炎者。

Good Food 相宜食物搭配及功效

槟榔

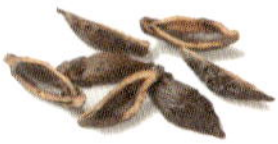

驱虫

冰糖

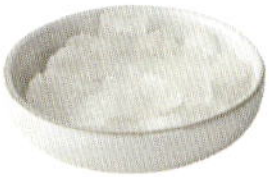

生津止渴、镇静安神

Bad Food 相克食物搭配及后果

西红柿

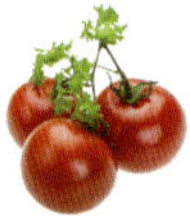

影响营养素吸收

螃蟹

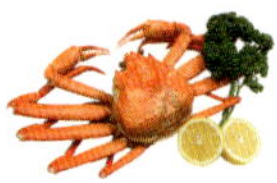

刺激肠胃

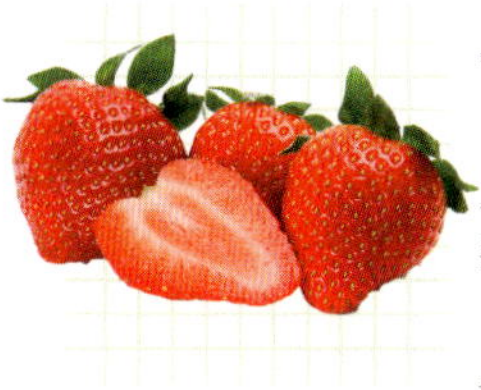

草莓

【别名】
大草莓、士多啤梨、红莓、地莓

【每次适用量】
150~200克

选购 呈心形，色泽鲜亮、有光泽，结实、手感较硬，有细小绒毛为佳。

保存 用盐水清洗后沥干，放入冰箱冷藏。

营养成分表（可食部100克）

热量	32千卡	维生素A	5微克	磷	27毫克
水分	91.3克	胡萝卜素	30微克	钾	131毫克
蛋白质	1.0克	烟酸	0.3毫克	钠	4.2毫克
脂肪	0.2克	维生素C	47毫克	镁	12毫克
碳水化合物	7.1克	维生素E	0.71毫克	铁	1.8毫克
膳食纤维	1.1克	钙	18毫克	锌	0.14毫克

营养价值 含丰富的维生素和矿物质，还含葡萄糖、果糖、柠檬酸、苹果酸、胡萝卜素等。对儿童和老人的健康有很大的益处。有防治牙龈出血、促进伤口愈合、润肤美容、明目养肝的作用。

适宜人群 风热咳嗽、咽喉肿痛、声音嘶哑者；癌症，特别是鼻咽癌、肺癌、扁桃体癌、喉癌患者尤适宜。

Good Food 相宜食物搭配及功效

红糖

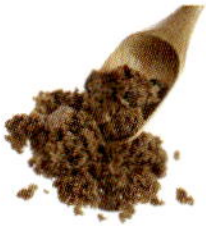

利咽润肺

蜂蜜

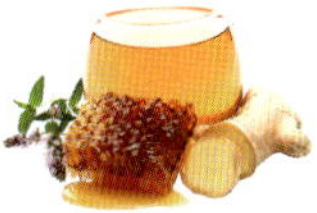

补虚养血

Bad Food 相克食物搭配及后果

樱桃

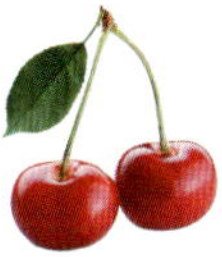

容易上火

黄瓜

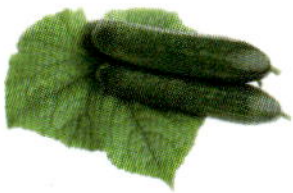

破坏维生素C

猕猴桃

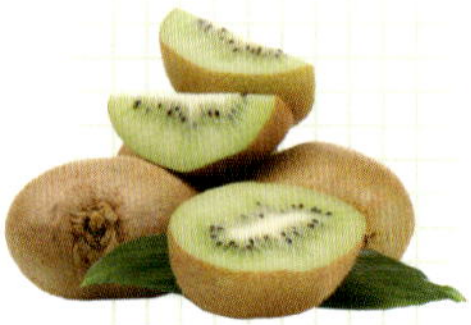

【别名】

藤梨、毛梨子、毛木果、奇异果

【每次适用量】

1个

选购 体型饱满、较为坚硬、无伤无病，果肉浓绿为佳。

保存 放在阴凉处可保存2星期。

营养成分表（可食部100克）

热量	61千卡	维生素A	22微克	磷	26毫克
水分	83.4克	胡萝卜素	130微克	钾	144毫克
蛋白质	0.8克	烟酸	0.3毫克	钠	10.0毫克
脂肪	0.6克	维生素C	62毫克	镁	12毫克
碳水化合物	14.5克	维生素E	2.43毫克	铁	1.2毫克
膳食纤维	2.6克	钙	27毫克	锌	0.57毫克

营养价值

猕猴桃含丰富的碳水化合物、维生素和微量元素，尤其维生素A、C、E和叶酸含量高。有降低胆固醇、促消化、降血脂、防癌抑肿瘤的作用。

适宜人群

消化不良、便秘、癌症、高血压、冠心病、心血管疾病患者，航空、高原、矿井等工作人员。

Good Food 相宜食物搭配及功效

蜂蜜

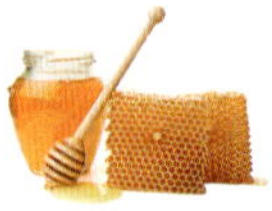

清热生津、润燥止渴

橙子

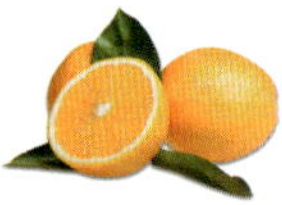

预防关节磨损

Bad Food 相克食物搭配及后果

牛奶

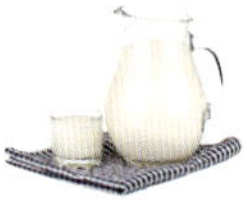

引起腹胀、腹泻

黄瓜

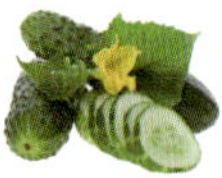

破坏维生素C

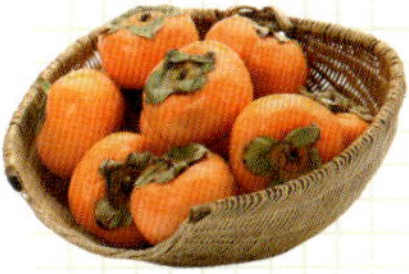

柿子

【别名】
米果、猴枣、镇头迦

【每次适用量】
100克

选购 橙黄色，外表完整、光滑有光泽，无压伤为佳。而质软的柿子应选择黄色。

保存 柿子不容易保存，建议现买现食。

营养成分表（可食部100克）

热量	74千卡	维生素A	20微克	磷	23毫克
水分	80.6克	胡萝卜素	120微克	钾	151毫克
蛋白质	0.4克	烟酸	0.3毫克	钠	0.8毫克
脂肪	0.1克	维生素C	30毫克	镁	19毫克
碳水化合物	18.5克	维生素E	1.12毫克	铁	0.2毫克
膳食纤维	1.4克	钙	9毫克	锌	0.08毫克

营养价值 含丰富的蔗糖、葡萄糖、果糖、果胶、蛋白质、胡萝卜素、维生素C、瓜氨酸和各种矿物质。有润肠通、止血凉血、润肺化痰、生津止渴、活血降压和解酒等功效。

适宜人群 一般人群均可食用。适宜大便干结者、高血压患者、甲状腺疾病患者、长期饮酒者。

Good Food 相宜食物搭配及功效

蛐蜜

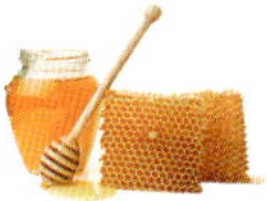

治甲状腺癌肿大

黑木耳

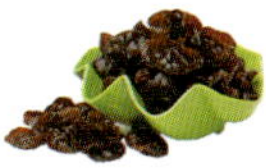

滋阴凉血、润肠通便

Bad Food 相克食物搭配及后果

梨

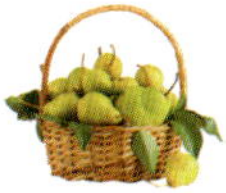

损肠胃、腹泻

白萝卜

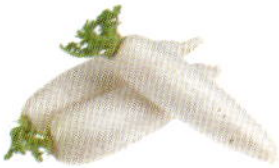

降低营养价值

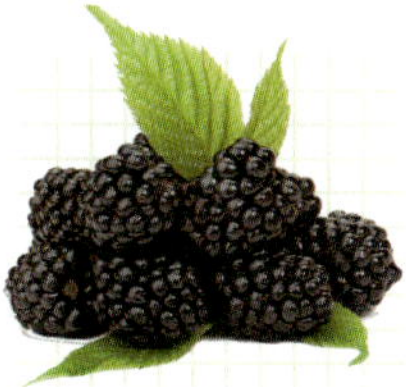

桑葚（红）

【别名】

桑实、桑果、桑枣、乌椹

【每次适用量】

20~30颗

选购 以黑中透亮，个大，颗粒饱满，厚实肉厚，色紫黑，较坚挺为佳。

保存 洗净后用保鲜膜包好放进冰箱冷藏保鲜。

营养成分表（可食部100克）

热量	55千卡	维生素A	3微克	磷	33毫克
水分	83.7克	胡萝卜素	20微克	钾	32毫克
蛋白质	1.6克	烟酸	0毫克	钠	1.9毫克
脂肪	0.4克	维生素C	0毫克	镁	0毫克
碳水化合物	12.9克	维生素E	12.78毫克	铁	0.3毫克
膳食纤维	3.3克	钙	30毫克	锌	0.25毫克

营养价值

桑葚含丰富的活性蛋白、维生素、氨基酸、胡萝卜素、矿物质、葡萄糖、蔗糖、果糖、鞣质、尼克酸等成分，具生津止渴、补肝益肾、滋阴补血、明目安神、黑发、利关节、醒酒等功效。

适宜人群

一般人群均可食用。尤其适合肝肾阴血不足者，少年发白者，病后体虚、体弱、习惯性便秘者。

Good Food 相宜食物搭配及功效

米酒

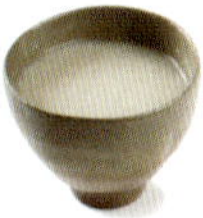

治疗贫血和关节疼痛

蜂蜜

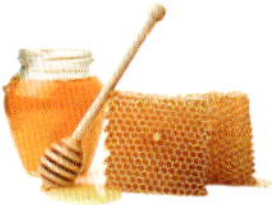

滋阴补血

Bad Food 相克食物搭配及后果

鸭蛋

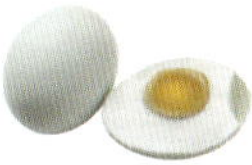

对肠胃不利

螃蟹

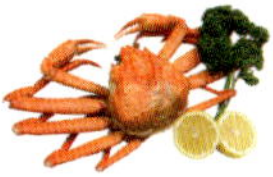

降低营养价值

紫葡萄 营养成分（每100克）

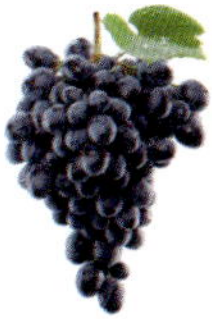

热量	45千卡
蛋白质	0.7克
脂肪	0.3克
碳水化合物	10.3克
膳食纤维	1.0克
维生素C	3毫克

红玫瑰葡萄 营养成分（每100克）

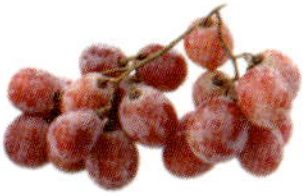

热量	42千卡
蛋白质	0.4克
脂肪	0.2克
碳水化合物	10.7克
膳食纤维	2.2克
维生素C	5毫克

马奶子葡萄 营养成分（每100克）

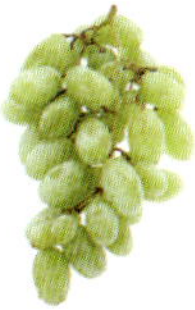

热量	41千卡
蛋白质	0.5克
脂肪	0.4克
碳水化合物	9.1克
膳食纤维	0.4克
烟酸	0.8毫克

玫瑰香葡萄 营养成分（每100克）

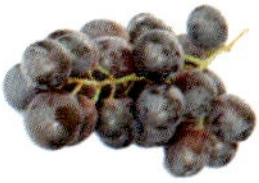

热量	52千卡
蛋白质	0.4克
脂肪	0.4克
碳水化合物	12.1克
膳食纤维	1.0克
维生素C	4毫克

葡萄干 营养成分（每100克）

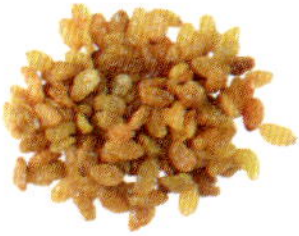

热量	344千卡
蛋白质	2.5克
脂肪	0.4克
碳水化合物	83.4克
膳食纤维	1.6克
维生素C	5毫克

青皮石榴 营养成分（每100克）

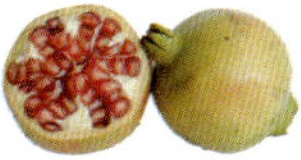

热量	71千卡
蛋白质	1.2克
脂肪	0.2克
碳水化合物	18.5克
膳食纤维	4.9克
维生素C	8毫克

红粉皮石榴 营养成分（每100克）

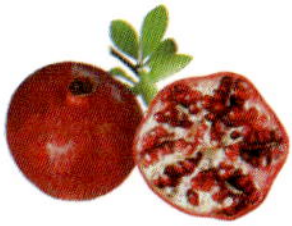

热量	74千卡
蛋白质	1.3克
脂肪	0.1克
碳水化合物	19.4克
膳食纤维	4.9克
维生素C	13毫克

无花果 营养成分（每100克）

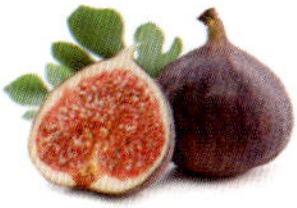

热量	65千卡
蛋白质	1.5克
脂肪	0.1克
碳水化合物	16克
膳食纤维	3.0克
维生素C	2毫克

沙棘 营养成分（每100克）

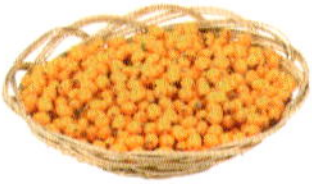

热量	120千卡
蛋白质	0.9克
脂肪	1.8克
碳水化合物	25.5克
膳食纤维	0.8克
维生素C	204毫克

牛心柿 营养成分（每100克）

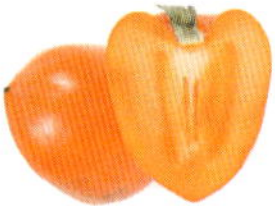

热量	69千卡
水分	80.21克
蛋白质	1.36克
脂肪	0.75克
膳食纤维	2.08克
维生素C	11毫克

磨盘柿 营养成分（每100克）

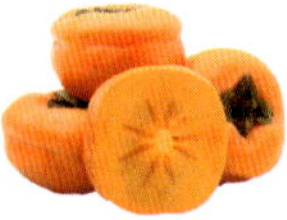

热量	79千卡
蛋白质	0.7克
脂肪	0.1克
碳水化合物	19.6克
膳食纤维	1.5克
维生素C	10毫克

柿饼 营养成分（每100克）

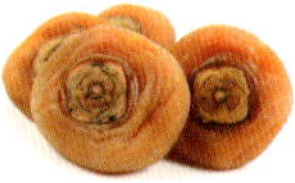

热量	255千卡
蛋白质	1.8克
脂肪	0.2克
碳水化合物	62.8克
膳食纤维	2.6克
维生素E	0.63毫克

桑葚（白） 营养成分（每100克）

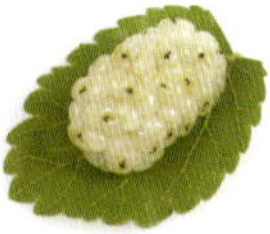

热量	60千卡
蛋白质	1.8克
脂肪	0.3克
碳水化合物	14.9克
膳食纤维	4.9克
维生素E	6.95毫克

桑葚（干） 营养成分（每100克）

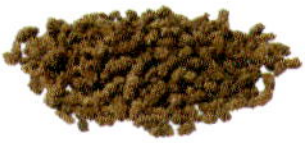

热量	298千卡
蛋白质	21.1克
脂肪	6.1克
碳水化合物	54.2克
膳食纤维	29.3克
维生素C	7毫克

醋栗（灯笼果） 营养成分（每100克）

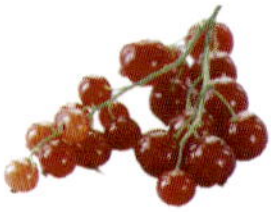

热量	44千卡
蛋白质	0.9克
脂肪	0.6克
碳水化合物	10.2克
膳食纤维	1.9克
维生素C	28毫克

黑加仑 营养成分（每100克）

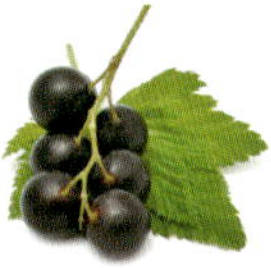

热量	63千卡
蛋白质	1.4克
脂肪	0.4克
碳水化合物	15.4克
膳食纤维	2.4克
维生素C	181毫克

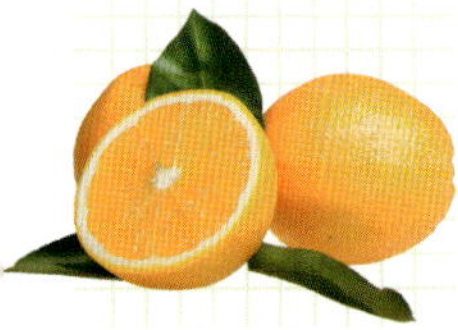

橙子

【别名】
橙、脐橙、香橙、黄橙、甜橙

【每天适用量】
1~3 个

选购 中等大小、香浓而皮薄，有沉重感、颜色佳、富光泽、有芳香为佳。

保存 分开放在通风阴凉处，或用网兜装好放在冰箱。

营养成分表（可食部100克）

热量	48千卡	维生素A	27微克	磷	22毫克
水分	87.4克	胡萝卜素	160微克	钾	159毫克
蛋白质	0.8克	烟酸	0.3毫克	钠	1.2毫克
脂肪	0.2克	维生素C	33毫克	镁	14毫克
碳水化合物	11.1克	维生素E	0.56毫克	铁	0.4毫克
膳食纤维	0.6克	钙	20毫克	锌	0.14毫克

营养价值

含丰富的营养成分，如维生素C、柠檬酸、烯类、醇类、醛类等和多种矿物质元素以及纤维素、果胶。有消食、去油腻、预防富贵病、清肠、防癌和缓解女性压力等作用。

适宜人群

胸膈满闷、恶心欲吐者，饮酒过多、宿醉未醒者。

Good Food 相宜食物搭配及功效

玉米

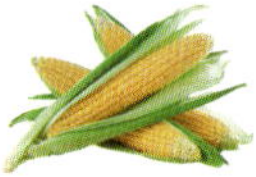

促进维生素吸收

黄酒

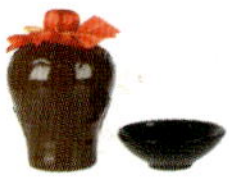

治疗乳腺癌

Bad Food 相克食物搭配及后果

动物肝脏

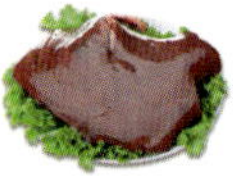

破坏维生素 C

虾

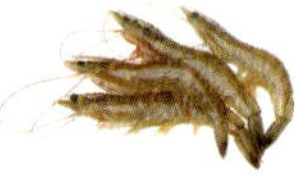

产生毒素

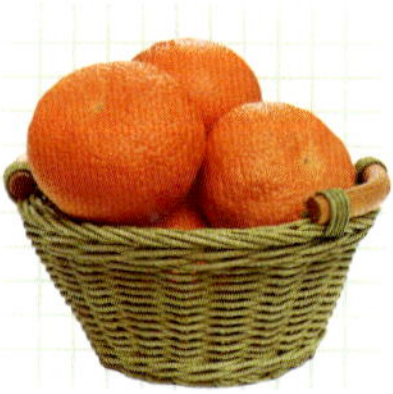

蜜橘

【别名】
橘子

【每餐适用量】
1~3 个

选购 色泽呈闪亮的橘色或深黄色，底部有灰色的小圆圈，皮薄有清香为佳。

保存 用小苏打浸泡后自然风干，装进保鲜膜密封保存。

营养成分表（可食部100克）

热量	45千卡	维生素A	277微克	磷	18毫克
水分	88.2克	胡萝卜素	1660微克	钾	177毫克
蛋白质	0.8克	烟酸	0.2毫克	钠	1.3毫克
脂肪	0.4克	维生素C	19毫克	镁	16毫克
碳水化合物	10.3克	维生素E	0.45毫克	铁	0.2毫克
膳食纤维	1.4克	钙	19毫克	锌	0.10毫克

营养价值

富含维生素C与柠檬酸，有美容和消除疲劳的作用；内侧薄皮含膳食纤维及果胶，可促进通便，且能降低胆固醇。橘皮苷可降低沉积在动脉血管中的胆固醇；橘汁能抑制阻断癌细胞的生长。

适宜人群

一般人群均可食用。

Good Food 相宜食物搭配及功效

生姜

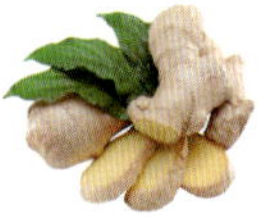

治疗感冒

玉米

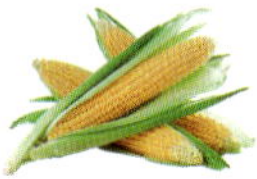

有利于维生素的吸收

Bad Food 相克食物搭配及后果

兔肉

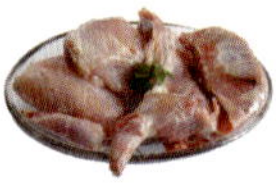

腹泻，损害肠胃

白萝卜

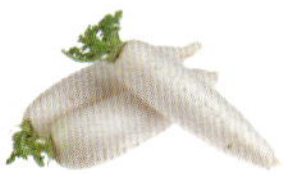

引发甲状腺肿大

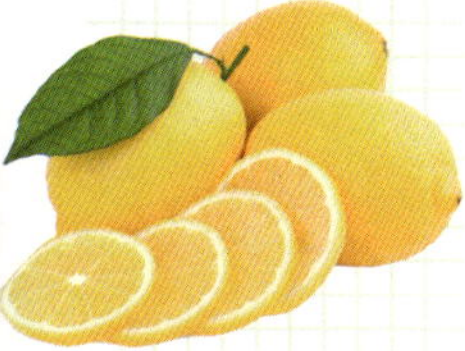

柠檬

【别名】

柠果、黎檬、洋柠檬、益母果

【每餐适用量】

100~200克

选购 个头中等，果形椭圆，似橄榄球状，皮色鲜黄，香气浓郁为佳。

保存 切片放在蜂蜜中腌渍，放在冰箱中保存。

营养成分表（可食部100克）

热量	37千卡	烟酸	0.6毫克	钠	1.1毫克
水分	91.0克	维生素C	22毫克	镁	37毫克
蛋白质	1.1克	维生素E	1.14毫克	铁	0.8毫克
脂肪	1.2克	钙	101毫克	锌	0.65毫克
碳水化合物	6.2克	磷	22毫克		
膳食纤维	1.3克	钾	209毫克		

营养价值

热量很低，富含柠檬酸、钾、钙、铁、维生素C、P和生物类黄酮。有生津解暑开胃、预防心血管疾病、清热化痰、抗菌消炎、美白肌肤等功效。

适宜人群

暑热口干烦躁、消化不良者，维生素C缺乏者，孕妇，肾结石患者，高血压、心肌梗死患者。

Good Food 相宜食物搭配及功效

马蹄

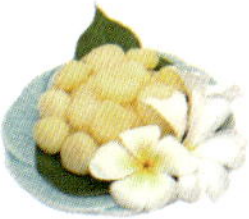

生津止渴

蜂蜜

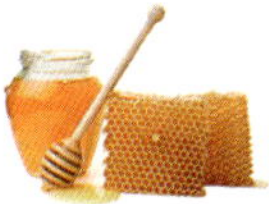

清热解毒

Bad Food 相克食物搭配及后果

牛奶

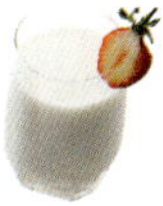

影响蛋白质的吸收

橘子

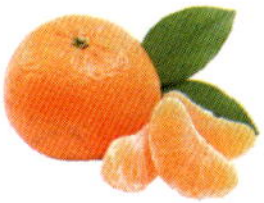

易导致消化道溃疡

早橘 营养成分（每 100 克）

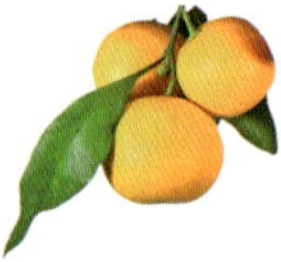

热量	57 千卡
蛋白质	1.2 克
脂肪	0.2 克
碳水化合物	12.6 克
膳食纤维	0.1 克
钙	21 毫克

福橘 营养成分（每 100 克）

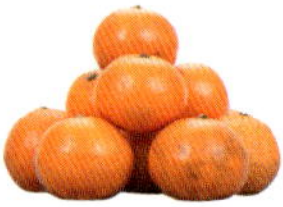

热量	46 千卡
蛋白质	1.0 克
脂肪	0.2 克
碳水化合物	10.3 克
膳食纤维	0.4 克
钙	27 毫克

金橘 营养成分（每 100 克）

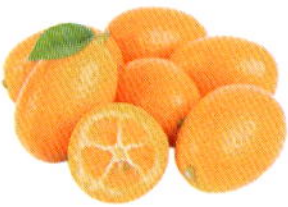

热量	58 千卡
蛋白质	1.0 克
脂肪	0.2 克
碳水化合物	13.7 克
膳食纤维	1.4 克
钙	56 毫克

芦柑 营养成分（每 100 克）

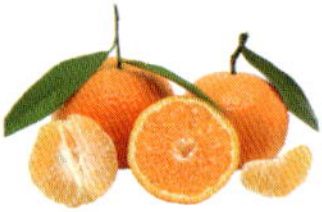

热量	44 千卡
蛋白质	0.6 克
脂肪	0.2 克
碳水化合物	10.3 克
膳食纤维	0.6 克
钙	45 毫克

金钱橘 营养成分（每 100 克）

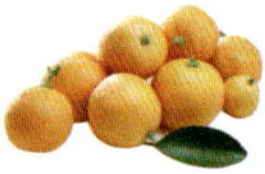

热量	55 千卡
蛋白质	1 克
脂肪	0.2 克
碳水化合物	13.7 克
膳食纤维	1.4 克
钙	56 毫克

四川红橘 营养成分（每 100 克）

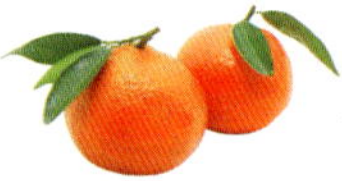

热量	42 千卡
蛋白质	0.7 克
脂肪	0.1 克
碳水化合物	9.8 克
膳食纤维	0.7 克
钙	42 毫克

西柚 营养成分（每 100 克）

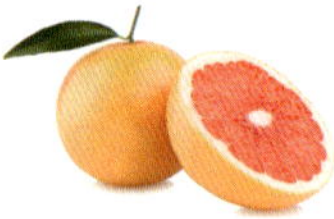

热量	33 千卡
蛋白质	0.7 克
脂肪	0.3 克
碳水化合物	7.8 克
膳食纤维	0.2 克
维生素 B_6	0.01 毫克

柚子 营养成分（每 100 克）

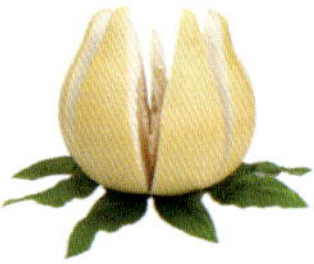

热量	42 千卡
蛋白质	0.8 克
脂肪	0.2 克
碳水化合物	9.5 克
膳食纤维	0.4 克
钙	4 毫克

香蕉

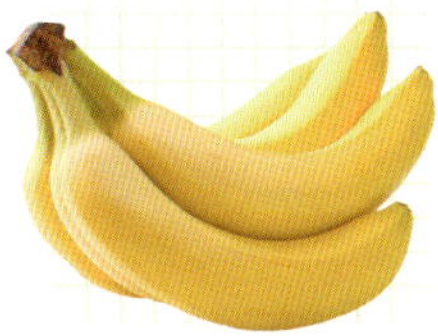

【别名】
蕉子、蕉果、甘蕉

【每次适用量】
1~2 支

选购 果皮鲜黄或青黄，梳柄完整，无缺只和脱落；表面光滑无创伤、饱满。

保存 适宜保存温度 11~18 度，最长可保存 13 天。

营养成分表（可食部100克）

热量	93千卡	维生素A	10微克	磷	28毫克
水分	75.8克	胡萝卜素	60微克	钾	256毫克
蛋白质	1.4克	烟酸	0.7毫克	钠	0.8毫克
脂肪	0.2克	维生素C	8毫克	镁	43毫克
碳水化合物	22.0克	维生素E	0.24毫克	铁	0.4毫克
膳食纤维	1.2克	钙	7毫克	锌	0.18毫克

营养价值

含水量高且含丰富的碳水化合物、蛋白质、膳食纤维、磷、钾、维生素，还含三种天然糖份：蔗糖、果糖和葡萄糖；有补充能量、保护胃黏膜、降血压、润肠道和帮助睡眠等作用。

适宜人群

口干、咽干喉痛、大便干燥或带血、痔疮、上消化道溃疡、宿醉、高血压、冠心病、动脉硬化者。

Good Food 相宜食物搭配及功效

牛奶

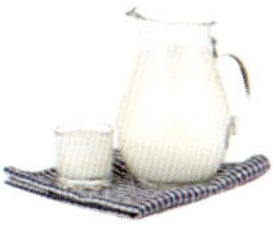

提高维生素 B_{12} 的吸收

燕麦

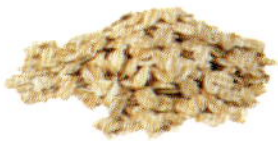

改善睡眠

Bad Food 相克食物搭配及后果

芋头

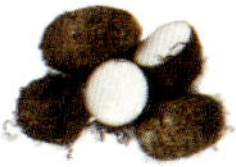

导致腹胀

西瓜

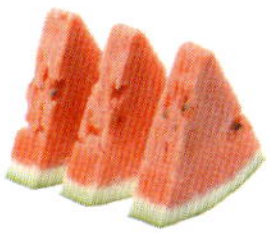

引起腹泻

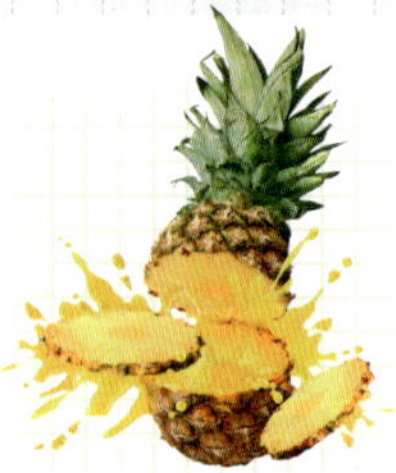

菠萝

【别名】

番梨、露兜子、凤梨

【每餐适用量】

100 克

选购 有重量感、香味醇厚，切开后不宜有果汁流出。

保存 未削皮可在常温下保存，削皮后用保鲜膜包好放在冰箱里，不超过两天。

营养成分表（可食部100克）

热量	44千卡	维生素A	3微克	磷	9毫克
水分	88.4克	胡萝卜素	20微克	钾	113毫克
蛋白质	0.5克	烟酸	0.2毫克	钠	0.8毫克
脂肪	0.1克	维生素C	18毫克	镁	8毫克
碳水化合物	10.8克	维生素E	0毫克	铁	0.6毫克
膳食纤维	1.3克	钙	12毫克	锌	0.14毫克

营养价值

含糖类、蛋白质、脂肪、蛋白质分解酵素、多种维生素和矿物质、有机酸类、尼克酸等，还含能分解蛋白质的“菠萝朊酶”。具消除水肿、减肥、助消化、去油腻、整肠胃、治感冒和美容等功效。

适宜人群

烦躁、肾炎、高血压、支气管炎、消化不良者。

Good Food 相宜食物搭配及功效

茅根

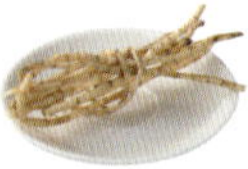

治疗肾炎

鸡肉

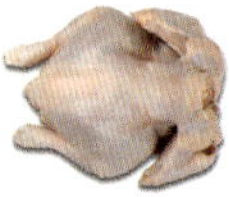

补虚填津、温中益气

Bad Food 相克食物搭配及后果

白萝卜

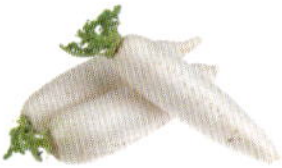

破坏维生素 C

牛奶

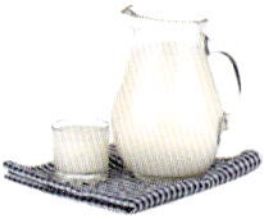

影响消化吸收

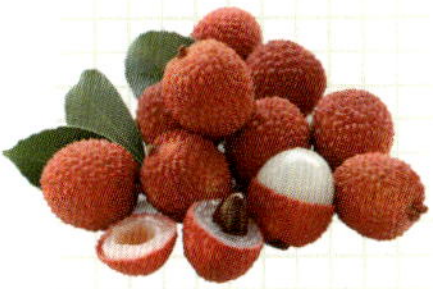

荔枝

【别名】

丹荔、丽枝、香果、勒荔、离支

【每餐适用量】

300克以内

选购 颜色不必太鲜艳，外壳龟裂片平坦、缝合线明显，轻捏手感发紧且有弹性为佳。

保存 低温高湿保存。

营养成分表（可食部100克）

热量	71千卡	维生素A	2微克	磷	24毫克
水分	81.9克	胡萝卜素	10微克	钾	151毫克
蛋白质	0.9克	烟酸	1.1毫克	钠	1.7毫克
脂肪	0.2克	维生素C	41毫克	镁	12毫克
碳水化合物	16.6克	维生素E	0毫克	铁	0.4毫克
膳食纤维	0.5克	钙	2毫克	锌	0.17毫克

营养价值

含葡萄糖、蔗糖、蛋白质、脂肪、胡萝卜素、维生素、有机酸、矿物质、精氨酸、色氨酸等成分。有补脑、消肿解毒、止血止痛和美容等功效。

适宜人群

一般人群均可食用。尤其适合产妇、老人、体质虚弱者、病后调养者；贫血、胃寒和口臭者。

Good Food 相宜食物搭配及功效

红枣

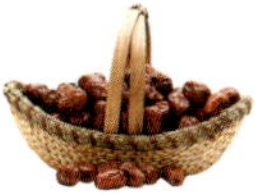

治脾虚腹泻

白酒

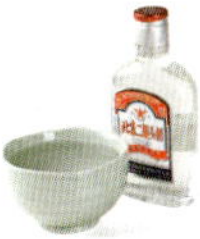

治胃痛

Bad Food 相克食物搭配及后果

鹅肉

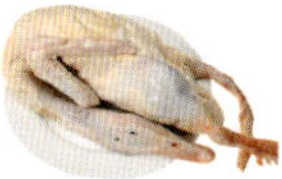

脸上长斑

核桃

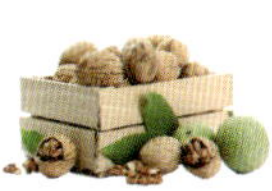

破坏维生素C

芒果

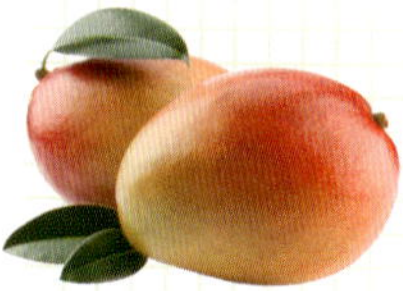

【别名】
庵罗果、檬果、蜜望子、香盖

【每天适用量】
1个

选购 颜色不十分均匀，有芒果清香，硬度和弹性适中为佳。

保存 冰箱冷藏保存2~5天。

营养成分表（可食部100克）

热量	35千卡	维生素A	150微克	钾	138毫克
水分	90.6克	胡萝卜素	897微克	钠	2.8毫克
蛋白质	0.6克	烟酸	0.3毫克	镁	14毫克
脂肪	0.2克	维生素C	23毫克	铁	0.2毫克
碳水化合物	8.3克	维生素E	1.21毫克	锌	0.09毫克
膳食纤维	1.3克	磷	11毫克		

营养价值

含丰富的蛋白质、芒果酮酸、维生素A、维生素B、维生素C、胡萝卜素及多种矿物质和氨基酸。有防治心血管疾病、抗癌、明目、美化肌肤、防治便秘和杀菌等功效。

适宜人群

慢性咽炎、音哑者、眩晕症、美尼尔综合征、高血压眩晕者及孕妇胸闷作呕时。

Good Food 相宜食物搭配及功效

蜂蜜

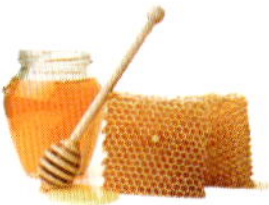

防治晕车、晕船、呕吐

木瓜

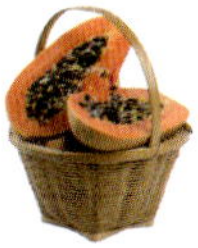

美肤养颜

Bad Food 相克食物搭配及后果

大蒜

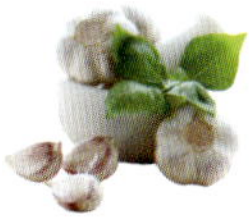

易导致黄疸

竹笋

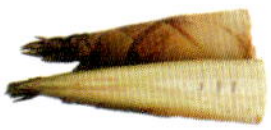

降低营养

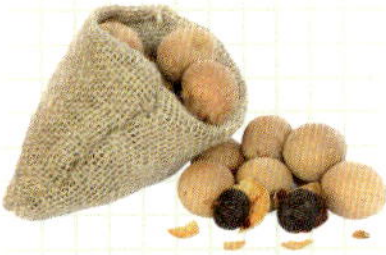

桂圆

【别名】

龙眼、益智、骊珠、元肉

【每天适用量】

约 5 颗

选购 壳黄褐光洁，薄而脆，摇动不响，肉色黄亮，质脆柔糯，味浓甜为佳。

保存 放入冰箱可存放 2~3 天。

营养成分表（可食部100克）

热量	71千卡	维生素A	3微克	钾	1348毫克
水分	81.4克	胡萝卜素	20微克	钠	3.3毫克
蛋白质	1.2克	烟酸	1.3毫克	镁	81毫克
脂肪	0.1克	维生素C	43毫克	铁	0.7毫克
碳水化合物	16.6克	钙	38毫克	锌	0.55毫克
膳食纤维	0.4克	磷	206毫克		

营养价值

营养价值在水果中名列前茅，是极好的滋补品。有补血安神、健脑益智的功效，对失眠、心悸、神经衰落记忆力减退、贫血有很好的疗效。其滋补作用对病后需要调养及体质虚弱的人有益。

适宜人群

一般人群均可食用。尤适宜体质虚弱的老年人、记忆力低下者、头晕失眠者、妇女食用。

Good Food 相宜食物搭配及功效

大米

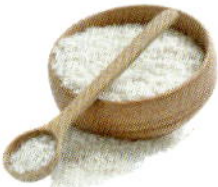

补充元气

莲子

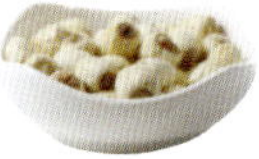

养心安神

鸡蛋

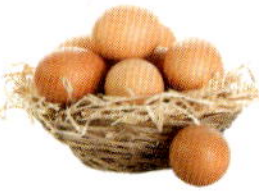

治血虚引起的头痛

人参

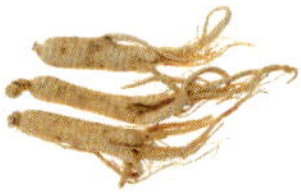

增强免疫

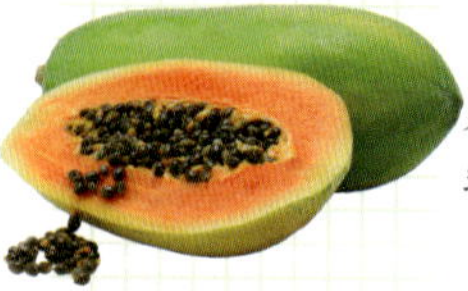

木瓜

【别名】
番木瓜、番瓜、乳瓜、木冬瓜

【每次适用量】
1/4个

选购 瓜身全都黄透、光滑、无伤痕，瓜蒂新鲜为佳。

保存 现买现吃。未成熟可用纸包好于阴凉处放几天食用。

营养成分表（可食部100克）

热量	29千卡	维生素A	0.3微克	磷	12毫克
水分	92.2克	胡萝卜素	150微克	钾	18毫克
蛋白质	0.4克	烟酸	0.3毫克	钠	28.0毫克
脂肪	0.1克	维生素C	43毫克	镁	9毫克
碳水化合物	7.0克	维生素E	0.30毫克	铁	0.2毫克
膳食纤维	0.8克	钙	17毫克	锌	0.25毫克

营养价值

含木瓜酵素以及多种维生素、矿物质和胡萝卜素等，有调节神经功能、抗发炎、镇痛、助消化、去除脸上老化的角质层、清理肠胃、改善胃炎和十二指溃疡等作用，还能抗衰老。

适宜人群

慢性萎缩性胃炎患者、缺奶的产妇、风湿筋骨痛、跌打扭挫伤患者、消化不良、肥胖患者。

Good Food 相宜食物搭配及功效

牛奶

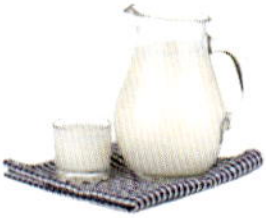

美容养颜

银耳

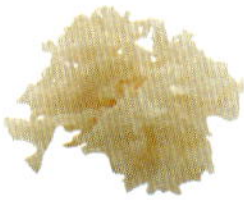

润喉、美肌

Bad Food 相克食物搭配及后果

虾

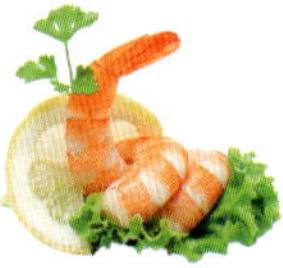

腹痛头晕、食物中毒

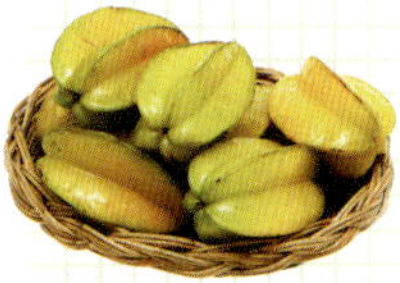

杨桃

【别名】
五棱子、羊桃、阳桃、三棱子

【每次适用量】
1/2 个

选购 皮薄如膜、纤维少、果脆汁多、甜酸可口、芳香清甜为佳。

保存 通风、避光保存。

营养成分表（可食部100克）

热量	31千卡	维生素B_1	0.02毫克	磷	18毫克
水分	91.4克	维生素B_2	0.03毫克	钾	128毫克
蛋白质	0.6克	烟酸	0.7毫克	钠	1.4毫克
脂肪	0.2克	维生素C	7毫克	镁	10毫克
碳水化合物	7.4克	维生素E	0毫克	铁	0.4毫克
膳食纤维	1.2克	钙	4毫克	锌	0.39毫克

营养价值 含蔗糖、葡萄糖和果糖，易于吸收，能快速恢复体力。含有的水分和糖类与有机酸产生作用，可提高骨液酸度，帮助消化和代谢，促进钙质吸收，可预防骨质疏松、高血压、动脉硬化等。

适宜人群 风热咳嗽、咽喉疼痛、小便热涩、泌尿系统结石、心血管疾病、肥胖症患者。

Good Food 相宜食物搭配及功效

白糖

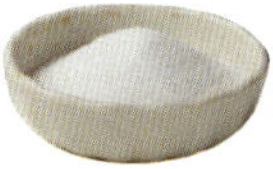

消暑利水

菠菜

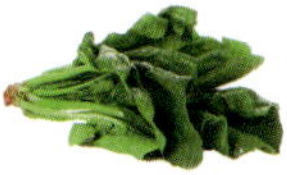

防老抗癌

Bad Food 相克食物搭配及后果

奶酪

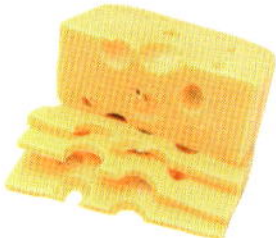

引起腹泻

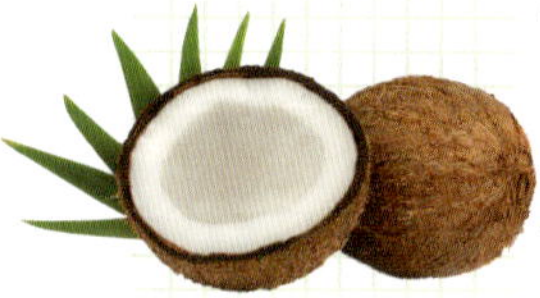

椰子

【别名】

胥椰、胥余、越子头、椰僳、胥耶

【每餐适用量】

椰汁 150 毫升

选购 有完整青色外皮，顶端的三棱稍坚实为佳。

保存 常温或低温存储。

营养成分表（可食部100克）

热量	241千卡	维生素B_1	0.01毫克	钾	475毫克
水分	51.8克	维生素B_2	0.01毫克	钠	55.6毫克
蛋白质	4.0克	烟酸	0.5毫克	镁	65毫克
脂肪	12.1克	维生素C	6毫克	铁	1.8毫克
碳水化合物	31.3克	钙	2毫克	锌	0.92毫克
膳食纤维	4.7克	磷	90毫克		

营养价值

椰汁及椰肉含水量蛋白质、果糖、葡萄糖、蔗糖、脂肪、维生素和矿物质，以及棕榈酸、油酸、月桂酸、脂肪酸和游离脂肪酸等。有清热解暑、生津止渴的功效，可以美容护肤，使人面色润泽。

适宜人群

身体虚弱、四肢乏力、容易倦怠者。

Good Food
相宜食物搭配及功效

牛奶

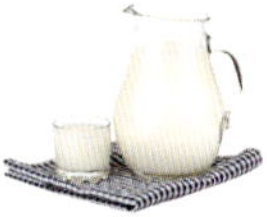

利于营养吸收

白菜

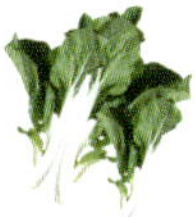

消除疲劳、促进消化

糯米

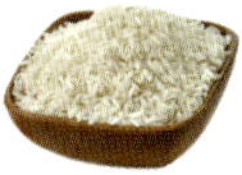

补气健脾、宁心安神

冬瓜

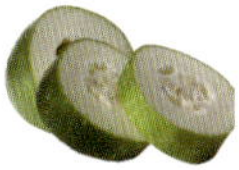

泻肺火

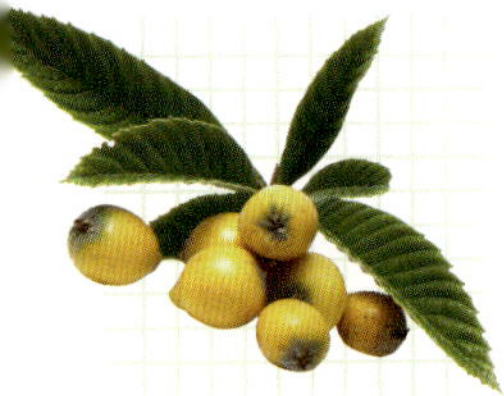

枇杷

【别名】

腊兄、金丸、卢橘、粗客

【每餐适用量】

10 ～ 30 克

选购 个大匀称、倒卵形，皮橙黄，茸毛完整、多汁、皮薄肉厚、无青果为佳。

保存 储存在干燥通风的地方即可。

营养成分表（可食部100克）

热量	41千卡	维生素B_1	0.01微克	磷	122毫克
水分	89.3克	维生素B_2	0.03微克	钾	4.0毫克
蛋白质	0.8克	烟酸	0.3毫克	钠	10毫克
脂肪	0.2克	维生素C	8毫克	镁	1.1毫克
碳水化合物	9.3克	维生素E	17毫克	铁	0.21毫克
膳食纤维	0.8克	钙	8毫克	锌	0.72毫克

营养价值

营养丰富，有机酸能刺激消化腺分泌，有增进食欲、帮助消化吸收、止渴解暑的作用；丰富的维生素B，对保护视力、保持皮肤健康润泽、促进儿童的身体发育有很好的作用；枇杷不论是叶、果和核都含有扁桃苷，有润肺、止咳的功效。

适宜人群

肺痿咳嗽、胸闷多痰、劳伤吐血及坏血病患者。

Good Food 相宜食物搭配及功效

银耳

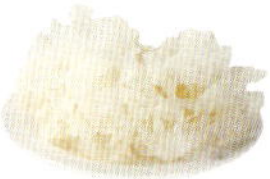

生津止渴

海蜇

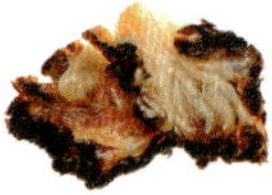

清热、化痰、止渴

Bad Food 相克食物搭配及后果

黄瓜

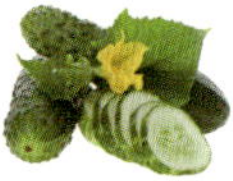

破坏维生素C

海味

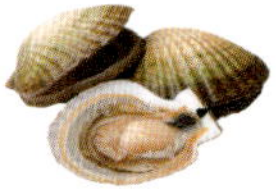

影响蛋白质的吸收

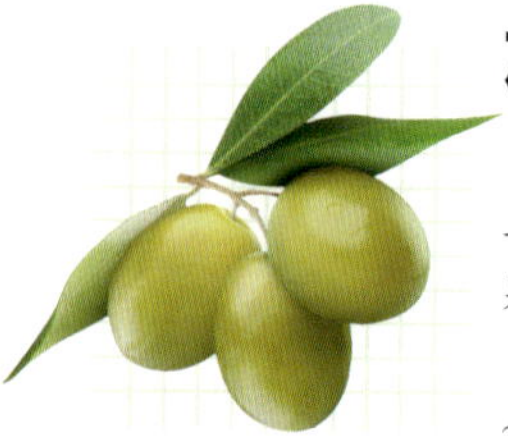

橄榄

【别名】
青果、忠果、谏果

【每餐适用量】
3~5 枚

选购 请勿购买特别青绿没有一点黄色的，也不要购买变黄且有黑点的。

保存 放在有少量大米的罐子里保存，吃的时候再洗。

营养成分表（可食部100克）

热量	57千卡	维生素A	22毫克	磷	23毫克
水分	83.1克	胡萝卜素	130毫克	钠	10毫克
蛋白质	0.8克	烟酸	0.7毫克	镁	0.2毫克
脂肪	0.2克	维生素C	3毫克	铁	0.25毫克
碳水化合物	15.1克	维生素E	49毫克	锌	0.35毫克
膳食纤维	4.0克	钙	18毫克		

营养价值

橄榄果肉营养丰富，鲜食有益人体健康，含钙较多，对儿童骨骼发育有帮助。鲜橄榄可解煤气、酒精和鱼蟹中毒，食之能清热解毒、化痰、消积。

适宜人群

流感、呼吸道感染、醉酒、咳嗽咳血、急性痢疾、坏血病、高胆固醇血症、动脉硬化者及孕妇。

Good Food 相宜食物搭配及功效

猪肉

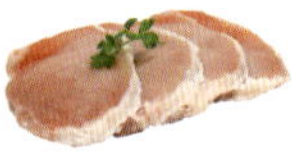

可谓止血、舒筋活络

白萝卜

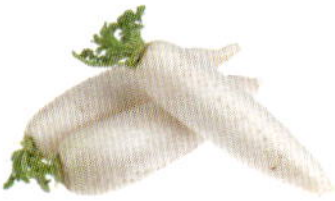

清热解毒、利咽泻火

Bad Food 相克食物搭配及后果

海产品

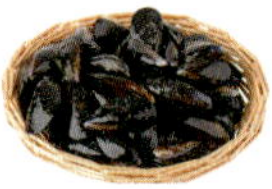

导致腹痛、恶心、腹泻

黄瓜

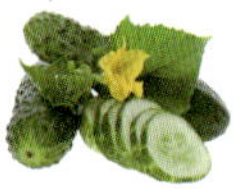

破坏维生素 C

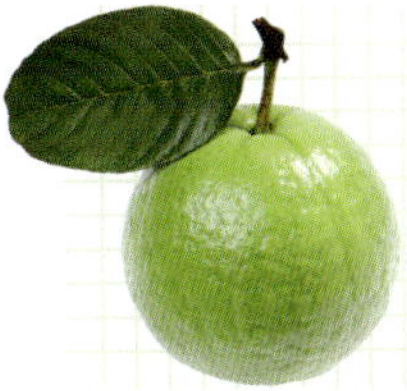

番石榴

【别名】
鸡矢果、拔子、番桃树、缅桃

【每餐适用量】
1个

选购 表皮光滑无碰损斑痕的，皮色黄中带绿的为上品。

保存 番石榴成熟后很易变坏，需立即吃用。

营养成分表（可食部100克）

热量	53千卡	维生素B_1	0.02毫克	磷	235毫克
水分	83.9克	维生素B_2	0.05毫克	钾	3.3毫克
蛋白质	1.1克	烟酸	0.3毫克	钠	10毫克
脂肪	0.4克	维生素C	68毫克	镁	0.2毫克
碳水化合物	14.2克	维生素E	13毫克	铁	0.21毫克
膳食纤维	5.9克	钙	16毫克	锌	1.62毫克

营养价值

营养丰富，可增加食欲，促进儿童生长发育。维生素C含量很高，矿物质丰富，种子中铁含量尤其高，最好一起吃。可以防老，排除体内毒素。

适宜人群

生长发育期的儿童、对于高血压、糖尿病、肥胖症及肠胃不佳者，是为理想之食用水果。

Good Food
相宜食物搭配及功效

生姜

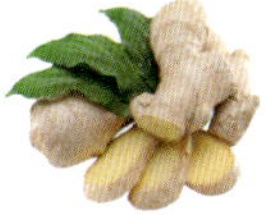

增进食欲

冰糖

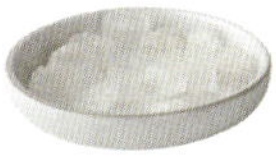

生津止渴、镇静安神

Bad Food
相克食物搭配及后果

螃蟹

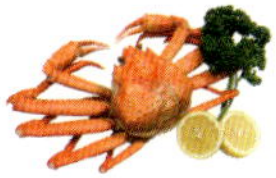

刺激肠胃、不利消化

带鱼

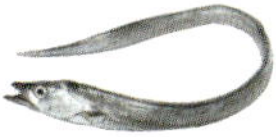

易产生头晕、恶心、腹痛、腹泻

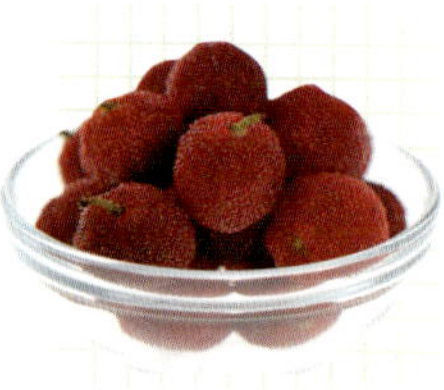

杨梅

【别名】

龙睛、朱红、水杨梅、白蒂梅

【每餐适用量】

40克

选购 果面干燥、无水迹，个大浑圆饱满、圆刺、核小，汁多、味甜者为好。

保存 放在冰箱冷藏可存放3~5天。

营养成分表（可食部100克）

热量	30千卡	维生素A	7微克	磷	8毫克
水分	92.0克	胡萝卜素	40微克	钾	149毫克
蛋白质	0.8克	烟酸	0.3毫克	钠	0.7毫克
脂肪	0.2克	维生素C	9毫克	镁	10毫克
碳水化合物	6.7克	维生素E	0.81毫克	铁	0.1毫克
膳食纤维	1.0克	钙	14毫克	锌	0.14毫克

营养价值

富含纤维素、矿物质、维生素和一定量的蛋白质、脂肪、果胶及8种对人体有益的氨基酸，有生津止渴、和胃消食的功效。还含一定的抗癌物质；大量的维生素C，能增强毛细血管的通透性，有降血脂、阻止致癌物质在体内合成等功效。

适宜人群

湿热、阴虚体质、痢疾腹痛、下痢不止者。

Good Food 相宜食物搭配及功效

马蹄

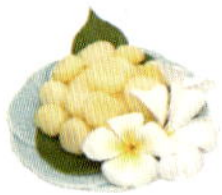

营养丰富

蜂蜜

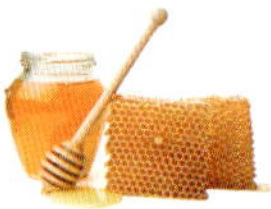

生津润燥、补中和胃

Bad Food 相克食物搭配及后果

鲤鱼

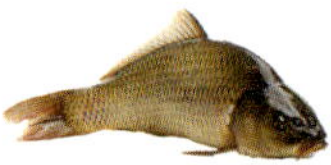

产生有毒物质

猪肉

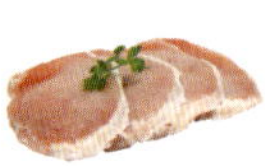

降低营养价值

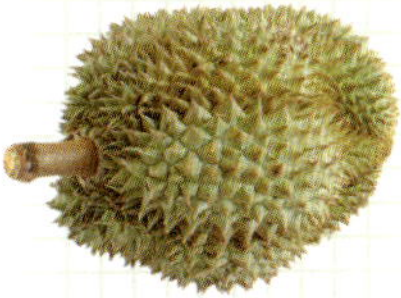

榴莲

【别名】
韶子、麝香猫果

【每餐适用量】
100 克

选购 外形多丘陵状、果形完整端正、果皮呈深咖啡色且味道浓烈，摇晃感觉有物为佳。

保存 果肉宜放进冰箱冷藏。

营养成分表（可食部100克）

热量	147千卡	胡萝卜素	0.2微克	钙	4毫克
蛋白质	2.6克	维生素B_1	0.2毫克	磷	38毫克
脂肪	3.3克	维生素B_2	0.13毫克	钾	261毫克
碳水化合物	28.3克	烟酸	1.19毫克	镁	27毫克
膳食纤维	1.7克	维生素C	2.8毫克	铁	0.3毫克
维生素A	3微克	维生素E	2.28毫克	硒	3.26毫克

营养价值

榴莲含大量的糖分，热量高；富含人体必需的矿质元素，钾和钙的含量特别高；所含氨基酸的种类齐全，含量丰富。有强身健体、活血散寒、缓解经痛和开胃促消化等作用。

适宜人群

一般人群均可食。尤适宜病后及妇女产后。

Good Food 相宜食物搭配及功效

山竹

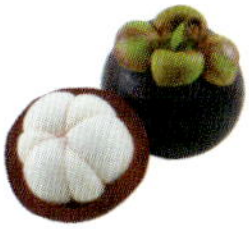

消火

鸡肉

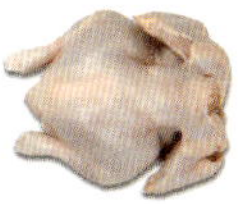

滋润养阴、补血益气

Bad Food 相克食物搭配及后果

酒

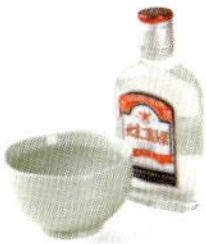

身体不适

芭蕉 营养成分（每100克）

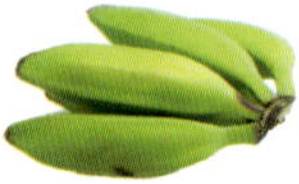

热量	115千卡
蛋白质	1.2克
脂肪	0.1克
碳水化合物	28.9克
膳食纤维	3.1克
钙	6毫克

莲雾 营养成分（每100克）

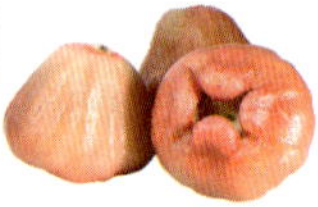

热量	33千卡
水分	90.75克
蛋白质	0.69克
碳水化合物	7.68克
维生素C	7.8毫克
维生素E	0.7毫克

菠萝蜜 营养成分（每100克）

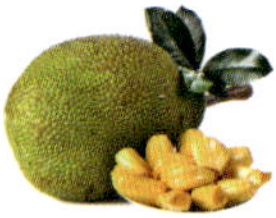

热量	105千卡
蛋白质	0.2克
脂肪	0.3克
碳水化合物	25.7克
膳食纤维	0.8克
钙	9毫克

刺梨 营养成分（每100克）

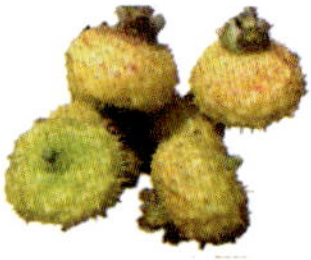

热量	63千卡
蛋白质	0.7克
脂肪	0.1克
碳水化合物	16.9克
膳食纤维	4.1克
钙	68毫克

桂圆干 营养成分（每100克）

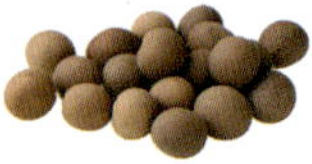

热量	277千卡
蛋白质	5.0克
脂肪	0.2克
碳水化合物	64.8克
膳食纤维	2.0克
钙	38毫克

桂圆肉 营养成分（每100克）

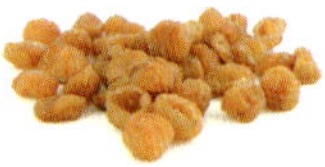

热量	317千卡
蛋白质	4.6克
脂肪	1.0克
碳水化合物	73.5克
膳食纤维	2.0克
钙	39毫克

黄皮果 营养成分（每100克）

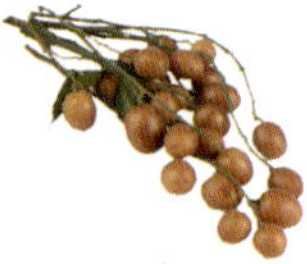

热量	39千卡
蛋白质	1.6克
脂肪	0.2克
碳水化合物	9.9克
膳食纤维	4.3克
维生素C	35毫克

人参果 营养成分（每100克）

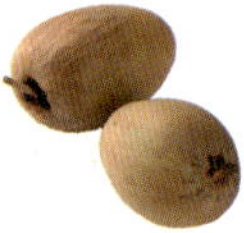

热量	87千卡
蛋白质	0.6克
脂肪	0.7克
碳水化合物	21.2克
膳食纤维	3.5克
钙	13毫克

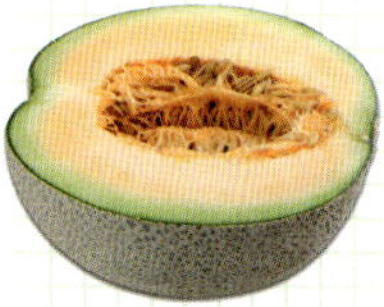

哈密瓜

【别名】
哈密瓜、甜瓜、甘瓜、网纹瓜

【每餐适用量】
90 克

选购 色泽鲜艳、有瓜香、坚实而微软为佳。

保存 常温存储，不要碰伤瓜皮。

营养成分表（可食部100克）

热量	34千卡	维生素A	153微克	钠	26.7毫克
水分	91.0克	胡萝卜素	920微克	镁	19毫克
蛋白质	0.5克	维生素C	12毫克	锌	0.13毫克
脂肪	0.1克	钙	4毫克		
碳水化合物	7.9克	磷	19毫克		
膳食纤维	0.2克	钾	190毫克		

营养价值

营养十分丰富，含钾量较高，可以有效预防冠心病；富含的维生素C和B族维生素，能够提供正常新陈代谢的需要；同时含丰富的抗氧化剂，能减少皮肤黑色素形成。哈密瓜还有利小便、除烦、生津止渴、等功效。

适宜人群

肾病、胃病、咳嗽痰喘、贫血和便秘患者。

Good Food 相宜食物搭配及功效

银耳

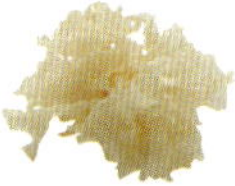

润肺止咳

Bad Food 相克食物搭配及后果

香蕉

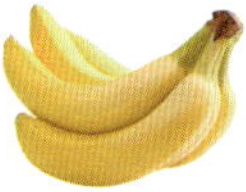

加重肾衰

梨

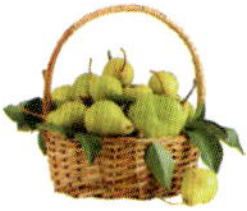

引起腹泻

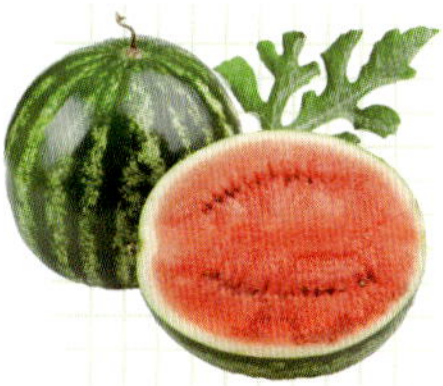

西瓜

【别名】

寒瓜、天生白虎汤、夏瓜、水瓜

【每次适用量】

200克

选购 果柄新鲜，表皮纹路扩散，用手拍有清翠声响为佳。

保存 未切开放在常温下保存，切开后放进冰箱冷藏。

营养成分表（可食部100克）

热量	26千卡	维生素A	75微克	磷	9毫克
水分	93.3克	胡萝卜素	450微克	钾	87毫克
蛋白质	0.6克	烟酸	0.2毫克	钠	3.2毫克
脂肪	0.1克	维生素C	6毫克	镁	8毫克
碳水化合物	5.8克	维生素E	0.10毫克	铁	0.3毫克
膳食纤维	0.3克	钙	8毫克	锌	0.10毫克

营养价值 含93%的水分，热量较低。除不含脂肪和胆固醇，含有人体所需的各种营养成分，如葡萄糖、果糖、膳食纤维、矿物质、氨基酸等。有降热解暑、降血压、除烦止渴、利水消肿等功效。

适宜人群 一般人群均可食用。尤适宜高血压患者、急慢性肾炎患者、胆囊炎患者、高热不退者。

Good Food 相宜食物搭配及功效

大蒜

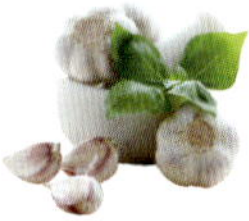

营养丰富

鸡蛋

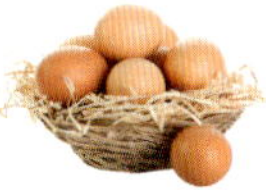

滋阴润燥

Bad Food 相克食物搭配及后果

鱼肉

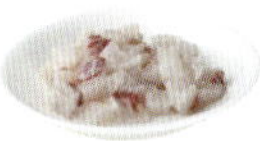

降低锌的吸收

猕猴桃

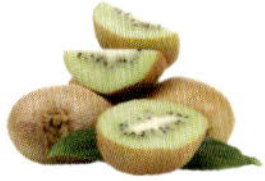

诱发呕吐

白金瓜

营养成分（每 100 克）

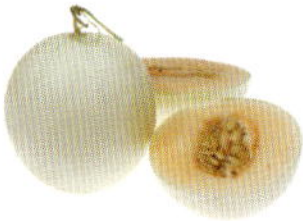

热量	25 千卡
蛋白质	0.4 克
脂肪	0 克
碳水化合物	6.2 克
膳食纤维	0.5 克
钙	12 毫克

白兰瓜

营养成分（每 100 克）

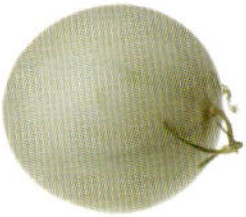

热量	23 千卡
蛋白质	0.6 克
脂肪	0.1 克
碳水化合物	5.3 克
膳食纤维	0.8 克
钙	24 毫克

灵蜜瓜

营养成分（每 100 克）

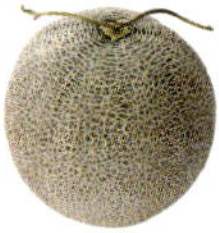

热量	4 千卡
蛋白质	0.5 克
脂肪	0.1 克
碳水化合物	0.4 克
膳食纤维	0.4 克
钙	12 毫克

黄河蜜瓜

营养成分（每 100 克）

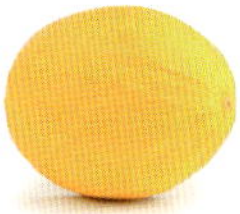

热量	11 千卡
蛋白质	0.4 克
脂肪	0 克
碳水化合物	4.0 克
膳食纤维	3.2 克
维生素 C	15 毫克

籽瓜

营养成分（每 100 克）

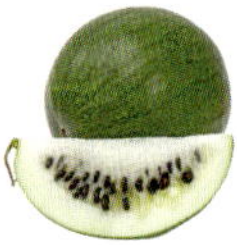

热量	5 千卡
蛋白质	0.2 克
脂肪	0.3 克
碳水化合物	0.6 克
膳食纤维	0.5 克
维生素 C	10 毫克

甜瓜

营养成分（每 100 克）

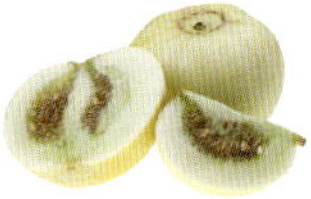

热量	27 千卡
蛋白质	0.4 克
脂肪	0.1 克
碳水化合物	6.2 克
膳食纤维	0.4 克
钙	14 毫克

西瓜（黑皮）

营养成分（每 100 克）

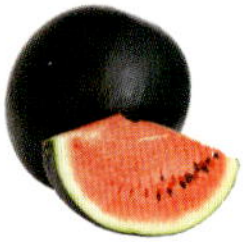

热量	32 千卡
蛋白质	0.7 克
脂肪	0.5 克
碳水化合物	6.5 克
膳食纤维	0.1 克
维生素 C	6 毫克

西瓜（郑州三号）

营养成分（每 100 克）

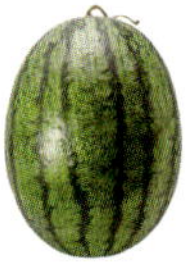

热量	26 千卡
蛋白质	0.6 克
脂肪	0.1 克
碳水化合物	5.7 克
膳食纤维	0.2 克
维生素 C	4 毫克

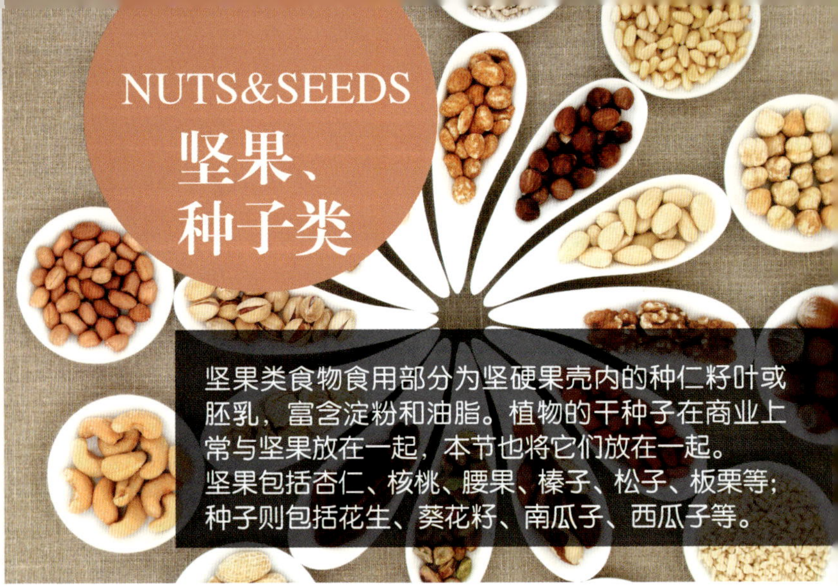

NUTS&SEEDS
坚果、种子类

坚果类食物食用部分为坚硬果壳内的种仁籽叶或胚乳，富含淀粉和油脂。植物的干种子在商业上常与坚果放在一起，本节也将它们放在一起。坚果包括杏仁、核桃、腰果、榛子、松子、板栗等；种子则包括花生、葵花籽、南瓜子、西瓜子等。

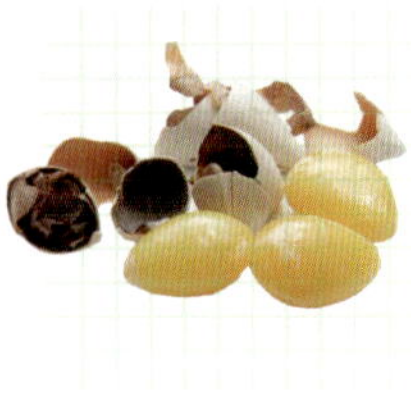

白果（干）

【别名】
银杏、公孙果、银杏核、鸭脚树子

【每天适用量】
10粒

选购 以外壳白色、种仁饱满、里面色白者佳。

保存 干燥密封保存。

营养成分表（可食部100克）

热量	355千卡	维生素A	0微克	磷	23毫克
水分	9.9克	胡萝卜素	0微克	钾	17毫克
蛋白质	13.2克	烟酸	0毫克	钠	17.5毫克
脂肪	1.3克	维生素C	0毫克	镁	0毫克
碳水化合物	72.6克	维生素E	24.7毫克	铁	0.2毫克
膳食纤维	0克	钙	54毫克	锌	0.69毫克

营养价值

含有白果酸、白果酚，有抑菌、杀菌作用，可治疗呼吸道感染性疾病。白果还能活化血小板，使血管扩张，帮助血液循环，起到降血脂的效果，并保护及活化脑部，改善记忆力衰退，延缓老年痴呆症，减轻沮丧的消极心理。但白果含有微量的氢氰酸，不宜过量或频繁食用，且孕妇和幼儿也不宜食用。

适宜人群

一般人群均可食用。尤适宜肺结核咳嗽、老人虚弱哮喘者；妇女体虚白带多，中老年人遗精白浊，小便频数，小儿遗尿者。

Good Food 相宜食物搭配及功效

薏米

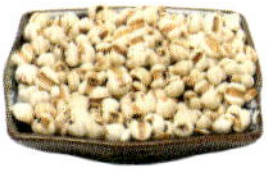

养心润肺

百合

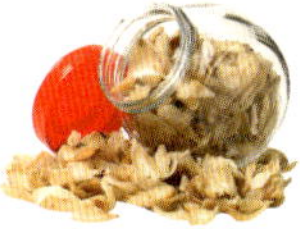

安神助眠

Bad Food 相克食物搭配及后果

鳗鱼

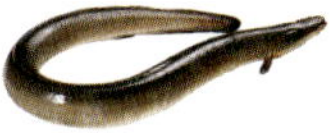

引起身体不适

草鱼

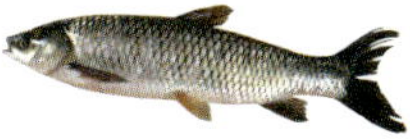

引起身体不适

石榴

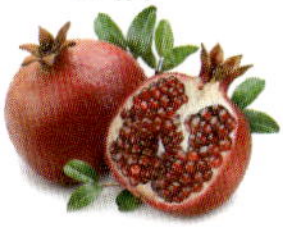

引起身体不适

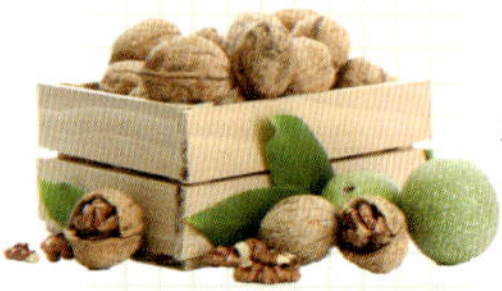

核桃

【别名】
核桃仁、山核桃、胡桃仁、长寿果

【每餐适用量】
20 克

选购 个大圆整，壳薄白净，干燥，桃仁片大且白净。

保存 装入布袋或麻袋，放在通风、干燥、阴凉、无鼠、无虫害的室内。

营养成分表（可食部100克）

热量	646千卡	胡萝卜素	30微克	钙	56毫克
蛋白质	14.9克	烟酸	0.9毫克	磷	294毫克
脂肪	58.8 克	维生素B_1	0.15毫克	钾	385毫克
碳水化合物	19.1克	维生素B_2	0.14毫克	镁	131毫克
膳食纤维	9.5克	维生素C	1毫克	铁	2.7毫克
维生素A	5微克	维生素E	43.21毫克	锌	2.17毫克

营养价值

含丰富的不饱脂肪酸，常食能减少肠道对胆固醇的吸收，大量的脂肪能润肠，治疗便秘，可使消瘦的人增重。核桃仁含亚麻油酸及钙、磷、铁，常食能润肌肤、乌须发，防治头发变白和脱落。

适宜人群

肾虚、肺虚、神经衰弱、气血不足、癌症患者多食；尤其适合脑力劳动者和青少年。

Good Food 相宜食物搭配及功效

红枣

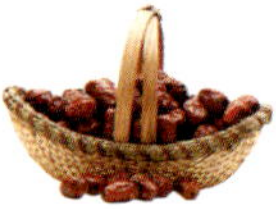

美容养颜

鳝鱼

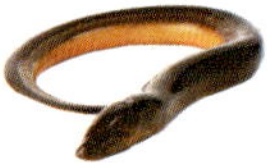

降低血糖

Bad Food 相克食物搭配及后果

黄豆

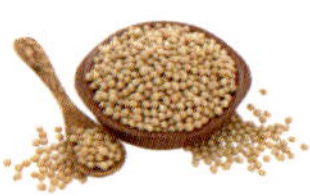

引发腹痛、腹胀

白酒

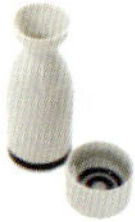

导致血热

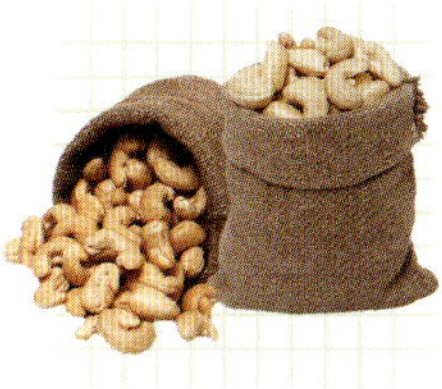

腰果

【别名】
鸡腰果、介寿果

【每餐适用量】
30~50 克

选购 饱满月牙形，气味香，油脂丰富，无蛀虫斑点。

保存 密封于罐中，放入冰箱冷藏，或在阴凉通风处避光保存。

营养成分表（可食部100克）

热量	559千卡	胡萝卜素	49微克	钙	503毫克
蛋白质	17.3克	维生素B_1	0.27毫克	磷	395毫克
脂肪	36.7克	维生素B_2	0.13毫克	钾	503毫克
碳水化合物	41.6克	烟酸	1.3毫克	钠	251.3毫克
膳食纤维	3.6克	维生素C	0毫克	镁	153毫克
维生素A	8微克	维生素E	3.17毫克	铁	4.8毫克

营养价值 热量较高并富含油脂，可润肠通便，并有润肤美容的功效，能延缓衰老。含不饱和脂肪酸，对心脑血管大有益处。维生素B_1含量较高，有补充体力、消除疲劳的功效；还含大量的蛋白酶抑制剂，能控制癌症病情。

适宜人群 一般人群均可食用。

Good Food 相宜食物搭配及功效

莲子

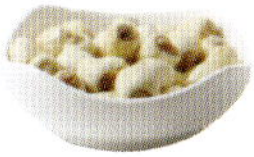

润补五脏

薏米

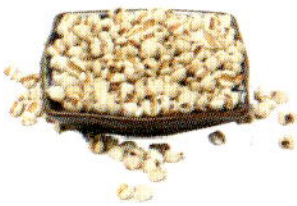

镇静安神

Bad Food 相克食物搭配及后果

虾仁

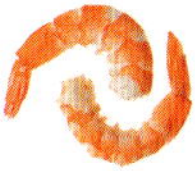

导致高钾血症

鸡蛋

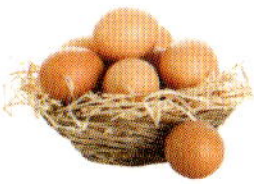

腹痛腹泻

花生

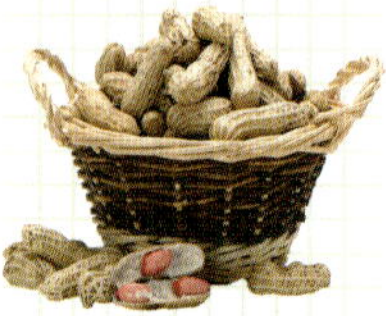

【别名】

落花生、落花参、长生果、地果

【每餐适用量】

80~100 克

选购 外壳纹路清楚而深、颗粒饱满；豆粒完整、表面光润、无外伤虫蛀为佳。

保存 晒干后放在低温、干燥的地方。

营养成分表（可食部100克）

热量	313千卡	维生素A	2微克	磷	250毫克
水分	48.3克	胡萝卜素	10微克	钾	390毫克
蛋白质	12.0克	烟酸	14.1毫克	钠	3.7毫克
脂肪	25.4克	维生素C	14毫克	镁	110毫克
碳水化合物	13.0克	维生素E	2.93毫克	铁	3.4毫克
膳食纤维	7.7克	钙	8毫克	锌	1.79毫克

营养价值 富含不饱和脂肪酸和蛋白质，维生素 B_1、B_2 及维生素 E 等多种维生素，含有人体必需的多种氨基酸。有促进人体新陈代谢、增强记忆力、益智、抗衰老、延长寿命等功效。对于预防心脏病、高血压和脑溢血有食疗作用。

适宜人群 一般人群均可食用。

Good Food 相宜食物搭配及功效

Bad Food 相克食物搭配及后果

红枣

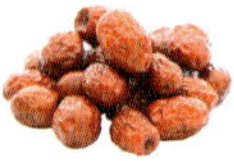

健脾、止血

芹菜

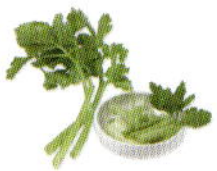

以防心血管疾病

黄瓜

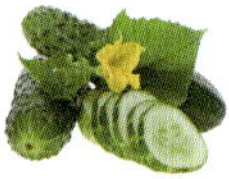

导致腹泻

肉桂

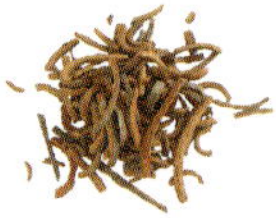

降低营养

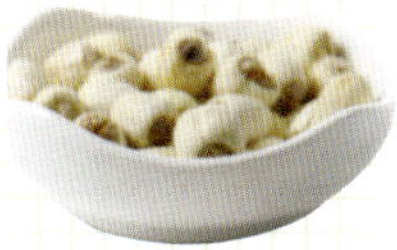

莲子（干）

【别名】
莲宝、莲米、藕实、莲蓬子

【每餐适用量】
6~15克

选购 湘莲品质最好。皮色淡红，皮纹细致，粒大饱满，生吃微甜，一煮就酥。

保存 保存在干爽处。受潮生虫后，晒干凉透再收藏。

营养成分表（可食部100克）

热量	350千卡	维生素A	0微克	磷	550毫克
水分	9.5克	胡萝卜素	0微克	钾	846毫克
蛋白质	17.2克	烟酸	4.2毫克	钠	5.1毫克
脂肪	2.0克	维生素C	0毫克	镁	242毫克
碳水化合物	67.2克	维生素E	2.71毫克	铁	3.6毫克
膳食纤维	3.0克	钙	97毫克	锌	2.78毫克

营养价值

富含蛋白质、多钟维生素和矿物质，热量较高，是很好的钙源、磷源，还含天门冬素和蜜三糖等。有防癌抗癌、滋养补虚、止遗涩精等功效。莲子心含莲心碱、异莲心碱等，有清热泻火功能和显著的强心作用，能扩张外周血管，降低血压。

适宜人群

中老年人、体虚、失眠、食欲不振及癌症病人。

Good Food 相宜食物搭配及功效

红薯

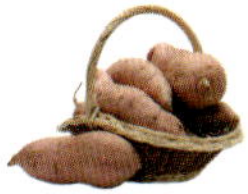

通便、美容

银耳

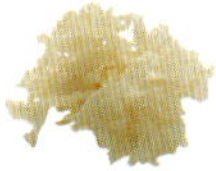

滋补健身

Bad Food 相克食物搭配及后果

蟹

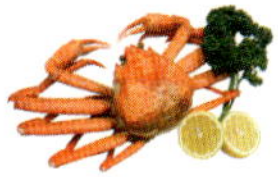

肠胃不适、腹泻

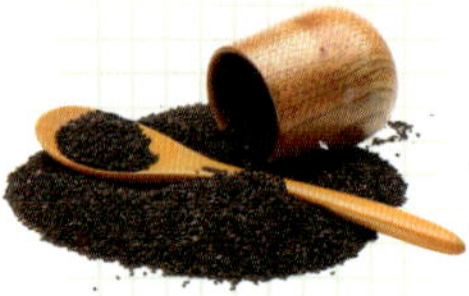

芝麻（黑）

【别名】
脂麻、胡麻、黑芝麻

【每餐适用量】
10~20克

选购 色泽鲜亮、纯净，大而饱满，皮薄，嘴尖而小，有轻微甜感和芝麻香味为佳。

保存 密封干燥的罐子里，放在通风避光的地方。

营养成分表（可食部100克）

热量	559千卡	维生素B_1	0.66毫克	磷	516毫克
水分	5.7克	维生素B_2	0.25毫克	钾	358毫克
蛋白质	19.1克	烟酸	5.9毫克	钠	8.3毫克
脂肪	46.1克	维生素C	0毫克	镁	290毫克
碳水化合物	24.0克	维生素E	50.40毫克	铁	22.7毫克
膳食纤维	14.0克	钙	780毫克	锌	6.13毫克

营养价值 含大量脂肪油，主要为油酸、亚油酸、棕榈酸等；又含甾醇、芝麻素、芝麻酚、多种维生素、蔗糖、卵磷脂和钙。特含亚麻仁油酸，可去除胆固醇。有润肠、补肝益肾、养发、强身体、抗老等功效。

适宜人群 高血脂、高血压、身体虚落、贫血、老年气喘、肺结核、寻荨麻疹、糖尿病、痔疮等患者。

Good Food 相宜食物搭配及功效

海带

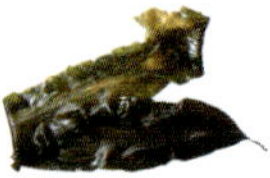

美容抗衰老

核桃

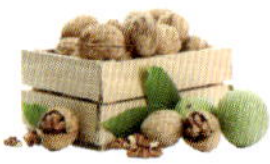

改善睡眠

桑葚

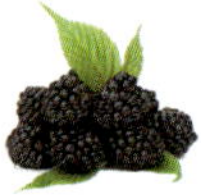

降血脂

杏仁

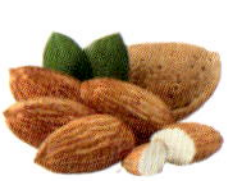

补肝益肾

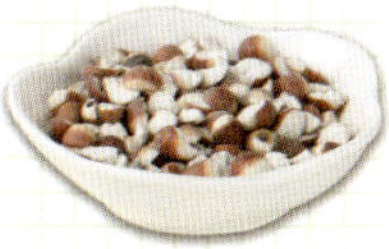

芡实

【别名】
水鸡头、刺莲藕、鸡头苞、鸡头米

【每餐适用量】
50克

选购 颗粒完整，饱满均匀，断面色白粉性足无碎屑泥杂，身干不蛀者为佳。

保存 置通风干燥处，防蛀。

营养成分表（可食部100克）

热量	353千卡	维生素B_1	0.30毫克	磷	56毫克
水分	11.4克	维生素B_2	0.09毫克	钾	60毫克
蛋白质	8.3克	烟酸	0.4毫克	钠	28.4毫克
脂肪	0.3克	维生素C	0毫克	镁	16毫克
碳水化合物	79.6克	维生素E	0毫克	铁	0.5毫克
膳食纤维	0.9克	钙	37毫克	锌	1.24毫克

营养价值

富含淀粉，还含蛋白质、脂肪、碳水化合物、粗纤维、钙、铁、维生素、烟酸及微量胡萝卜素等。有防癌抗癌、防止衰老、治疗小便不禁等作用。

适宜人群

白带多、肾亏腰脊背酸、体虚尿多、遗精早泄、慢性肠炎、糖尿病、脾虚水肿患者。

Good Food 相宜食物搭配及功效

猪肉

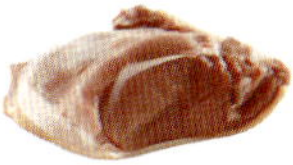

治神经痛、关节痛

花生

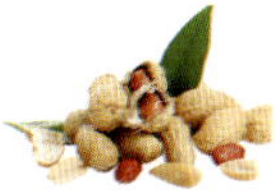

调补脾胃、益气养血

Bad Food 相克食物搭配及后果

虾米

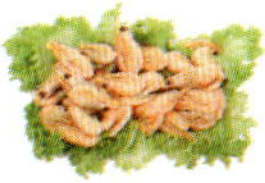

影响营养吸收

芝麻（白）

营养成分（每100克）

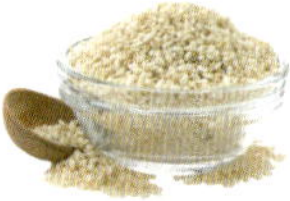

热量	536千卡
蛋白质	18.4克
脂肪	39.6克
碳水化合物	31.5克
膳食纤维	9.8克
钙	620毫克

核桃（鲜）

营养成分（每100克）

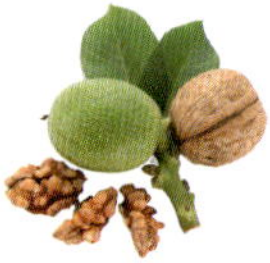

热量	336千卡
蛋白质	12.8克
脂肪	29.9克
碳水化合物	6.1克
膳食纤维	4.3克
维生素C	10毫克

栗子（熟）

营养成分（每100克）

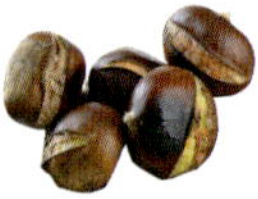

热量	214千卡
蛋白质	4.8克
脂肪	1.5克
碳水化合物	46.0克
膳食纤维	1.2克
钙	15毫克

栗子（鲜）

营养成分（每100克）

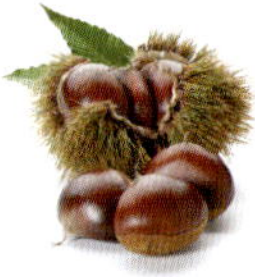

热量	189千卡
蛋白质	4.2克
脂肪	0.7克
碳水化合物	42.2克
膳食纤维	1.7克
钙	17毫克

松子（炒）

营养成分（每100克）

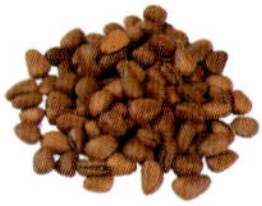

热量	644千卡
蛋白质	14.1克
脂肪	58.5克
碳水化合物	21.4克
膳食纤维	12.4克
钙	161毫克

松子（生）

营养成分（每100克）

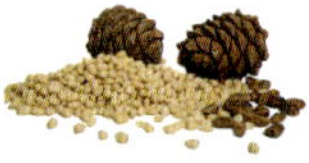

热量	665千卡
蛋白质	12.6克
脂肪	62.6克
碳水化合物	19.0克
膳食纤维	12.4克
钙	3毫克

松子仁

营养成分（每100克）

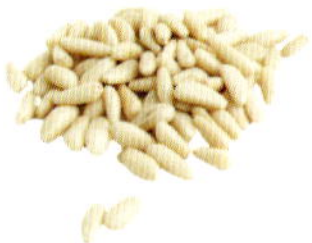

热量	718千卡
蛋白质	13.4克
脂肪	70.6克
碳水化合物	12.2克
膳食纤维	10.0克
钙	78毫克

杏仁（大）

营养成分（每100克）

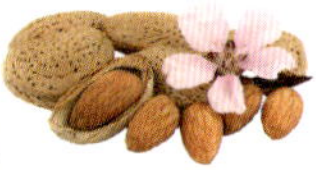

热量	540千卡
蛋白质	19.9克
脂肪	42.9克
碳水化合物	27.8克
膳食纤维	18.5克
钙	49毫克

榛子（炒）

营养成分（每100克）

热量	611千卡
蛋白质	30.5克
脂肪	50.3克
碳水化合物	13.1克
膳食纤维	8.2克
钙	815毫克

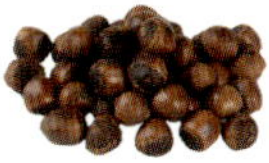

花生仁（生）

营养成分（每100克）

热量	574千卡
蛋白质	24.8克
脂肪	44.3克
碳水化合物	21.7克
膳食纤维	5.5克
钙	39毫克

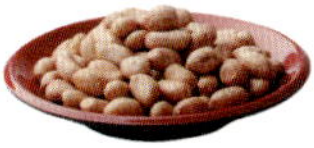

花生仁（炒）

营养成分（每100克）

热量	589千卡
蛋白质	23.9克
脂肪	44.4克
碳水化合物	25.7克
膳食纤维	4.3克
钙	284毫克

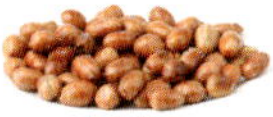

葵花子（生）

营养成分（每100克）

热量	609千卡
蛋白质	23.9克
脂肪	49.9克
碳水化合物	19.1克
膳食纤维	6.1克
钙	72毫克

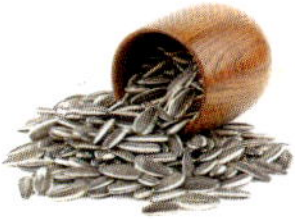

南瓜子（炒）

营养成分（每100克）

热量	582千卡
蛋白质	36.0克
脂肪	46.1克
碳水化合物	7.9克
膳食纤维	4.1克
钙	37毫克

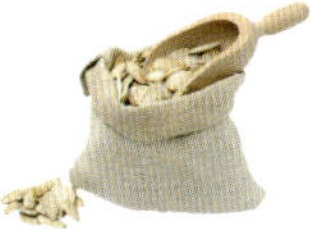

南瓜子仁

营养成分（每100克）

热量	576千卡
蛋白质	33.2克
脂肪	48.1克
碳水化合物	4.9克
膳食纤维	4.9克
钙	16毫克

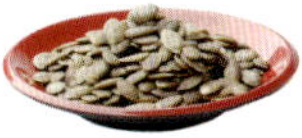

西瓜子（炒）

营养成分（每100克）

热量	582千卡
蛋白质	32.7克
脂肪	44.8克
碳水化合物	14.2克
膳食纤维	4.5克
钙	28毫克

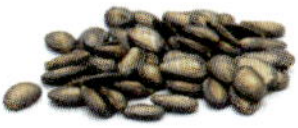

西瓜子仁

营养成分（每100克）

热量	566千卡
蛋白质	32.4克
脂肪	45.9克
碳水化合物	8.6克
膳食纤维	5.4克
铁	4.7毫克

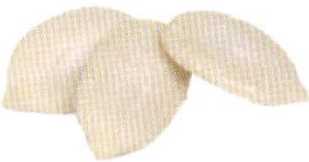

食物名称	能量（克）	蛋白质（克）	脂肪（克）	碳水化合物（克）	膳食纤维（克）	钙（毫克）	铁（毫克）	锌（毫克）
菠萝蜜子	165	4.9	0.3	36.7	2.3	18	1.6	0.54
毛核桃	184	12.0	6.7	21.7	5.4	—	—	—
杏仁（炒）	578	25.7	51.0	18.7	9.1	141	3.9	—
杏仁（过油炸干）	631	21.2	55.2	17.7	10.5	291	3.7	3.07
橡实	233	4.0	2.0	50.5	1.3	112	5.8	—
胡麻子	450	19.1	30.7	39.5	30.2	228	19.7	4.84
花生（炒）	601	21.7	48.0	23.8	6.3	47	1.5	2.03
葵花籽（炒）	625	22.6	52.8	17.3	4.8	72	6.1	5.91
葵花籽仁	615	19.1	53.4	16.7	4.5	115	2.9	0.50
西瓜子（话梅）	567	30.3	46.5	13.4	13.2	392	4.4	5.88

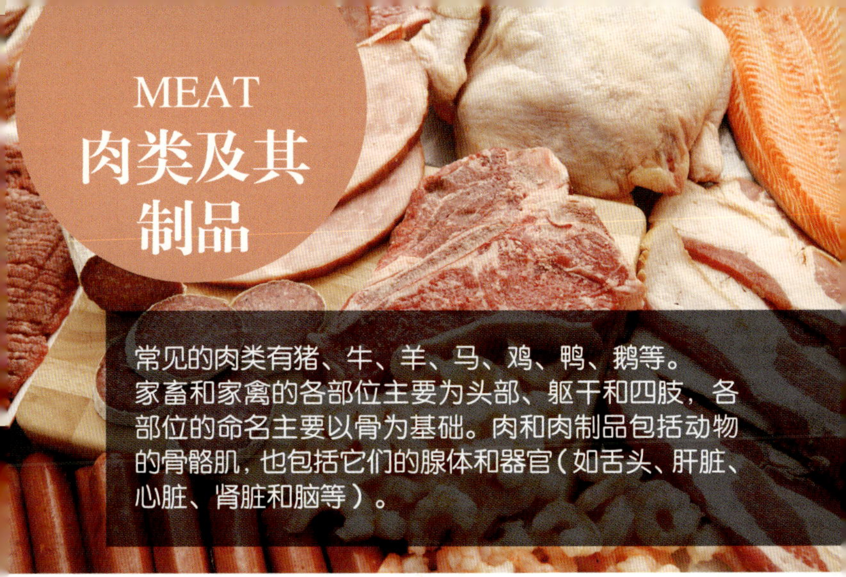

MEAT

肉类及其制品

常见的肉类有猪、牛、羊、马、鸡、鸭、鹅等。家畜和家禽的各部位主要为头部、躯干和四肢，各部位的命名主要以骨为基础。肉和肉制品包括动物的骨骼肌，也包括它们的腺体和器官（如舌头、肝脏、心脏、肾脏和脑等）。

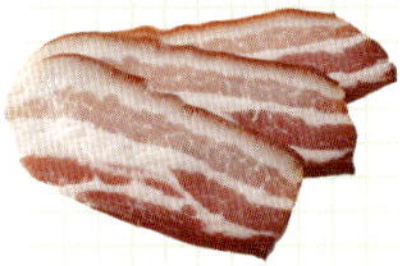

猪肉（肥瘦）

【别名】

豕肉、豚肉

【每餐适用量】

成人 80~100 克、儿童 50 克

选购 脂肪白而硬，有香味，肉质紧密，富有弹性，压后凹陷处立即复原为佳。

保存 洗净后用保鲜袋分装，放入冰箱冷冻保存。

营养成分表（可食部100克）

热量	395千卡	维生素A	18微克	磷	162毫克
水分	46.8克	胡萝卜素	0微克	钾	204毫克
蛋白质	13.2克	维生素B_1	0.22毫克	钠	59.4毫克
脂肪	37.0克	维生素B_2	0.16毫克	镁	16毫克
碳水化合物	2.4克	烟酸	3.5毫克	铁	1.6毫克
胆固醇	80毫克	钙	6毫克	锌	2.06毫克

营养价值

所含蛋白属优质蛋白质，含人体全部必需氨基酸。富含铁，是人体血液中红细胞的生成和功能维持所必需的。还是维生素的主要膳食来源，维生素 B_1、B_2 的含量丰富，对于消除疲劳、增进食欲及改善手脚麻痹、倦怠感等有一定的功效，也能很好地补充蛋白质和脂肪酸、补肾滋阴、润燥等。

适宜人群

阴虚不足、头晕、贫血、老人燥咳无痰、大便干结，以及营养不良者食用。

Good Food 相宜食物搭配及功效

红薯

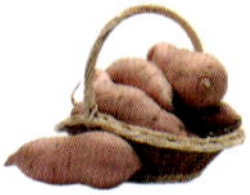

降低胆固醇

莴笋

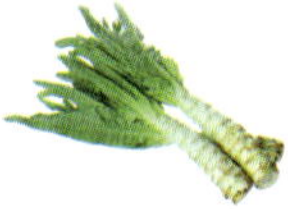

补脾益气

芋头

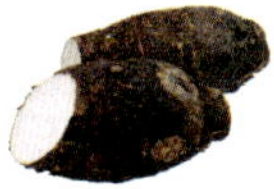

滋阳润燥

香菇

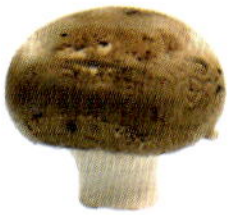

保持营养均衡

Bad Food 相克食物搭配及后果

田螺

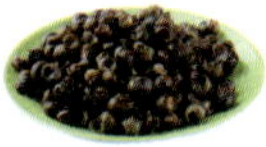

伤肠胃

鲤鱼

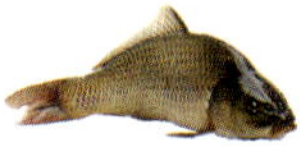

有害健康

杏仁

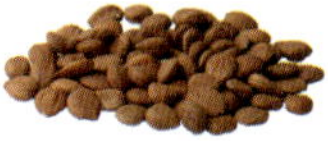

引起腹痛

茶

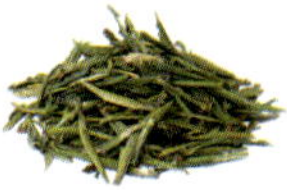

容易造成便秘

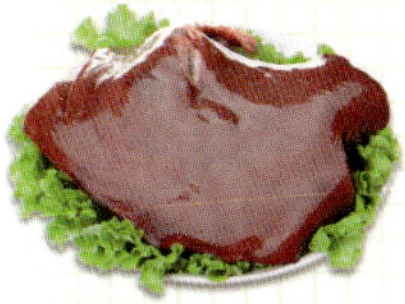

猪肝

【别名】
血肝

【每餐适用量】
30克

选购 褐色或紫色，手摸坚实无黏液，闻无异味为好。

保存 洗净沥干后，抹上一层油放在冰箱冷藏室或阴凉处保存。

营养成分表（可食部100克）

热量	129千卡	维生素A	10微克	磷	165毫克
水分	83.1克	胡萝卜素	0微克	钾	310毫克
蛋白质	12.2克	维生素B_1	0.21毫克	钠	68.6毫克
脂肪	3.9克	维生素B_2	2.08毫克	镁	24毫克
碳水化合物	0.1克	烟酸	1.8毫克	铁	22.6毫克
胆固醇	288毫克	钙	6毫克	锌	5.78毫克

营养价值

含丰富的蛋白质和胆固醇、较少的脂肪和碳水化合物、大量的维生素A，以及丰富的微量元素，钙、铁、锌、硒等。有明目、补血、去除毒素、抗氧化、防衰老和增强人体免疫力的作用。

适宜人群

一般人群均可食用。

Good Food 相宜食物搭配及功效

棒子

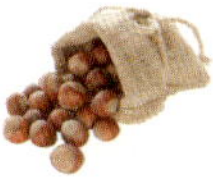

有利钙的吸收

菠菜

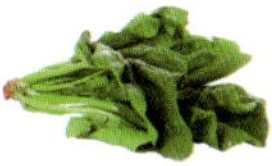

改善贫血

菜花

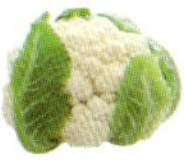

养肝、明目

莲子

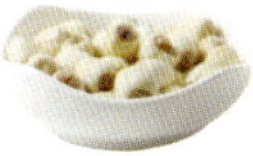

补脾健胃

猪血

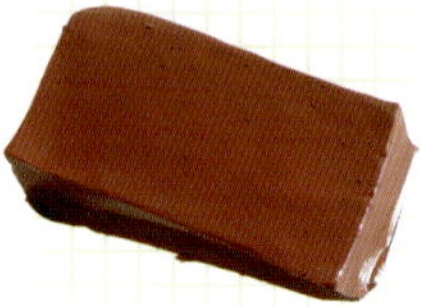

【别名】
液体肉、血豆腐、血花

【每餐适用量】
50 克

选购 呈暗红色、较硬、易碎、切面粗糙，有不规则小孔，有淡淡腥味为佳。

保存 用水煮透，冷却后包上保鲜膜放入冰箱保存。

营养成分表（可食部100克）

热量	55千卡	维生素B_1	0.03毫克	磷	16毫克
水分	85.3克	维生素B_2	0.04毫克	钾	56毫克
蛋白质	12.2克	烟酸	0.3毫克	钠	56.0毫克
脂肪	0.3克	维生素C	0毫克	镁	5毫克
碳水化合物	0.9克	维生素E	0.20毫克	铁	8.7毫克
胆固醇	51毫克	钙	4毫克	锌	0.28毫克

营养价值

营养十分丰富，富含血红铁素，对青少年的发育很有帮助；其矿物元素对延缓肿瘤的生长有食疗作用。常食能延缓机体衰老，提高免疫功能，清除人体新陈代谢所产生的“垃圾”。

适宜人群

贫血患者、老人、妇女，从事粉尘、纺织、环卫、采掘等工作者；血虚头风眩晕者、腹胀嘈杂者。

Good Food 相宜食物搭配及功效

葱

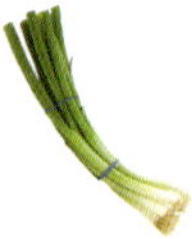

生血、止血

韭菜

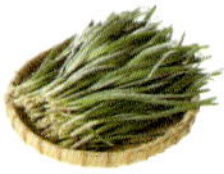

清肺健脾

Bad Food 相克食物搭配及后果

大豆

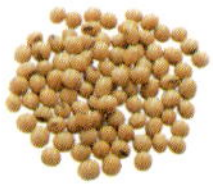

引起消化不良

海带

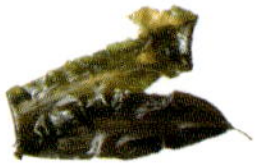

导致便秘

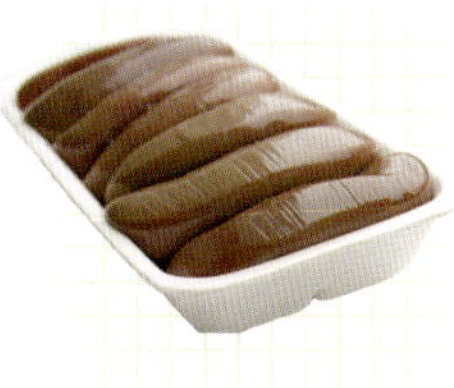

猪肾

【别名】

猪腰、猪腰子

【每餐适用量】

70 克

选购 表面有无出血点，切开后皮质和髓质清晰为佳。

保存 放在冰箱冷藏保鲜。

营养成分表（可食部100克）

热量	96千卡	维生素A	41微克	磷	215毫克
水分	78.8克	胡萝卜素	0微克	钾	217毫克
蛋白质	15.4克	烟酸	8.0毫克	钠	134.2毫克
脂肪	3.2克	维生素C	13毫克	镁	22毫克
碳水化合物	1.4克	维生素E	0.34毫克	铁	6.1毫克
胆固醇	354毫克	钙	12毫克	锌	2.56毫克

营养价值

含蛋白质、脂肪、碳水化合物、钙、磷、铁和维生素等，有健肾补腰、和肾理气之功效。孕妇肾脏负担增加，可适当吃些以滋补肾脏。

适宜人群

适宜肾虚之人、腰酸腰痛、遗精、盗汗者食用；适宜老年人肾虚耳聋、耳鸣者食用。

Good Food 相宜食物搭配及功效

豆芽

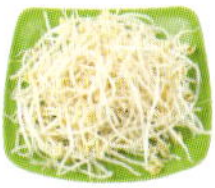

滋肾润燥

竹笋

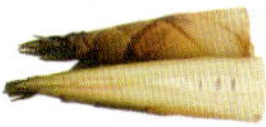

补肾利尿

Bad Food 相克食物搭配及后果

茶树菇

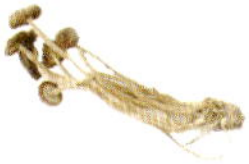

影响营养吸收

白萝卜

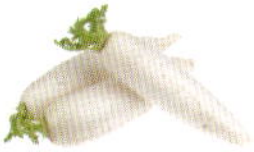

影响消化

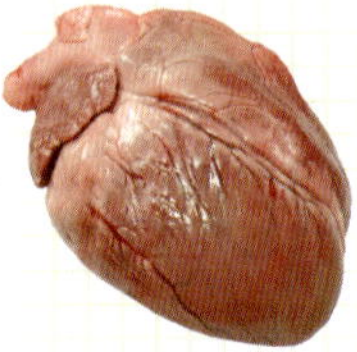

猪心

【来源】
煮的心脏，是补益食品

【每餐适用量】
1个（50克）

选购 淡红色，脂肪乳白或带微红色，组织结实，有韧性和弹性，气味正常佳。

保存 现买现吃，剩余放入冰箱冷冻保存即可。

营养成分表（可食部100克）

热量	119千卡	维生素A	1.0微克	磷	189毫克
水分	76.0克	胡萝卜素	13微克	钾	260毫克
蛋白质	16.6克	烟酸	6.8毫克	钠	71.2毫克
脂肪	5.3克	维生素C	4毫克	镁	17毫克
碳水化合物	1.1克	维生素E	0.74毫克	铁	4.3毫克
胆固醇	151毫克	钙	13毫克	锌	1.90毫克

营养价值

营养十分丰富，含蛋白质、脂肪、钙、磷、铁、维生素 B_1、维生素 B_2、维生素 C 以及烟酸等，这对加强心肌营养、增强心肌收缩力有很大的作用。

适宜人群

心虚多汗、自汗、惊悸恍惚、怔忡、失眠多梦之人；精神分裂症、癫痫、癔病者。

Good Food 相宜食物搭配及功效

小米

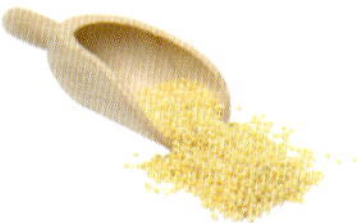

有助于睡眠

Bad Food 相克食物搭配及后果

杏仁

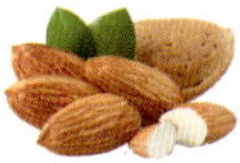

引起腹胀、腹痛

黄豆

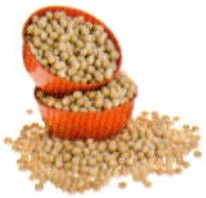

影响营养的吸收

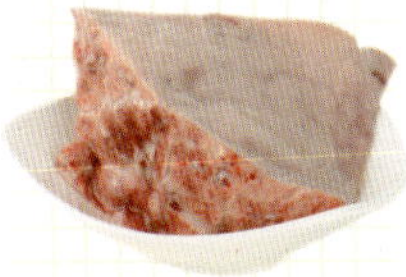

猪肺

【注意事项】
含大量细菌，需清洗干净才能食用

【每餐适用量】
50~100 克

选购 表面色泽粉红、光泽、均匀，富有弹性为佳。

保存 冷冻储存。

营养成分表（可食部100克）

热量	84千卡	维生素A	0.7微克	磷	165毫克
水分	83.1克	胡萝卜素	10微克	钾	210毫克
蛋白质	12.2克	烟酸	1.8毫克	钠	81.4毫克
脂肪	3.9克	维生素C	0毫克	镁	10毫克
碳水化合物	0.1克	维生素E	0.45毫克	铁	5.3毫克
胆固醇	290毫克	钙	6毫克	锌	1.21毫克

营养价值
猪肺含大量人体所必需的营养成分，包括蛋白质、脂肪、钙、磷、铁、烟酸以及维生素 B_1、维生素 B_2 等。有补虚、止咳、止血之功效，可用于治疗肺虚咳嗽、久咳咯血等症。

适宜人群
适宜肺虚久咳、肺结核、肺痿咯血者食用。

Good Food 相宜食物搭配及功效

白萝卜

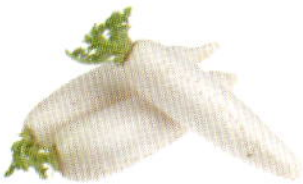

改善咳嗽

梨

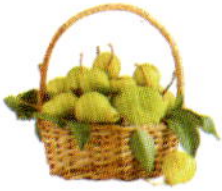

清热润肺、助消化

Bad Food 相克食物搭配及后果

杏仁

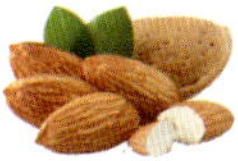

影响蛋白质吸收

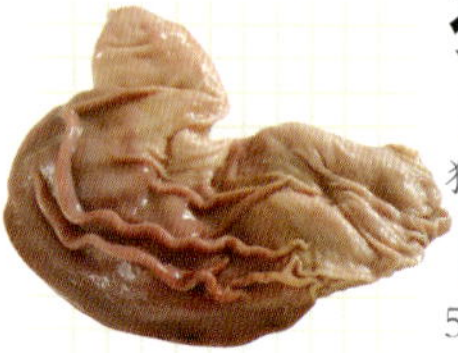

猪肚

【别名】

猪胃、猪堵

【每餐适用量】

50克

选购 富有弹性和光泽，白色中略带浅黄，粘液多；质地坚而厚实为佳。

保存 现买现吃；或处理干净后用保鲜膜装好冷冻。

营养成分表（可食部100克）

热量	110千卡	维生素A	3微克	磷	124毫克
水分	78.2克	胡萝卜素	0微克	钾	171毫克
蛋白质	15.2克	维生素B_1	0.07毫克	钠	75.1毫克
脂肪	5.1克	维生素B_2	0.16毫克	镁	12毫克
碳水化合物	0.7克	烟酸	3.7毫克	铁	2.4毫克
胆固醇	165毫克	钙	11毫克	锌	1.92毫克

营养价值

含蛋白质、脂肪、碳水化合物、维生素及钙、磷、铁等，具有补虚损、健脾胃的功效，适用于气血虚损、身体瘦弱者食用。

适宜人群

适合虚劳瘦弱、脾胃虚弱、食欲不振、泄泻下痢、中气不足、气虚下陷、男子遗精、女子带下、体虚之人小便颇多者、小儿疳积者食用。

Good Food 相宜食物搭配及功效

黄豆芽

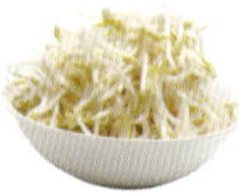

增强免疫

莲子

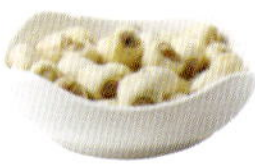

补脾健胃

Bad Food 相克食物搭配及后果

樱桃

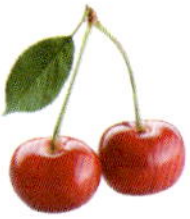

引起消化不良

杨梅

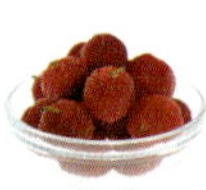

引起中毒

猪蹄

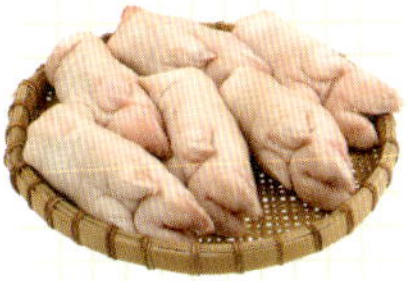

【别名】
猪脚、猪手、猪蹄爪

【每餐适用量】
1只

选购 颜色接近肉色，有肉味，有筋为佳。

保存 用保鲜膜包好放在冰箱冷藏。

营养成分表（可食部100克）

热量	260千卡	维生素A	0.4微克	磷	33毫克
水分	58.2克	胡萝卜素	3微克	钾	54毫克
蛋白质	22.6克	维生素B_1	0.05毫克	钠	101.0毫克
脂肪	18.8克	维生素B_2	0.10毫克	镁	5毫克
碳水化合物	0克	烟酸	1.5毫克	铁	1.1毫克
胆固醇	192毫克	钙	33毫克	锌	1.14毫克

营养价值 含丰富的胶原蛋白质，脂肪含量比肥肉低。胶原蛋白质缺乏，是人衰老的一个重要因素。猪脚能防治皮肤干瘪起皱、增强皮肤弹性和韧性，对延缓衰老和促进儿童生长发育都具有特殊意义。

适宜人群 血虚者、年老体弱者、产后缺奶者、腰脚软弱无力者、痈疽疮毒久溃不敛者。

Good Food 相宜食物搭配及功效

木瓜

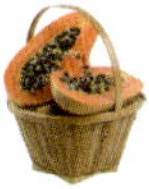

丰胸养颜

花生

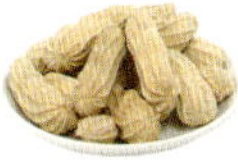

养血生精

Bad Food 相克食物搭配及后果

鸽子

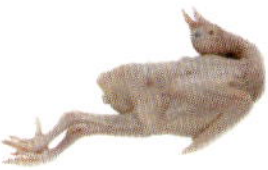

滞气

大豆

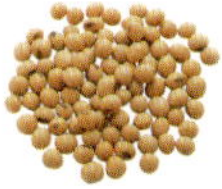

影响营养吸收

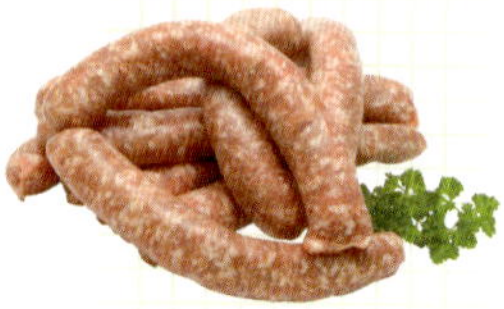

香肠

【别名】
南肠、灌肠

【每餐适用量】
20克

选购 干爽、肥瘦分明、肠衣薄、呈鲜艳玫瑰红色，肥肉白而不黄，气味芳香。

保存 抹上白酒，密封放在阴凉通风处。

营养成分表（可食部100克）

热量	508千卡	维生素A	0微克	磷	198毫克
水分	19.2克	胡萝卜素	0微克	钾	453毫克
蛋白质	24.1克	烟酸	4.4毫克	钠	2309.2毫克
脂肪	40.7克	维生素B_1	0.48毫克	镁	52毫克
碳水化合物	11.2克	维生素E	0毫克	铁	5.8毫克
胆固醇	82毫克	钙	14毫克	锌	7.61毫克

营养价值

香肠富含蛋白质和碳水化合物，有开胃助食、增进食欲的功效。

适宜人群

一般人群均可食用。

Good Food 相宜食物搭配及功效

冬瓜

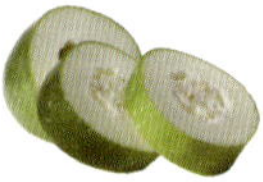

开胃消食

胡萝卜

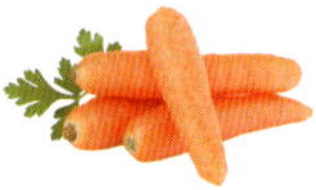

开胃消食

Bad Food 相克食物搭配及后果

茶叶

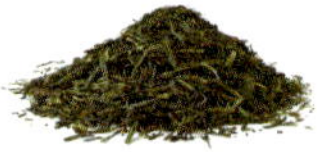

增加致癌物

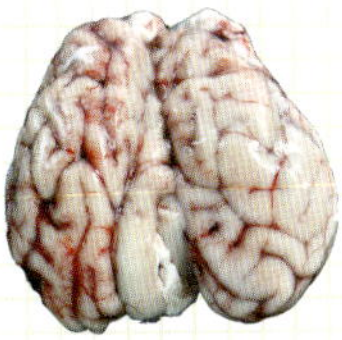

猪脑

【别名】
猪脑髓、天花

【每餐适用量】
15 克

选购 肉红色、血管脉络清晰，无出血点或出血斑，有弹性，无腥味为佳。

保存 冷藏。

营养成分表（可食部100克）

热量	131千卡	维生素B_1	0.11毫克	钾	259毫克
水分	78克	维生素B_2	0.19毫克	钠	130.7毫克
蛋白质	10.8克	烟酸	2.8毫克	镁	10毫克
脂肪	9.8克	维生素E	0.96毫克	铁	1.9毫克
碳水化合物	0克	钙	30毫克	锌	0.99毫克
胆固	2571毫克	磷	294毫克	硒	12.65毫克

营养价值

有较高的滋补价值，含钙、磷、铁比肉多，另含维生素 B_1、B_2 和烟酸等，但含胆固醇较多。有补骨髓、益虚劳、滋肾补脑等功效。

适宜人群

体虚之人神经衰弱、头晕、老人头眩耳鸣者食用；适宜脑震荡后遗症、健忘者。

Good Food 相宜食物搭配及功效

天麻

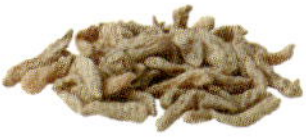

祛风开窍、通血脉

黑木耳

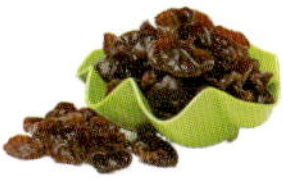

滋肾补脑、益智强身

Bad Food 相克食物搭配及后果

茶叶

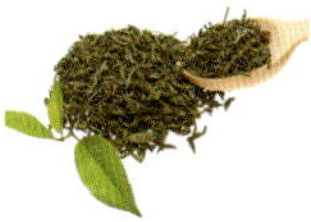

容易引起便秘

猪肉（肥）

营养成分（每100克）

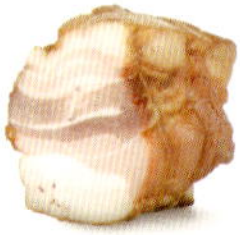

热量	807千卡
蛋白质	2.4克
脂肪	88.6克
碳水化合物	0克
胆固醇	109毫克
钙	3毫克

猪肉（瘦）

营养成分（每100克）

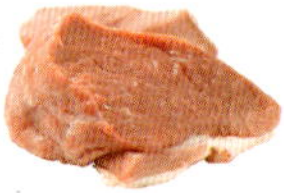

热量	143千卡
蛋白质	20.3克
脂肪	6.2克
碳水化合物	1.5克
胆固醇	81毫克
钙	6毫克

猪肉（腿）

营养成分（每100克）

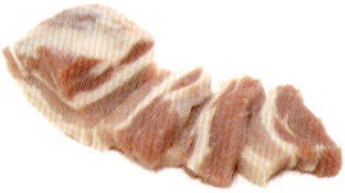

热量	190千卡
蛋白质	17.9克
脂肪	12.8克
碳水化合物	0.8克
胆固醇	79毫克
钙	6毫克

猪肉（里脊）

营养成分（每100克）

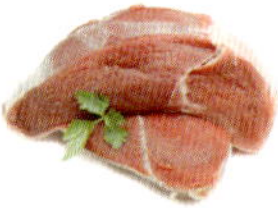

热量	155千卡
蛋白质	20.2克
脂肪	35.3克
碳水化合物	0.7克
胆固醇	55毫克
钙	6毫克

猪肉（肋条、五花肉）

营养成分（每100克）

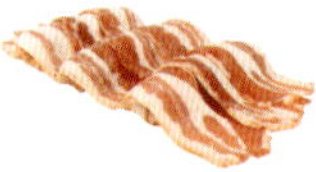

热量	568千卡
蛋白质	9.3克
脂肪	59.0克
碳水化合物	0克
胆固醇	109毫克
钙	6毫克

猪肉（奶脯）

营养成分（每100克）

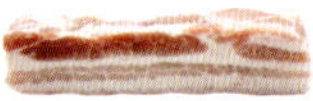

热量	349千卡
蛋白质	7.7克
脂肪	35.3克
碳水化合物	0克
胆固醇	98毫克
钙	5毫克

猪大肠

营养成分（每100克）

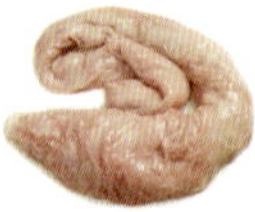

热量	196千卡
蛋白质	6.9克
脂肪	18.7克
碳水化合物	0克
胆固醇	137毫克
钙	10毫克

猪小肠

营养成分（每100克）

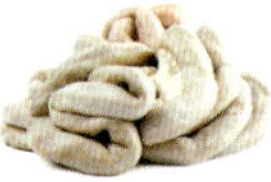

热量	65千卡
蛋白质	10.0克
脂肪	2.0克
碳水化合物	1.7克
胆固醇	183毫克
钙	7毫克

猪小排 营养成分（每100克）

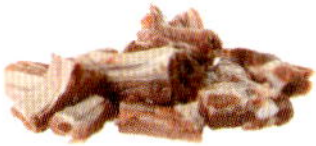

热量	278千卡
蛋白质	16.7克
脂肪	23.1克
碳水化合物	0.7克
胆固醇	146毫克
钙	14毫克

猪大排 营养成分（每100克）

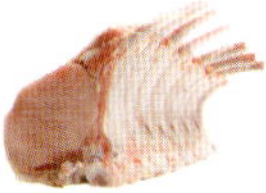

热量	264千卡
蛋白质	18.3克
脂肪	20.4克
碳水化合物	1.7克
胆固醇	165毫克
钙	8毫克

猪肘棒 营养成分（每100克）

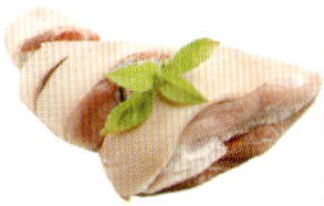

热量	248千卡
蛋白质	16.5克
脂肪	16.0克
碳水化合物	9.4克
胆固醇	65毫克
钙	19毫克

猪耳 营养成分（每100克）

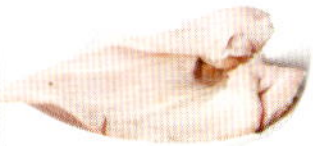

热量	176千卡
蛋白质	19.1克
脂肪	11.1克
碳水化合物	0克
胆固醇	92毫克
钙	6毫克

猪脾 营养成分（每100克）

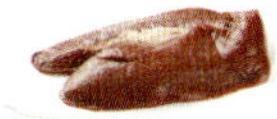

热量	94千卡
蛋白质	13.2克
脂肪	3.2克
碳水化合物	3.1克
胆固醇	461毫克
钙	1毫克

猪舌 营养成分（每100克）

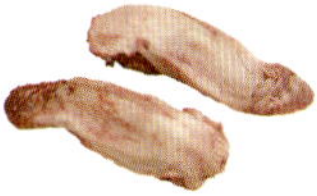

热量	233千卡
蛋白质	15.7克
脂肪	18.1克
碳水化合物	1.7克
胆固醇	158毫克
钙	13毫克

叉烧肉 营养成分（每100克）

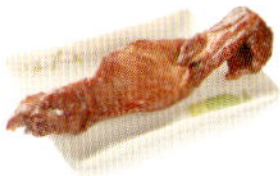

热量	279千卡
蛋白质	23.8克
脂肪	16.9克
碳水化合物	7.9克
胆固醇	68毫克
钙	8毫克

咸肉 营养成分（每100克）

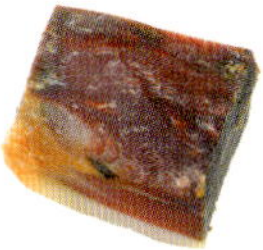

热量	390千卡
蛋白质	16.5克
脂肪	36.0克
碳水化合物	0克
胆固醇	72毫克
钙	10毫克

腊肉（生）

营养成分（每100克）

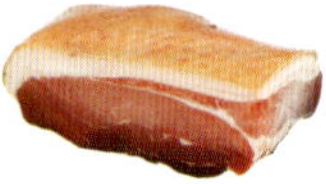

热量	498千卡
蛋白质	11.8克
脂肪	48.8克
碳水化合物	2.9克
胆固醇	123毫克
钙	22毫克

培根

营养成分（每100克）

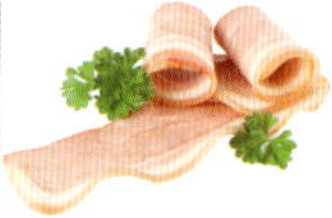

热量	181千卡
蛋白质	22.3克
脂肪	9.0克
碳水化合物	2.6克
胆固醇	46毫克
钙	2毫克

午餐肉

营养成分（每100克）

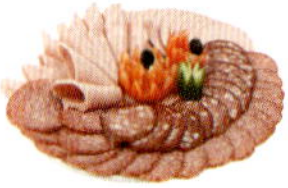

热量	229千卡
蛋白质	9.4克
脂肪	15.9克
碳水化合物	12.0克
胆固醇	56毫克
钙	57毫克

火腿肠

营养成分（每100克）

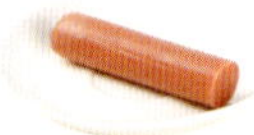

热量	212千卡
蛋白质	14.0克
脂肪	10.4克
碳水化合物	15.6克
胆固醇	57毫克
钙	9毫克

广东香肠

营养成分（每100克）

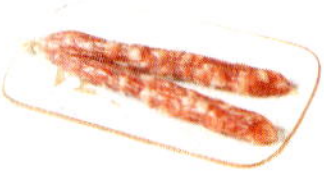

热量	433千卡
蛋白质	18.0克
脂肪	37.3克
碳水化合物	6.4克
胆固醇	94毫克
钙	5毫克

腊肠

营养成分（每100克）

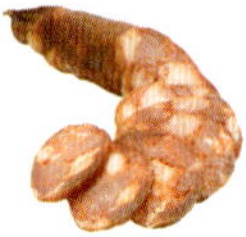

热量	584千卡
蛋白质	22.0克
脂肪	48.3克
碳水化合物	15.3克
胆固醇	88毫克
钙	24毫克

金华火腿

营养成分（每100克）

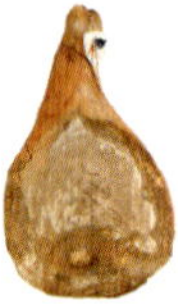

热量	318千卡
蛋白质	16.4克
脂肪	28.0克
碳水化合物	0.1克
胆固醇	98毫克
钙	9毫克

火腿

营养成分（每100克）

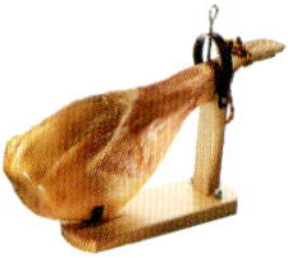

热量	330千卡
蛋白质	16.0克
脂肪	27.4克
碳水化合物	4.9克
胆固醇	120毫克
钙	3毫克

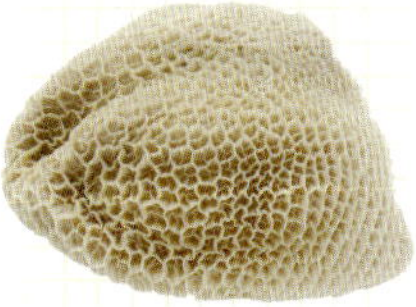

牛肚

【别名】
百叶、肚尖、牛胃、毛肚

【每餐适用量】
50克

选购 组织坚实有弹性，黏液较多，颜色略带浅黄，无腐败气味。

保存 冷藏。

营养成分表（可食部100克）

热量	72千卡	维生素A	2微克	钾	162毫克
水分	83.4克	维生素B_1	0.03毫克	钠	60.6毫克
蛋白质	14.5克	维生素B_2	0.21毫克	镁	17毫克
脂肪	1.6 克	烟酸	2.5毫克	铁	1.8毫克
碳水化合物	0克	钙	40毫克	锌	2.31毫克
胆固醇	104毫克	磷	104毫克	硒	9.07毫克

营养价值

含蛋白质、脂肪、钙、铁、维生素B_1、维生素B_2、烟酸等，可开胃消食，有补益脾胃、补气养血、补虚益精、消渴之功效。还含硒，可增强人体免疫力。

适宜人群

一般人群均可食用。尤适病后虚羸、气血不足、营养不良、脾胃薄弱者。

Good Food 相宜食物搭配及功效

黄芪

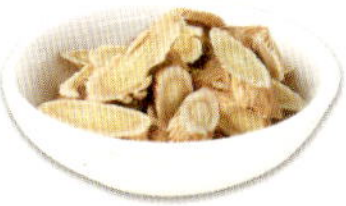

补气血、增强免疫

Bad Food 相克食物搭配及后果

芦荟

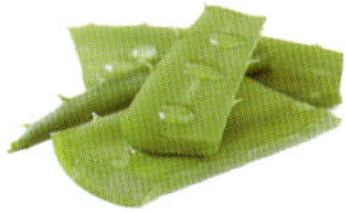

不利吸收

牛肉（瘦）

营养成分（每100克）

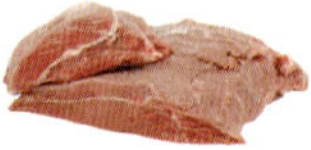

热量	106千卡
蛋白质	20.2克
脂肪	2.3克
碳水化合物	1.2克
胆固醇	58毫克
钙	9毫克

牛肉（里脊）

营养成分（每100克）

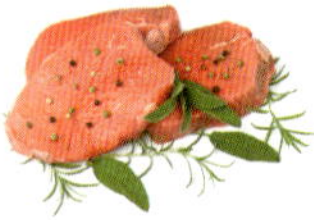

热量	107千卡
蛋白质	22.2克
脂肪	0.9克
碳水化合物	2.4克
胆固醇	63毫克
钙	3毫克

牛蹄筋

营养成分（每100克）

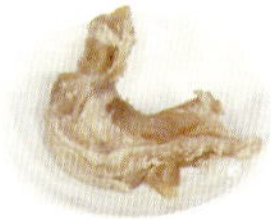

热量	151千卡
蛋白质	34.1克
脂肪	0.5克
碳水化合物	2.6克
胆固醇	0毫克
钙	5毫克

牛蹄筋（熟）

营养成分（每100克）

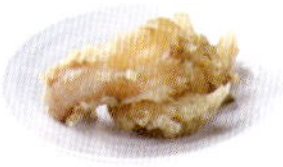

热量	147千卡
蛋白质	35.2克
脂肪	0.6克
碳水化合物	0.1克
胆固醇	51毫克
钙	13毫克

牛肝

营养成分（每100克）

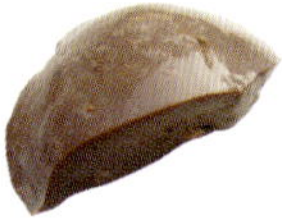

热量	139千卡
蛋白质	19.8克
脂肪	3.9克
碳水化合物	6.2克
胆固醇	297毫克
钙	4毫克

牛舌

营养成分（每100克）

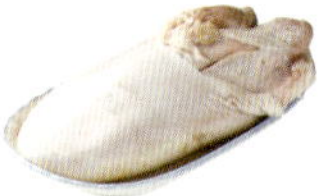

热量	196千卡
蛋白质	17.0克
脂肪	13.3克
碳水化合物	2.0克
胆固醇	92毫克
钙	6毫克

牛心

营养成分（每100克）

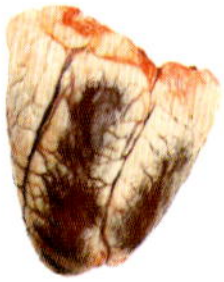

热量	106千卡
蛋白质	15.4克
脂肪	3.5克
碳水化合物	3.1克
胆固醇	115毫克
钙	4毫克

牛肉干

营养成分（每100克）

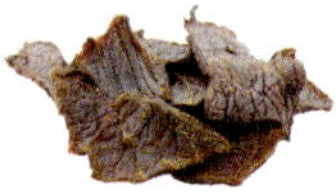

热量	550千卡
蛋白质	45.6克
脂肪	40.0克
碳水化合物	1.9克
胆固醇	120毫克
钙	43毫克

食物名称	能量（克）	蛋白质（克）	脂肪（克）	碳水化合物（克）	膳食纤维（克）	钙（毫克）	铁（毫克）	锌（毫克）
牛肉（腑肋）	123	18.6	5.4	0	71	19	2.7	4.05
牛肉（前腿）	105	19.2	1.8	2.9	71	5	2.8	4.50
牛肉（后腿）	106	20.9	2.0	1.1	74	5	3.3	4.07
牛肉（前腱）	113	20.3	1.3	5.1	80	5	3.2	7.61
牛肉（后腱）	98	20.1	1.0	2.2	54	5	4.2	3.93
牛大肠	66	11.0	2.3	0.4	124	12	2.0	1.05
牛肺	95	16.5	2.5	1.5	306	8	11.7	2.67
牛鞭（泡发）	117	27.2	0.9	0	—	10	3.0	1.05
酱牛肉	246	31.4	11.9	3.2	76	20	4.0	7.12
牛肉松	445	8.2	15.7	67.7	169	76	4.6	0.55

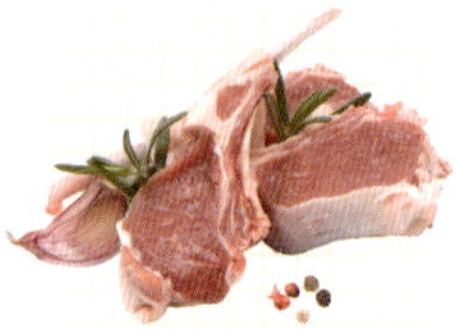

羊肉（肥瘦）

【别名】
羖肉、羝肉、羯肉

【每餐适用量】
50克

选购 色泽淡红、肌肉发散、肌纤维较细短，不黏手，质地坚实；脂肪呈白色或微黄色佳。

保存 冷藏或冷冻保鲜。

营养成分表（可食部100克）

热量	203千卡	维生素A	22微克	磷	146毫克
水分	65.7克	胡萝卜素	0微克	钾	232毫克
蛋白质	19.0克	烟酸	4.5毫克	钠	80.6毫克
脂肪	14.1克	维生素C	0毫克	镁	20毫克
碳水化合物	0克	维生素E	0.26毫克	铁	2.3毫克
胆固醇	92毫克	钙	6毫克	锌	3.22毫克

营养价值 含丰富的蛋白质，其含量较猪肉、牛肉高，钙、铁含量更多。寒冬吃羊肉可益气补虚、促进血液循环、使皮肤红润、增强御寒能力。羊肉还可增加消化酶，保护胃壁，帮助消化。

适宜人群 一般人群均可食用。适宜体虚胃寒者。

Good Food 相宜食物搭配及功效

生姜

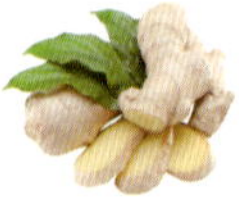

治疗腹痛

香菜

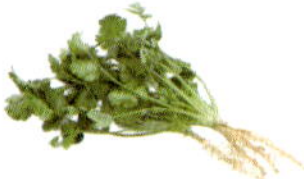

增强免疫

Bad Food 相克食物搭配及后果

奶酪

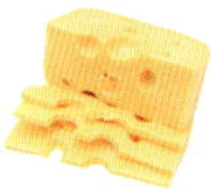

产生不良反应

竹笋

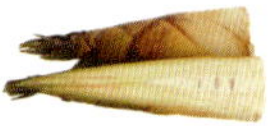

引起中毒

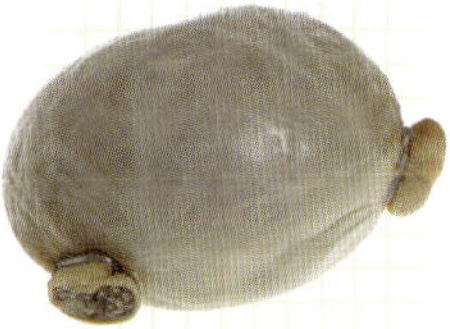

羊肚

【别名】
羊胃

【每餐适用量】
50 克

选购 有弹性，组织坚实，无异味为佳。

保存 不适宜贮存，应该随买随吃。

营养成分表（可食部100克）

热量	87千卡	维生素A	23微克	钾	101毫克
水分	81.7克	维生素B_1	0.03毫克	钠	66毫克
蛋白质	12.2克	维生素B_2	0.17毫克	镁	16毫克
脂肪	3.4克	烟酸	1.8毫克	铁	1.4毫克
碳水化合物	1.8克	钙	38毫克	锌	2.61毫克
胆固醇	124毫克	磷	133毫克	硒	9.68毫克

营养价值

含蛋白质、脂肪、碳水化合物、钙、铁、维生素B_1、维生素B_2、烟酸等，有健脾补虚、益气健胃等功效，可治虚劳羸瘦、不能饮食、消渴、盗汗、尿频等。

适宜人群

体质羸瘦、虚劳衰弱者；胃气虚弱、反胃、不食、盗汗、尿频者。

Good Food 相宜食物搭配及功效

山药

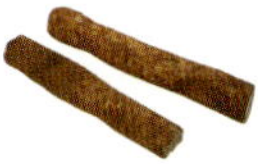

治疗脾胃虚弱

葱

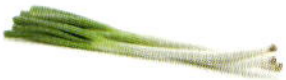

补脾健胃

Bad Food 相克食物搭配及后果

杨梅

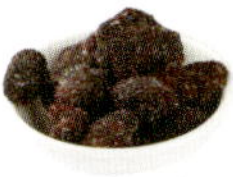

引起中毒

红豆

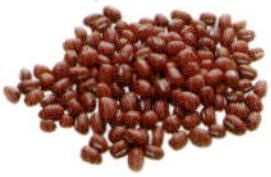

引起中毒

羊肉（瘦）

营养成分（每 100 克）

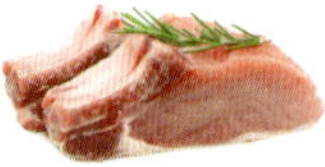

热量	118 千卡
蛋白质	20.5 克
脂肪	3.9 克
碳水化合物	0.2 克
胆固醇	60 毫克
钙	9 毫克

羊肉（里脊）

营养成分（每 100 克）

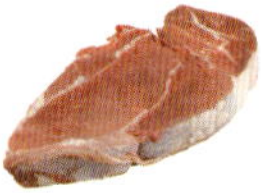

热量	103 千卡
蛋白质	20.5 克
脂肪	1.6 克
碳水化合物	1.6 克
胆固醇	107 毫克
钙	8 毫克

羊肉（后腿）

营养成分（每 100 克）

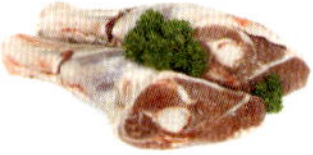

热量	110 千卡
蛋白质	11.3 克
脂肪	10.7 克
碳水化合物	0.1 克
胆固醇	83 毫克
钙	6 毫克

羊肝

营养成分（每 100 克）

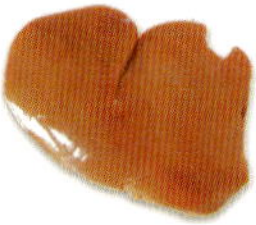

热量	134 千卡
蛋白质	17.9 克
脂肪	3.6 克
碳水化合物	7.4 克
胆固醇	349 毫克
钙	8 毫克

羊脑

营养成分（每 100 克）

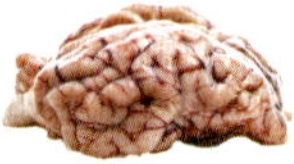

热量	142 千卡
蛋白质	17.9 克
脂肪	3.6 克
碳水化合物	7.4 克
胆固醇	2004 毫克
钙	61 毫克

羊肾

营养成分（每 100 克）

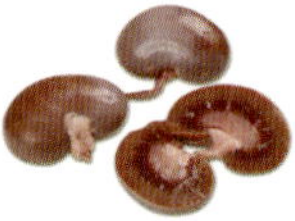

热量	96 千卡
蛋白质	16.6 克
脂肪	2.8 克
碳水化合物	1.0 克
胆固醇	289 毫克
钙	毫克 8

羊肉串（烤）

营养成分（每 100 克）

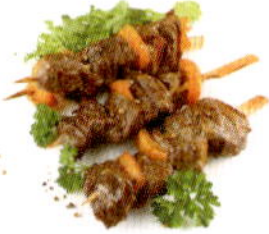

热量	206 千卡
蛋白质	26.0 克
脂肪	10.3 克
碳水化合物	2.4 克
胆固醇	110 毫克
钙	4 毫克

羊肉干

营养成分（每 100 克）

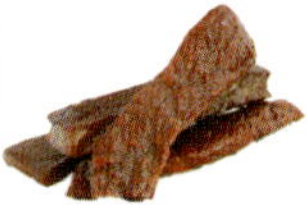

热量	588 千卡
蛋白质	28.2 克
脂肪	46.7 克
碳水化合物	13.7 克
胆固醇	166 毫克
钙	77 毫克

食物名称	能量（克）	蛋白质（克）	脂肪（克）	碳水化合物（克）	膳食纤维（克）	钙（毫克）	铁（毫克）	锌（毫克）
羊肉（熟）	217	23.2	13.8	0	88	13	1.9	2.14
羊肉（前腿）	110	18.6	3.2	1.6	86	7	2.4	2.21
羊肉（胸脯）	133	19.4	6.2	0	89	7	3.0	2.20
羊大肠	75	13.4	2.4	0	150	25	1.9	2.50
羊蹄筋	159	34.3	2.4	0	58	16	3.1	1.64
羊肺	96	16.2	2.4	2.5	319	12	7.8	1.81
羊舌	225	19.4	14.2	4.8	148	—	—	—
羊心	113	13.8	5.5	2.0	104	10	4.0	2.09
羊血	57	6.8	0.2	6.9	92	22	18.3	0.67
腊羊肉	246	26.1	10.6	11.5	100	14	6.6	9.95

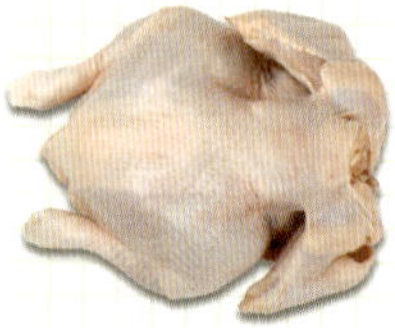

土鸡

【别名】
草鸡、笨鸡

【每餐适用量】
100 克

选购 活鸡有重量感、有活力，无鼻水；肉质紧密、干净呈红色，毛囊突出。

保存 宰杀后洗净去内脏冷冻保鲜。

营养成分表（可食部100克）

热量	124千卡	维生素A	64微克	磷	141毫克
水分	73.5克	维生素B_1	0.09毫克	钾	276毫克
蛋白质	20.8克	维生素B_2	0.08毫克	钠	74.1毫克
脂肪	4.5克	烟酸	15.7毫克	镁	40毫克
碳水化合物	0克	维生素E	2.02毫克	铁	2.1毫克
胆固醇	106毫克	钙	9毫克	锌	1.06毫克

营养价值

鸡肉蛋白质含量较高，且易被人体吸收利用，有增强体力、强壮身体的作用。

适宜人群

一般人群均可食用。老人、病人、体弱者尤其适宜食用。

Good Food 相宜食物搭配及功效

枸杞

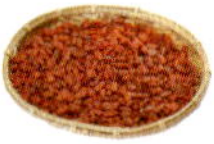

补五脏、益气血

人参

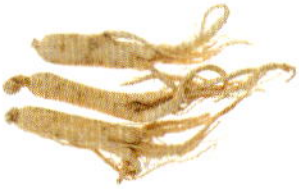

止渴生津

Bad Food 相克食物搭配及后果

芹菜

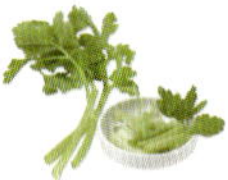

易伤元气

李子

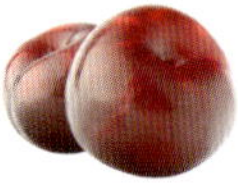

引起痢疾

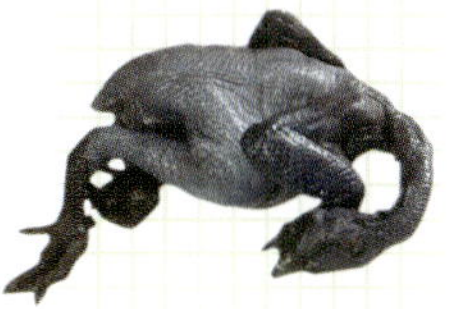

乌骨鸡

【别名】
乌骨鸡、药鸡、黑脚鸡、竹丝鸡

【每餐适用量】
150克

选购 皮肤全黑，骨膜漆黑发亮，骨质暗乌为佳。母鸡冠小，色特黑；公鸡冠形特大，色紫红。

保存 冷冻保鲜。

营养成分表（可食部100克）

热量	111千卡	维生素A	0微克	磷	210毫克
水分	73.9克	维生素B_1	0.02毫克	钾	323毫克
蛋白质	22.3克	维生素B_2	0.20毫克	钠	64.0毫克
脂肪	2.3克	烟酸	7.1毫克	镁	51毫克
碳水化合物	0.3克	维生素E	1.77毫克	铁	2.3毫克
胆固醇	106毫克	钙	17毫克	锌	1.60毫克

营养价值

含10种氨基酸，矿物质、维生素B_1、维生素E、烟酸的含量都很高，胆固醇和脂肪含量很少。有延缓衰老、补血益肾、健脾固冲等功效。肉中含氨基酸和铁高于普通鸡肉，是营养价值极高的补品。

适宜人群

体虚血亏、肝肾不足、脾胃不健者。

Good Food 相宜食物搭配及功效

木耳

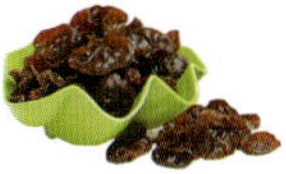

活血补血

山药

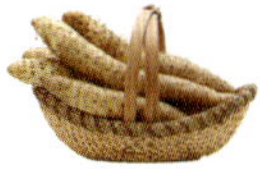

滋补佳品

Bad Food 相克食物搭配及后果

鲫鱼

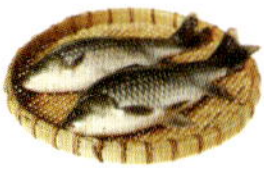

中毒

狗肾

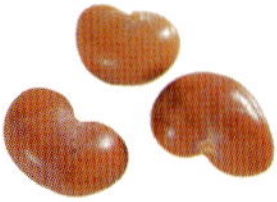

引起腹痛腹泻

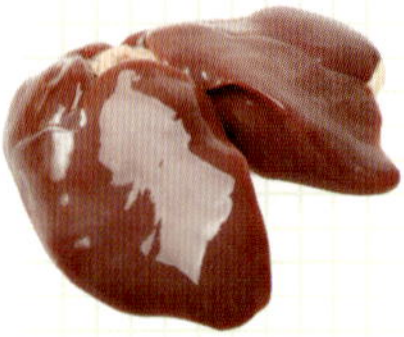

鸡肝

【来源】
雉科动物家鸡的肝，鸡杂之一

【每餐适用量】
50克

选购 有肉香、自然充满弹性、色淡红色、土黄色或灰色为好。

保存 最好吃新鲜的，食用前需要冷水泡一下。

营养成分表（可食部100克）

热量	121千卡	维生素A	10474微克	磷	263毫克
水分	74.0克	维生素B_1	0.33毫克	钾	222毫克
蛋白质	16.6克	维生素B_2	1.10毫克	钠	92.0毫克
脂肪	4.8克	烟酸	11.9毫克	镁	16毫克
碳水化合物	2.8克	维生素E	1.88毫克	铁	12.0毫克
胆固醇	356毫克	钙	7毫克	锌	2.40毫克

营养价值

含丰富的蛋白质、钙、磷、铁、锌、维生素A、B族维生素。肝中铁质丰富，是补血食品中最常用的食物。还含有微量元素硒，能增强人体免疫力。还有保护眼睛的功效。

适宜人群

贫血者和常在电脑前工作的人。

Good Food 相宜食物搭配及功效

大米

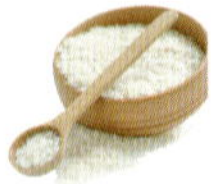

辅助治疗贫血及夜盲症

丝瓜

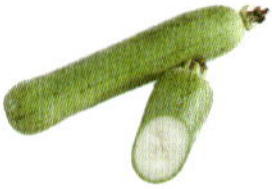

补血养颜

Bad Food 相克食物搭配及后果

芥菜

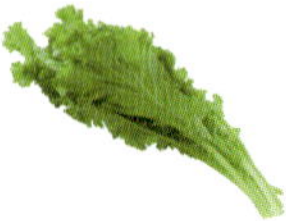

降低营养价值

芜菁

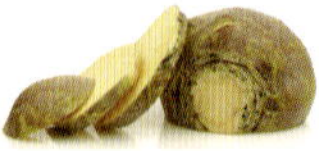

维生素C被氧化

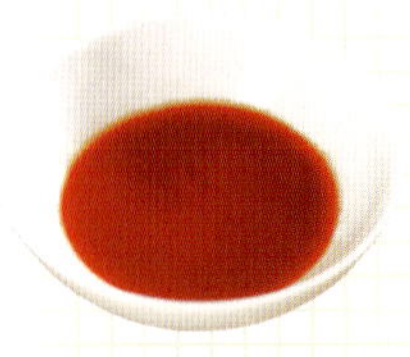

鸡血

【别名】
鸡红

【每餐适用量】
20 毫升

选购 宜临时采取，鲜用。

食用 动物血不宜食用过多，以免增加体内的胆固醇。

营养成分表（可食部100克）

热量	49千卡	维生素A	56微克	磷	68毫克
水分	87.0克	维生素B_1	0.05毫克	钾	136毫克
蛋白质	7.8克	维生素B_2	0.04毫克	钠	208.0毫克
脂肪	0.2克	烟酸	0.1毫克	镁	4毫克
碳水化合物	4.1克	维生素E	0.21毫克	铁	25.0毫克
胆固醇	174毫克	钙	10毫克	锌	0.45毫克

营养价值

含铁量较高，且是血红素铁的形式，易被人体吸收利用，可防治缺铁性贫血。含凝血酶，有止血作用；还含优质蛋白和多种微量元素，对营养不良、肾脏疾患、心血管疾病和病后调养有益处。

适宜人群

贫血患者、老人、妇女和从事粉尘、纺织、环卫、采掘等工作的人应该常吃。

Good Food 相宜食物搭配及功效

菠菜

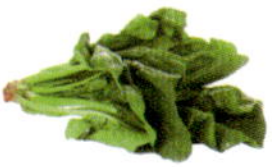

养肝护肝

韭菜

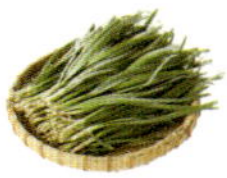

清肺健胃

Bad Food 相克食物搭配及后果

何首乌

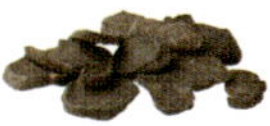

不利于营养成分的吸收

大豆

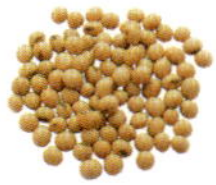

引起消化不良

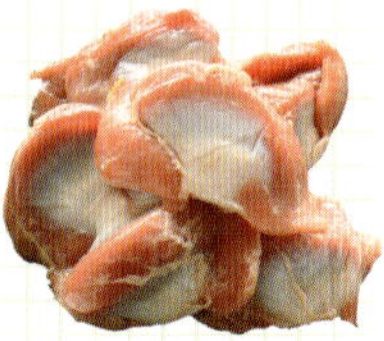

鸡胗

【别名】

鸡肫、鸡胃

【每餐适用量】

50 克

选购 富有弹性和光泽，外表呈红色或紫红色，质地坚而厚实为佳。

保存 不宜长时间保存，冷藏或冷冻保鲜。

营养成分表（可食部100克）

热量	118千卡	维生素A	36微克	磷	135毫克
水分	73.1克	维生素B_1	0.04毫克	钾	272毫克
蛋白质	19.2克	维生素B_2	0.09毫克	钠	74.8毫克
脂肪	2.8克	烟酸	3.4毫克	镁	15毫克
碳水化合物	4.0克	维生素E	0.87毫克	铁	4.4毫克
胆固醇	174毫克	钙	7毫克	锌	2.76毫克

营养价值

鸡胗有消食导滞、帮助消化的作用。可治食积胀满、呕吐反胃、泻痢、疳积、消渴、遗溺、牙疳口疮，以及利便、除热解烦。

适宜人群

一般人群均可食用。

Good Food 相宜食物搭配及功效

山药

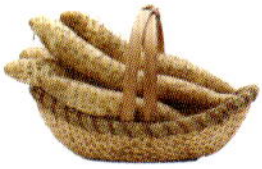

治小儿脾虚疳积

覆盆子

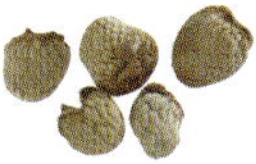

补肾

芡实

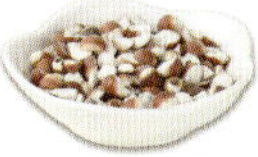

治益精

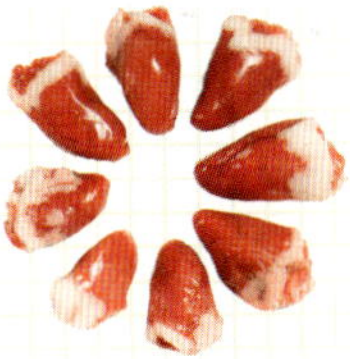

鸡心

【来源】
鸡的心脏部分

【每餐适用量】
40 克

选购 色紫红，呈锥形、质韧，外表有油脂和筋络，需漂洗后才可使用。

保存 用盐腌一下，再放冰箱冷藏。

营养成分表（可食部100克）

热量	172千卡	维生素A	910微克	磷	176毫克
水分	70.8克	维生素B_1	0.46毫克	钾	220毫克
蛋白质	15.9克	维生素B_2	0.26毫克	钠	108.4毫克
脂肪	11.8克	烟酸	11.5毫克	镁	11毫克
碳水化合物	0.6克	维生素E	0毫克	铁	4.7毫克
胆固醇	194毫克	钙	54毫克	锌	1.94毫克

营养价值

富含脂肪，能维持体温和保护内脏；富含铜，对于血液、中枢神经和免疫系统，头发、皮肤和骨骼组织以及脑和肝、心等内脏的发育和功能有重要影响。还有调低血压、缓冲贫血、利于生长发育的作用。

适宜人群

一般人群均可食用。

Good Food 相宜食物搭配及功效

芥菜

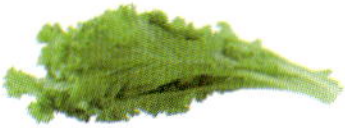

增强营养素的吸收量

土豆

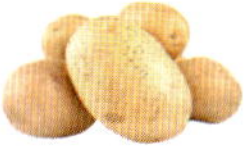

营养丰富

Bad Food 相克食物搭配及后果

李子

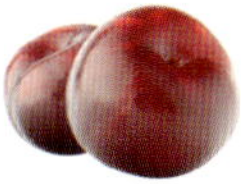

腹泻

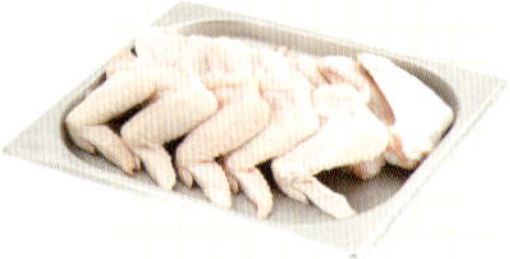

鸡翅

【别名】
鸡翼、大转弯

【每餐适用量】
100 克

选购 外皮色泽白亮或米色，富有光泽，无残留毛，有弹性无异味。

保存 低温冷冻保存。

营养成分表（可食部100克）

热量	194千卡	维生素A	68微克	钾	205毫克
水分	65.4克	维生素B_1	0.01毫克	钠	50.8毫克
蛋白质	17.4克	维生素B_2	0.11毫克	镁	17毫克
脂肪	11.8克	烟酸	5.3毫克	铁	1.3毫克
碳水化合物	4.6克	钙	8毫克	锌	1.12毫克
胆固醇	113毫克	磷	161毫克	硒	10.98毫克

营养价值

含大量成胶原及弹性蛋白，对血管、皮肤及内脏颇具效果。还富含维生素 A，对视力、生长、上皮组织及骨骼的发育和胎儿的生长发育都有益。

适宜人群

一般人群均可，尤适老年人和儿童、感冒发热、内火偏旺、痰湿偏重者。

Good Food 相宜食物搭配及功效

蘑菇

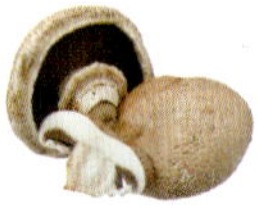

促进蛋白质吸收

青椒

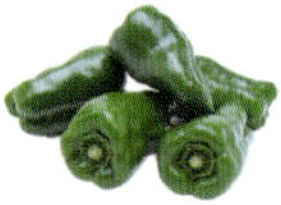

补充维生素 C

Bad Food 相克食物搭配及后果

红薯

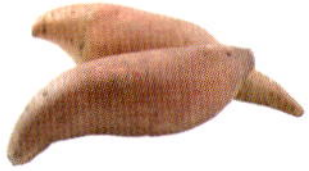

同食会腹痛

李子

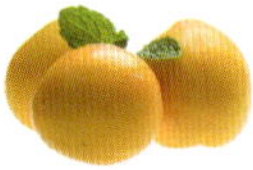

引起拉痢

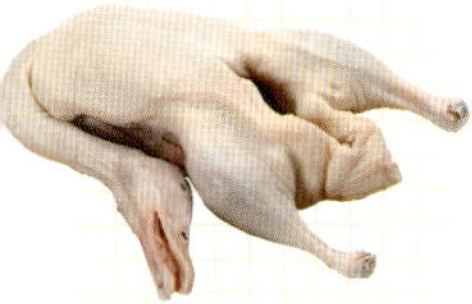

鸭肉

【别名】
鹜肉、家凫肉、扁嘴娘肉、白鸭肉

【每餐适用量】
80克

选购 体表光滑，呈乳白色，切开后切面呈玫瑰色；香味四溢；腿的肌肉结实为佳。

保存 装入保鲜袋，放进冰箱冷藏保鲜。

营养成分表（可食部100克）

热量	240千卡	胡萝卜素	0微克	磷	122毫克
水分	63.9克	维生素B_1	0.08毫克	钾	19毫克
蛋白质	15.5克	维生素B_2	0.22毫克	钠	69毫克
脂肪	19.7克	烟酸	4.2毫克	镁	14毫克
碳水化合物	0.2克	维生素E	0.27毫克	铁	2.2毫克
胆固醇	94毫克	钙	6毫克	锌	1.33毫克

营养价值 含丰富的蛋白质，且易消化，容易被人体吸收。含B族维生素和维生素E较多，能有效抵抗脚气病、神经炎和多种炎症，还能抗衰老。还含烟酸，对心肌梗死等心脏疾病患者有保护作用。

适宜人群 体内有热、上火者；发低热、体质虚弱、食欲不振、大便干燥和水肿者；癌症、糖尿病患者等。

Good Food 相宜食物搭配及功效

酸菜

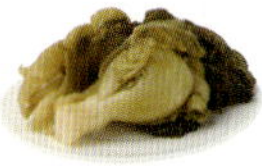

清肺补血、利尿消肿

山药

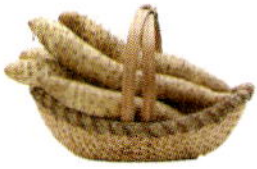

补阴养肺

Bad Food 相克食物搭配及后果

大蒜

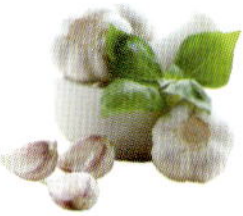

中毒

甲鱼

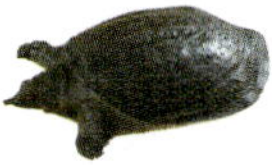

令人阳虚、水肿腹泻

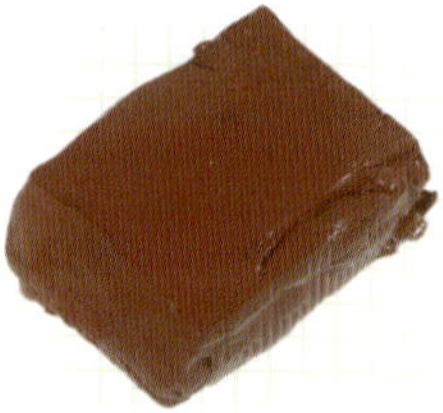

鸭血

【来源】
家鸭的鲜血

【每餐适用量】
50 克

选购 呈暗红色，无腥味、有鸭香，细腻而嫩滑，易碎有弹性为佳。

保存 放入冰箱冷藏保存。

营养成分表（可食部100克）

热量	108千卡	维生素B_1	0.06毫克	钾	166毫克
水分	72.6克	维生素B_2	0.06毫克	钠	173.6毫克
蛋白质	13.6克	烟酸	0毫克	镁	8毫克
脂肪	0.4克	维生素E	0.34毫克	铁	30.5毫克
碳水化合物	12.4克	钙	5毫克	锌	0.50毫克
胆固醇	95毫克	磷	8毫克	铜	0.06毫克

营养价值 含钴、铁等多种微量元素，能预防缺铁性贫血；并含丰富的维生素 K，能促使血液凝固，有止血作用。还能提供多种微量元素，对营养不良、肾脏疾患、心血管疾病的病后的调养都有益处。

适宜人群 一般人群均可食用。贫血患者、老人、妇女和从事粉尘、纺织、环卫、采掘等工作者宜常吃。

Good Food 相宜食物搭配及功效

韭菜

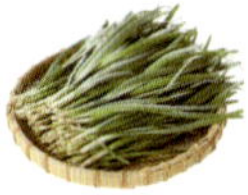

润肠补钙

豆腐

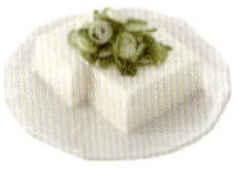

软化血管、补血补钙

青蒜

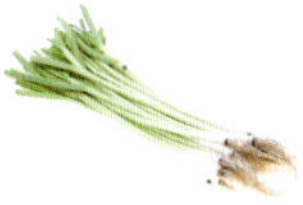

补血养血

青菜

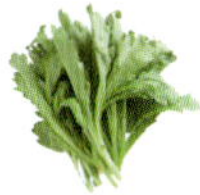

减肥消肿

鹅肉

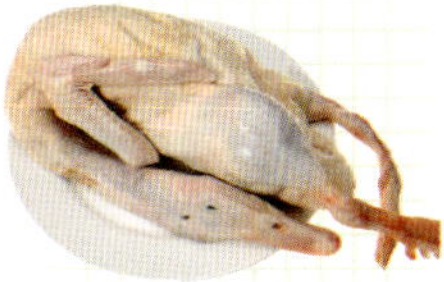

【别名】
天雁肉、舒雁肉、家雁肉、农雁肉

【每餐适用量】
不超过 100 克

选购 羽毛干净有光泽，活泼凶悍，眼睛有神；肉色洁白，肉质有弹性，无硬节为佳。

保存 宰杀后放冰箱保存。

营养成分表（可食部100克）

热量	251千卡	维生素A	42微克	磷	144毫克
水分	61.4克	维生素B_1	0.07毫克	钾	232毫克
蛋白质	17.9克	维生素B_2	0.23毫克	钠	58.8毫克
脂肪	19.9克	烟酸	4.9毫克	镁	18毫克
碳水化合物	0克	维生素E	0.22毫克	铁	3.8毫克
胆固醇	74毫克	钙	4毫克	锌	1.36毫克

营养价值 含多种人体必需氨基酸、脂肪、维生素 A、B 族维生素、烟酸、糖、脂肪含量低，且品质好，不饱和脂肪酸的含量高，对人体有利。有预防慢性疾病和缓解咳嗽的作用。

适宜人群 一般人都可食用。尤适宜身体虚弱、气血不足、营养不良之人食用。

Good Food 相宜食物搭配及功效

白萝卜

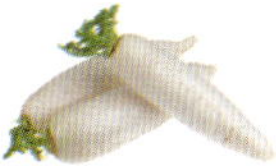

润肺止咳

鸡蛋

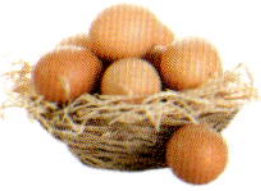

降糖降血压

Bad Food 相克食物搭配及后果

梨

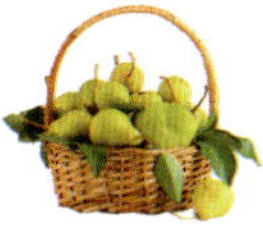

损伤脾胃

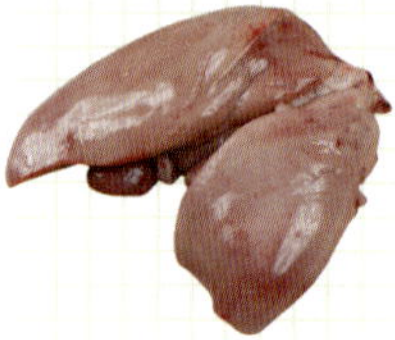

鹅肝

【别名】

鹅心肝

【每餐适用量】

50克

选购 颜色乳白，略带粉红；无异味，略硬，体型大，无皮损为佳。

保存 冷藏或冷冻保鲜。

营养成分表（可食部100克）

热量	129千卡	维生素A	6100微克	钾	336毫克
水分	70.7克	维生素B_1	0.27毫克	钠	70.2毫克
蛋白质	15.2克	维生素B_2	0.25毫克	镁	11毫克
脂肪	3.4克	维生素E	0.29毫克	铁	7.8毫克
碳水化合物	9.3克	钙	2毫克	锌	3.56毫克
胆固醇	285毫克	磷	216毫克	铜	7.78毫克

营养价值 维生素A的含量远超过奶蛋肉鱼等，可维持正常生长和生殖机能、保护眼睛，维持正常视力，防止眼睛干涩、疲劳；还含维生素B_1、B_2和微量元素铁，能增强人体的免疫反应，补血，抗氧化，防衰老，并能抑制肿瘤细胞的产生。

适宜人群 贫血者和常在电脑前工作的人。

Good Food 相宜食物搭配及功效

红酒

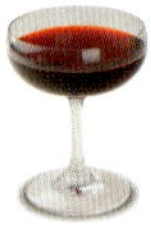

口感美味

土豆

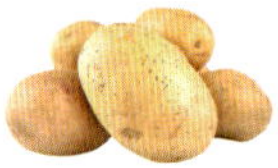

美容抗衰老

黄花菜

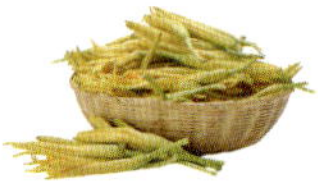

保护视力

西葫芦

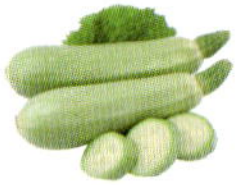

利尿消炎

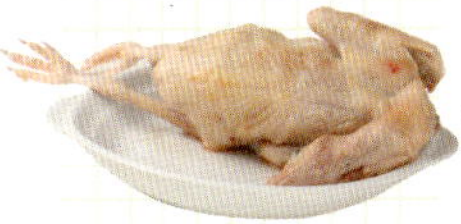

鸽

【别名】
鸽子肉、鸽肉

【每餐适用量】
半只（80~100克）

选购 挑选肥壮有活力的鸽子为好。

保存 宰杀干净后需冷藏保鲜。

营养成分表（可食部100克）

热量	201千卡	维生素A	53微克	磷	136毫克
水分	66.6克	维生素B_1	0.06毫克	钾	334毫克
蛋白质	16.5克	维生素B_2	0.20毫克	钠	63.6毫克
脂肪	14.2克	烟酸	6.9毫克	镁	27毫克
碳水化合物	1.7克	维生素E	0.99毫克	铁	3.8毫克
胆固醇	99毫克	钙	30毫克	锌	0.82毫克

营养价值 蛋白质最为丰富，而脂肪含量极低，消化吸收率高达95%以上。此外，所含的维生素A、B、B_{12}、E及造血用的微量元素与鸡、鱼、牛、羊肉相比非常丰富。有补血、延缓衰老、保健、增强记忆力等功效。

适宜人群 一般人群均可食用。

Good Food 相宜食物搭配及功效

玉米

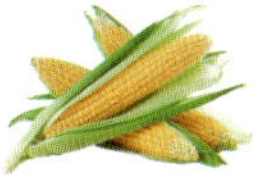

防治神经衰落

螃蟹

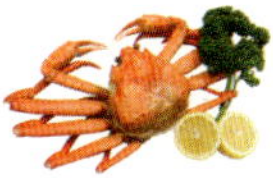

滋肾益气、散结通经

Bad Food 相克食物搭配及后果

猪肝

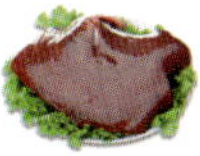

皮肤出现色素沉淀

黄花菜

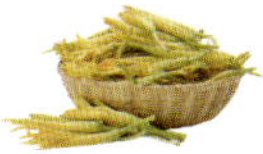

引起痔疮

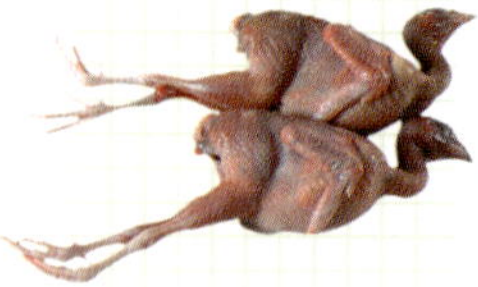

鹌鹑

【别名】

鹑鸟肉、赤喉鹑肉、红面鹌鹑

【每餐适用量】

半只（80~100克）

选购 挑选肥壮有活力的鹌鹑为好。

保存 宰杀干净后冷藏保鲜。

营养成分表（可食部100克）

热量	110千卡	维生素A	40毫克	磷	179毫克
水分	75.1克	维生素B_1	0.04毫克	钾	204毫克
蛋白质	20.2克	维生素B_2	0.32毫克	钠	48.4毫克
脂肪	3.1克	烟酸	6.3毫克	镁	20毫克
碳水化合物	0.2克	维生素E	0.44毫克	铁	2.3毫克
胆固醇	157毫克	钙	48毫克	锌	1.19毫克

营养价值

营养丰富，所含丰富的卵磷脂可生成溶血磷脂，有抑制血小板凝聚的作用，可阻止血栓形成，保护血管壁，阻止动脉硬化。含有的维生素P等成分，有防治高血压的作用。

适宜人群

一般人群均可食用。

Good Food 相宜食物搭配及功效

红枣

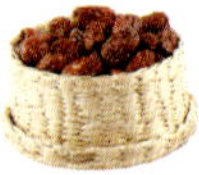

补血养颜

天麻

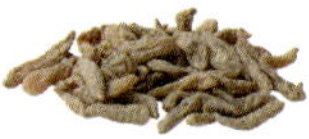

改善贫血

Bad Food 相克食物搭配及后果

黑木耳

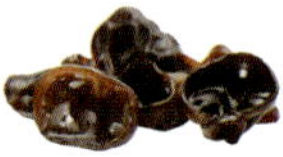

引发痔疮

猪肝

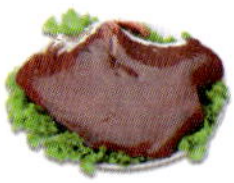

面生黑斑

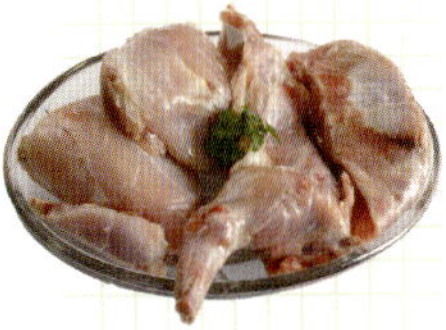

兔肉

【别名】
兔子肉、家兔肉、菜兔肉、野兔肉

【每餐适用量】
80克

选购 肌肉呈均匀的红色，具有光泽，脂肪洁白或呈乳黄色为新鲜肉。

保存 冷冻储存。

营养成分表（可食部100克）

热量	102千卡	维生素A	26微克	磷	165毫克
水分	76.2克	维生素B_1	0.11毫克	钾	284毫克
蛋白质	19.7克	维生素B_2	0.10毫克	钠	45.1毫克
脂肪	2.2克	烟酸	5.8毫克	镁	15毫克
碳水化合物	0.9克	维生素E	0.42毫克	铁	2.0毫克
胆固醇	59克	钙	12毫克	锌	1.3毫克

营养价值 属高蛋白质、低脂肪、少胆固醇的肉类，质地细嫩，味道鲜美，营养丰富，具有很高的消化率(可达85%)，食后极易被消化吸收。有健脑益智、活血、美容和保健等功效。

适宜人群 一般人群均可食用。尤适宜老人、妇女、肥胖者和肝病、心血管病、糖尿病患者。

Good Food 相宜食物搭配及功效

葱

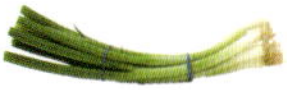

适合冠心病、脑梗死患者

枸杞

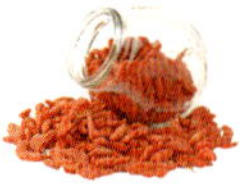

治疗头晕、耳鸣等症

Bad Food 相克食物搭配及后果

芹菜

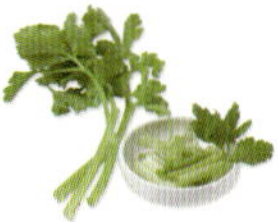

引起身体不适

鸡肉

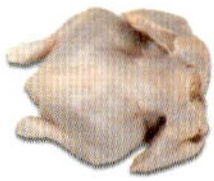

导致腹泻

鸡胸脯肉

营养成分（每100克）

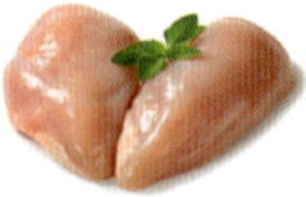

热量	133千卡
蛋白质	19.4克
脂肪	5.0克
碳水化合物	2.5克
胆固醇	82毫克
钙	3毫克

鸡爪

营养成分（每100克）

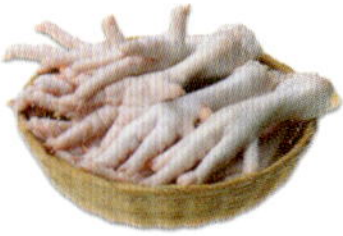

热量	254千卡
蛋白质	23.9克
脂肪	16.4克
碳水化合物	2.7克
胆固醇	103毫克
钙	36毫克

鸡腿

营养成分（每100克）

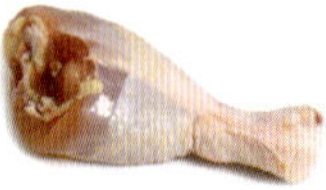

热量	181千卡
蛋白质	16.0克
脂肪	13.0克
碳水化合物	0克
胆固醇	162毫克
钙	6毫克

烤鸡

营养成分（每100克）

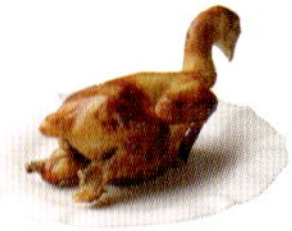

热量	240千卡
蛋白质	22.4克
脂肪	16.7克
碳水化合物	0.1克
胆固醇	99毫克
钙	25毫克

扒鸡

营养成分（每100克）

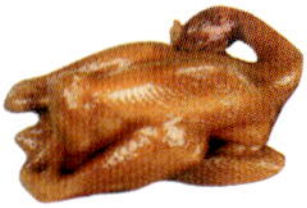

热量	217千卡
蛋白质	29.6克
脂肪	11.0克
碳水化合物	0克
胆固醇	211毫克
钙	31毫克

炸鸡

营养成分（每100克）

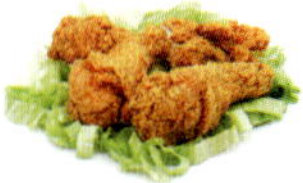

热量	279千卡
蛋白质	20.3克
脂肪	17.3克
碳水化合物	10.5克
胆固醇	198毫克
钙	109毫克

鸭胸脯肉

营养成分（每100克）

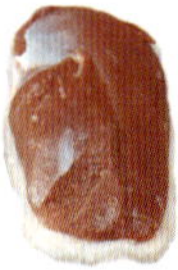

热量	90千卡
蛋白质	15.0克
脂肪	1.5克
碳水化合物	4.0克
胆固醇	121毫克
钙	6毫克

鸭舌

营养成分（每100克）

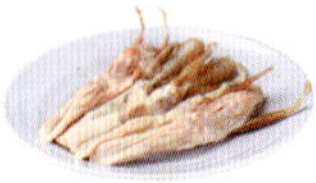

热量	245千卡
蛋白质	16.6克
脂肪	19.7克
碳水化合物	0.4克
胆固醇	118毫克
钙	13毫克

鸭翅

营养成分（每100克）

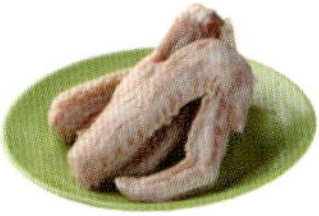

热量	146千卡
蛋白质	16.5克
脂肪	6.1克
碳水化合物	6.3克
胆固醇	49毫克
钙	20毫克

鸭掌

营养成分（每100克）

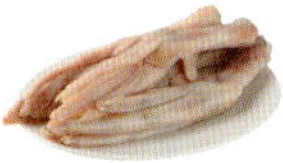

热量	150千卡
蛋白质	26.9克
脂肪	1.9克
碳水化合物	6.2克
胆固醇	36毫克
钙	24毫克

鸭肠

营养成分（每100克）

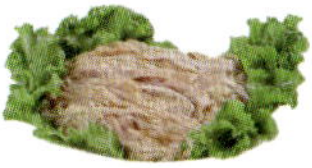

热量	129千卡
蛋白质	14.2克
脂肪	7.8克
碳水化合物	0.4克
胆固醇	187毫克
钙	31毫克

鸭肝

营养成分（每100克）

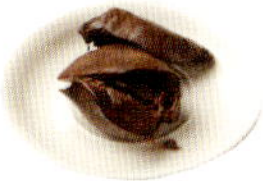

热量	128千卡
蛋白质	14.5克
脂肪	7.5克
碳水化合物	0.5克
胆固醇	341毫克
钙	18毫克

鸭心

营养成分（每100克）

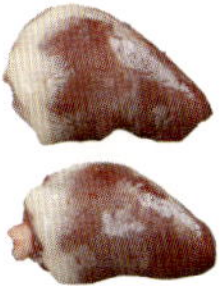

热量	143千卡
蛋白质	12.8克
脂肪	8.9克
碳水化合物	2.9克
胆固醇	120毫克
钙	20毫克

鸭肫

营养成分（每100克）

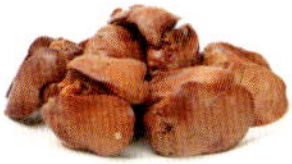

热量	92千卡
蛋白质	17.9克
脂肪	1.3克
碳水化合物	2.1克
胆固醇	153毫克
钙	12毫克

驴肉

营养成分（每100克）

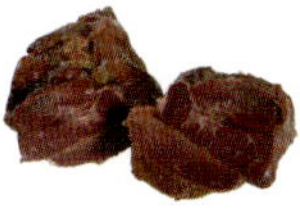

热量	116千卡
蛋白质	21.5克
脂肪	3.2克
碳水化合物	0.4克
胆固醇	74毫克
钙	2毫克

狗肉

营养成分（每100克）

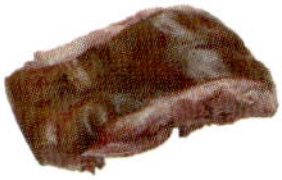

热量	116千卡
蛋白质	16.8克
脂肪	4.6克
碳水化合物	1.8克
胆固醇	62毫克
钙	52毫克

食物名称	能量（克）	蛋白质（克）	脂肪（克）	碳水化合物（克）	胆固醇（克）	钙（毫克）	铁（毫克）	锌（毫克）
肉鸡（肥）	389	16.7	35.4	0.9	106	37	1.7	1.1
卤煮鸡	212	29.4	7.9	5.8	—	71	5.4	4.42
鸡肉松	440	7.2	16.4	65.8	81	76	7.1	0.58
鸭皮	538	6.5	50.2	15.1	45	6	3.1	0.64
鸭胰	117	21.7	2.9	1.0	230	20	1.9	4.16
北京烤鸭	436	16.6	38.4	6.0	—	35	2.4	1.25
盐水鸭	313	16.6	26.1	2.8	81	10	0.7	2.04
烧鹅	289	19.7	21.5	4.2	116	91	3.8	2.00
鹅肫	100	19.6	1.9	1.1	153	2	4.7	4.04
火鸡胸脯肉	103	22.4	0.2	2.8	49	39	1.1	0.52

食物名称	能量（克）	蛋白质（克）	脂肪（克）	碳水化合物（克）	胆固醇（克）	钙（毫克）	铁（毫克）	锌（毫克）
火鸡肝	143	29.0	5.6	3.1	294	3	20.7	1.74
火鸡肫	91	18.9	0.3	3.2	342	44	3.7	2.62
驴鞭	143	29.7	0.8	4.3	186	51	6.8	5.28
驴肉（卤）	151	27.2	1.9	5.8	95	6	5.4	2.78
马肉	122	20.1	4.6	0.1	84	5	5.1	12.26
马心	104	18.9	2.7	1.0	119	25	11.9	4.93
马肉（卤）	170	30.5	4.8	1.2	102	4	5.7	2.65
野兔肉	84	16.6	2.0	0	48	23	7.4	7.81
骆驼掌	310	72.8	2.0	0.3	360	152	0.3	2.81
骆驼蹄	116	25.6	1.4	0.2	55	36	4.0	4.81

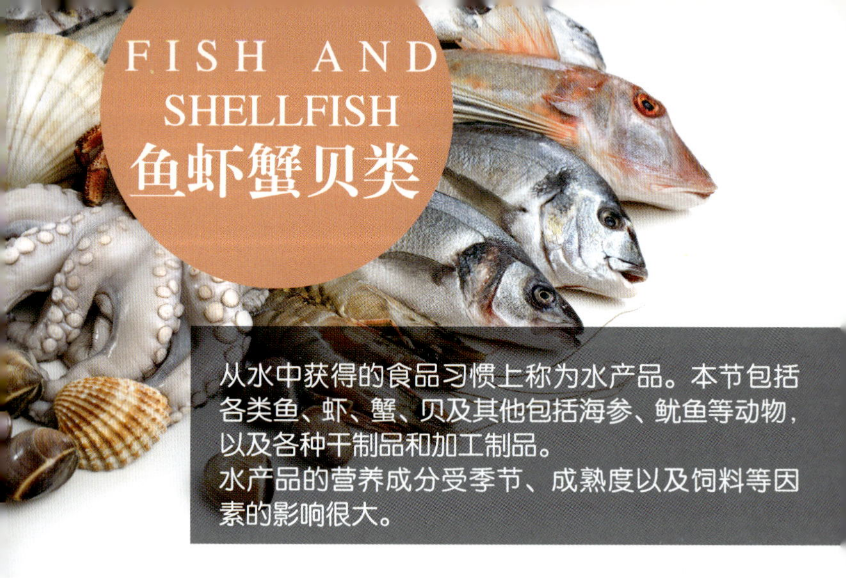

FISH AND SHELLFISH 鱼虾蟹贝类

从水中获得的食品习惯上称为水产品。本节包括各类鱼、虾、蟹、贝及其他包括海参、鱿鱼等动物，以及各种干制品和加工制品。
水产品的营养成分受季节、成熟度以及饲料等因素的影响很大。

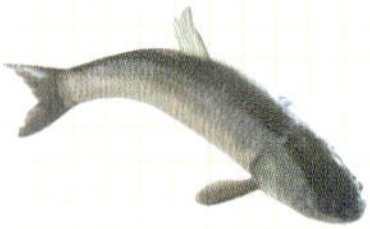

草鱼

【别名】
鲩鱼、草鲩、草根鱼、草青、白鲩

【每餐适用量】
100 克

选购 鱼眼饱满凸出、角膜透明清亮；鳃丝鲜红色，黏液透明；鱼肉有弹性。

保存 宰杀处理干净，按需冷藏或冷冻保鲜。

营养成分表（可食部100克）

热量	113千卡	维生素A	11微克	磷	203毫克
水分	77.3克	维生素B_1	0.04毫克	钾	312毫克
蛋白质	16.6克	维生素B_2	011毫克	钠	46.0毫克
脂肪	5.2克	烟酸	2.8毫克	镁	31毫克
碳水化合物	0克	维生素E	2.03毫克	铁	0.8毫克
胆固醇	86毫克	钙	38毫克	锌	0.87毫克

营养价值

草鱼富含蛋白质、脂肪、钙、磷、铜、铁、B 族维生素、烟酸等。有维持钾钠平衡、消除水肿、调低血压、利于生长发育的功效。其中丰富的不饱和脂肪酸，对血液循环有利，是心血管病人的良好食物。

适宜人群

一般人群均可食用。冠心病、血脂高患者，小儿发育不良者，水肿、肺结核患者、产后乳少等患者适宜食用。

Good Food 相宜食物搭配及功效

豆腐

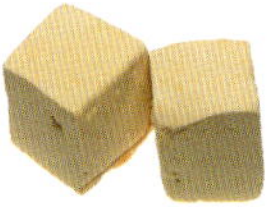

增强免疫

黑木耳

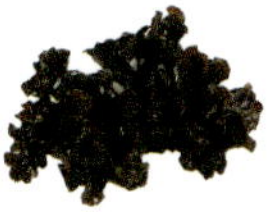

补虚利尿

莼菜

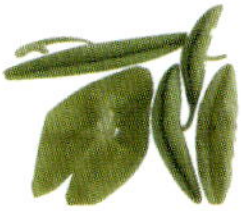

健脾和胃

鸡蛋

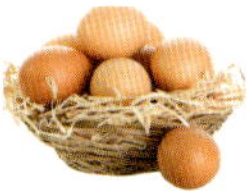

温补强身

Bad Food 相克食物搭配及后果

甘草

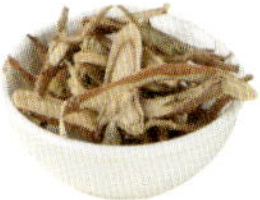

引起中毒

咸菜

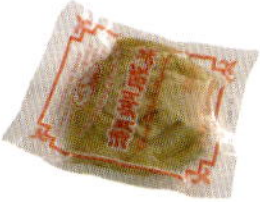

易生成有害物质

西红柿

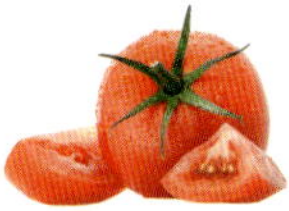

抑制铜元素的吸收

鲽鱼

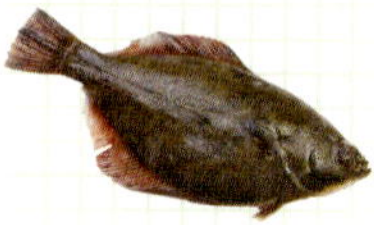

【别名】

比目鱼、凸眼鱼、片口鱼、牙鲆

【每餐适用量】

80~100 克

选购 表面有极细密的鳞片，只有一条背鳍，从头部几乎延伸到尾鳍。

保存 处理干净后抹一些盐和料酒，放入冰箱冷藏。

营养成分表（可食部100克）

热量	107千卡	维生素 A	117微克	磷	135毫克
水分	74.6克	维生素B_1	0.03毫克	钾	264毫克
蛋白质	21.1克	维生素B_2	0.04毫克	钠	150.4毫克
脂肪	2.3克	烟酸	1.5毫克	镁	32毫克
碳水化合物	0.5克	维生素E	2.35毫克	铁	0.4毫克
胆固醇	73毫克	钙	107毫克	锌	0.92毫克

营养价值 富含蛋白质、维生素、钙、磷、钾等营养成分，尤其维生素 B_6 的含量颇丰，而脂肪含量较少，有消炎解毒、补虚等功效。另外，鲽鱼还富含大脑的主要组成成分 DHA，常食可增强智力。

适宜人群 一般人群均可食用。

Good Food

相宜食物搭配及功效

胡萝卜

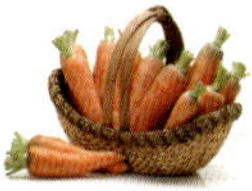

防癌抗癌

豆腐

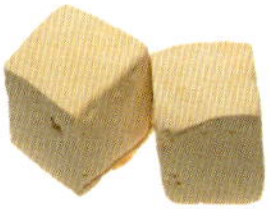

增加蛋白质的吸收率

注解

在脊椎动物中，身体左右完全不对称的只有比目鱼，眼睛都长在同一侧。眼睛在右侧的称为鲽，在左侧的称为鲆。

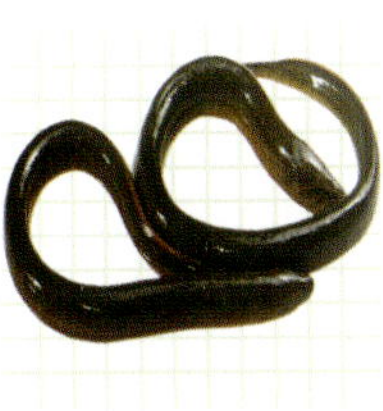

黄鳝

【别名】
鳝鱼、长鱼、无鳞公子、蛆鱼

【每餐适用量】
100 克

选购 挑选大的肥的、体色为灰黄色的活鳝。

保存 现杀现烹，不熬吃死鳝鱼。

营养成分表（可食部100克）

热量	89千卡	维生素A	50微克	磷	206毫克
水分	78.0克	维生素B_1	0.06毫克	钾	263毫克
蛋白质	18.0克	维生素B_2	0.98毫克	钠	70.2毫克
脂肪	1.4克	烟酸	3.7毫克	镁	18毫克
碳水化合物	1.2克	维生素E	1.34毫克	铁	2.5毫克
胆固醇	126毫克	钙	42毫克	锌	1.97毫克

营养价值

富含的DHA和卵磷脂是脑细胞不可缺少的营养，能增强记忆力。特含降低血糖和调节血糖的“鳝鱼素”，还含丰富维生素A，能增进视力。

适宜人群

一般人群均可食用。尤适宜糖尿病、贫血、子宫下垂、内痔出血患者。

Good Food 相宜食物搭配及功效

青椒

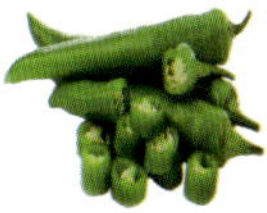

降低血糖

木瓜

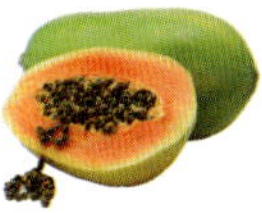

营养更全面

Bad Food 相克食物搭配及后果

南瓜

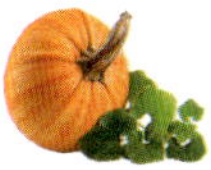

影响营养的吸收

菠菜

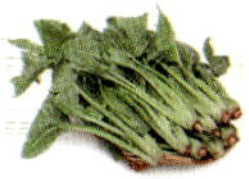

易导致腹泻

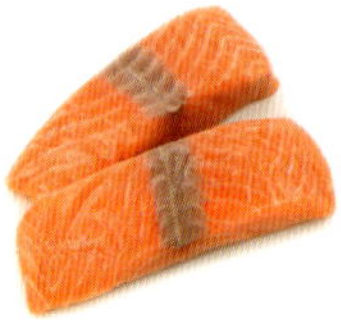

鲑鱼

【别名】
大马哈鱼、三文鱼、大麻哈鱼

【每餐适用量】
熟食60~80克

选购 身体和背部黑点密布，腹部银白色，无瘀伤，眼睛透亮清澈为佳。

保存 用保鲜膜包好放入冰箱冷藏，可保鲜2~3天。

营养成分表（可食部100克）

热量	139千卡	维生素A	45微克	磷	154毫克
水分	74.1克	维生素B_1	0.07毫克	钾	361毫克
蛋白质	17.2克	维生素B_2	0.18毫克	钠	63.3毫克
脂肪	7.8克	烟酸	4.4毫克	镁	36毫克
碳水化合物	0克	维生素E	0.78毫克	铁	0.3毫克
胆固醇	68毫克	钙	13毫克	锌	1.11毫克

营养价值

含丰富的不饱和脂肪酸，能有效防治心血管疾病。所含的Ω-3脂肪酸更是脑部、视网膜及神经系统所必不可少的物质。鱼肝油中还含维生素D，能促进机体对钙的吸收利用，有助生长发育。

适宜人群

心血管疾病、贫血、感冒患者。

Good Food
相宜食物搭配及功效

西红柿

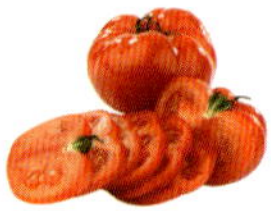

滋润肌肤抗衰老

芥末

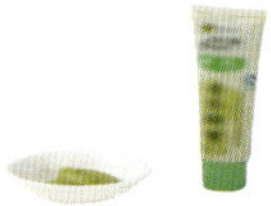

除腥、补充营养

柠檬

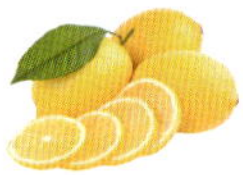

利于营养吸收

鳗鲡

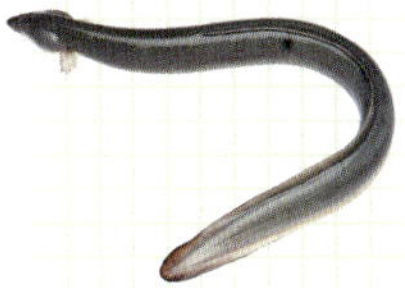

【别名】

蛇鱼、白鳗、青鳝、青鳗、鳗鱼

【每餐适用量】

30~50克

选购 鱼身柔软青蓝色，腹部乳白色；无异味；脂肪合适为佳。

保存 处理后，用保鲜袋装好放入冰箱冷藏或冷冻。

营养成分表（可食部100克）

热量	181千卡	维生素A	0微克	磷	248毫克
水分	67.1克	维生素B_1	0.02毫克	钾	207毫克
蛋白质	18.6克	维生素B_2	0.02毫克	钠	58.8毫克
脂肪	10.8克	烟酸	3.8毫克	镁	34毫克
碳水化合物	2.3克	维生素E	3.60毫克	铁	1.5毫克
胆固醇	177毫克	钙	42毫克	锌	1.15毫克

营养价值

富含维生素A、E，对预防视力退化、保护肝脏、恢复精力很有益处。含优质蛋白和各种必需的氨基酸、DHA、EPA，能促进脑部发育。富含钙和胶原蛋白，有预防骨质疏松、美容抗衰的功效。

适宜人群

夜盲症、贫血、肺结核患者。

Good Food 相宜食物搭配及功效

豆腐

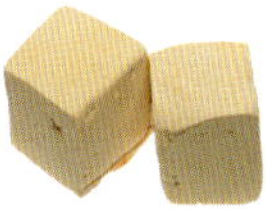

增加蛋白质的吸收

金针菇

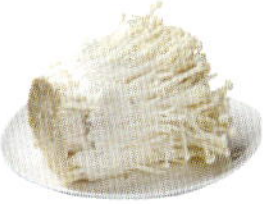

滋补身体

Bad Food 相克食物搭配及后果

牛肝

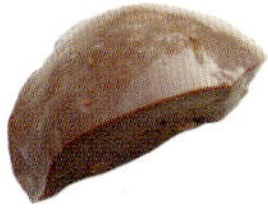

影响营养素的吸收

羊肝

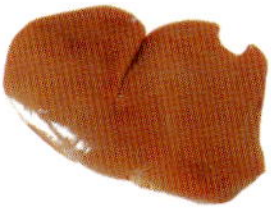

减少营养素的吸收

泥鳅

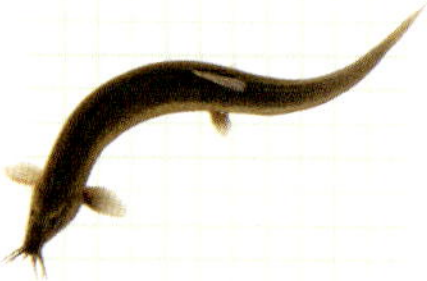

【别名】
鱼鳅、鳛、鳅、鳅鱼、和鳅、委蛇

【每餐适用量】
100克

选购 要选择鲜活、无异味的泥鳅食用。忌选择死泥鳅。

保存 用清水漂洗，装在有少量水的塑料袋中，扎紧扣放在冰箱冷冻。

营养成分表（可食部100克）

热量	96千卡	维生素A	14微克	磷	302毫克
水分	76.6克	维生素B_1	0.10毫克	钾	282毫克
蛋白质	17.9克	维生素B_2	0.33毫克	钠	74.8毫克
脂肪	2.0克	烟酸	6.2毫克	镁	28毫克
碳水化合物	1.7克	维生素E	0.79毫克	铁	2.9毫克
胆固醇	136毫克	钙	299毫克	锌	2.76毫克

营养价值

含脂肪较低，胆固醇更少，属高蛋白低脂肪食品，含一种类似廿碳戊烯酸的不饱和脂肪酸，有利人体抗血管衰老，有益老年人及心血管病人。

适宜人群

身体虚弱、脾胃虚寒、营养不良、小儿体虚盗汗者，老年人及心血管疾病、癌症患者、急慢性肝炎及黄疸之人，急性黄疸型肝炎者。

Good Food 相宜食物搭配及功效

豆腐

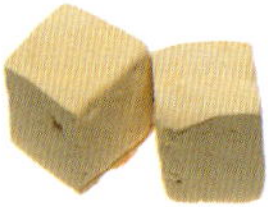

增强免疫

黑木耳

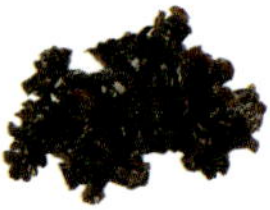

补气养血、强身健体

Bad Food 相克食物搭配及后果

茼蒿

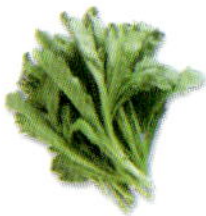

降低营养

蟹

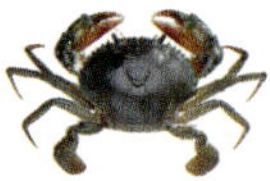

引起中毒

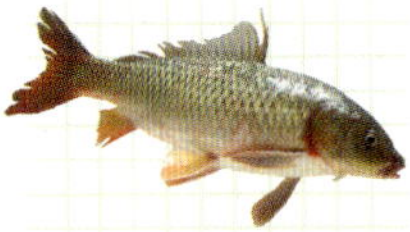

鲤鱼

【别名】
龙门鱼、鲤拐子、赤鲤、黄鲤

【每餐适用量】
100 克

选购 呈纺锤形、青黄色，呼吸时鳃盖起伏均匀。

保存 鼻孔里滴一两滴白酒，放在通气的篮子里，盖一层湿布，两三天不死。

营养成分表（可食部100克）

热量	109千卡	维生素A	25微克	磷	204毫克
水分	76.7克	维生素B_1	0.03毫克	钾	334毫克
蛋白质	17.6克	维生素B_2	0.09毫克	钠	53.7毫克
脂肪	4.1克	烟酸	2.7毫克	镁	33毫克
碳水化合物	0.5克	维生素E	1.27毫克	铁	1.0毫克
胆固醇	84毫克	钙	50毫克	锌	2.08毫克

营养价值

富含蛋白质、脂肪、维生素、甘氨酸、组氨酸及挥发性含氮物质等成分。有消水肿、通乳汁、明目及防治动脉硬化、冠心病等功效。

适宜人群

肾炎水肿、黄疸肝炎、肝硬化腹水、心脏性水肿、脚气浮肿、咳喘者；妇女胎动不安、妊娠水肿、产后乳汁缺少者。

Good Food 相宜食物搭配及功效

香菇

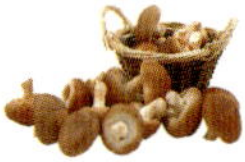

营养丰富

花生

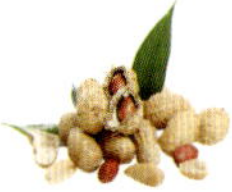

利于营养吸收

Bad Food 相克食物搭配及后果

青枣

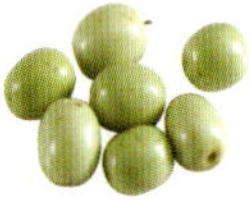

引起腰腹疼痛

毛豆

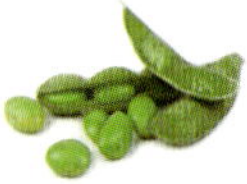

破坏维生素 B_1

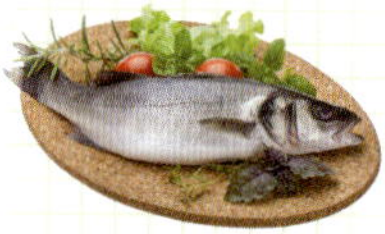

鲈鱼

【别名】
鲈板、鲈子鱼、寨花、鲁鱼、花糜

【每餐适用量】
100 克

选购 背部呈灰色，两侧及腹部银灰，体侧上部及背鳍有黑色斑点为佳。

保存 宰杀洗净，吸干水分，用保鲜膜包好冷冻保存。

营养成分表（可食部100克）

热量	105千卡	维生素A	19微克	磷	242毫克
水分	76.5克	维生素B_1	0.03毫克	钾	205毫克
蛋白质	18.6克	维生素B_2	0.17毫克	钠	144.1毫克
脂肪	3.4克	烟酸	3.1毫克	镁	37毫克
碳水化合物	0克	维生素E	0.75毫克	铁	2.0毫克
胆固醇	86毫克	钙	138毫克	锌	2.83毫克

营养价值 富含蛋白质、维生素A、B族维生素、钙、镁、锌、硒等营养元素，具补肝肾、益脾胃、化痰止咳之效；还可治胎动不安、少乳等症，是健身补血、健脾益气和益体安康的佳品。同时还含较多铜元素，能维持神经系统的正常。

适宜人群 贫血、头晕、水肿患者，胎动不安的孕妇。

Good Food 相宜食物搭配及功效

姜

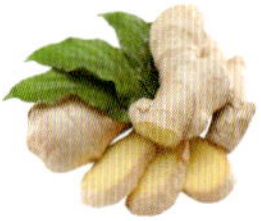

补虚养身、健脾开胃

胡萝卜

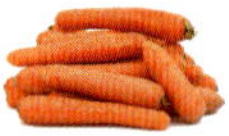

延缓衰老

Bad Food 相克食物搭配及后果

奶酪

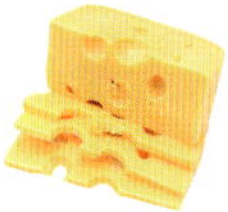

影响钙的吸收

蛤蜊

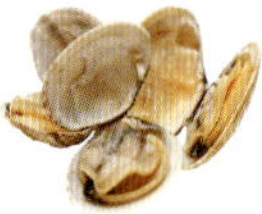

导致铜、铁的流失

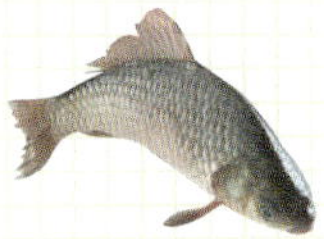

鲫鱼

【别名】
河鲫、鲋鱼、鲫瓜子、海附鱼

【每餐适用量】
40克

选购 眼睛略凸，眼球黑白分明；身体扁平、色泽偏白的，肉质比较鲜嫩为佳。

保存 用浸湿的纸贴在鱼的眼睛上，可延长其寿命。

营养成分表（可食部100克）

热量	108千卡	维生素A	17微克	磷	193毫克
水分	75.4克	维生素B_1	0.04毫克	钾	290毫克
蛋白质	17.1克	维生素B_2	0.09毫克	钠	41.2毫克
脂肪	2.7克	烟酸	2.5毫克	镁	41毫克
碳水化合物	3.8克	维生素E	0.68毫克	铁	1.3毫克
胆固醇	130毫克	钙	79毫克	锌	1.94毫克

营养价值

含有优质蛋白质，氨基酸种类较全面、易于消化吸收。还含丰富的微量元素和卵磷脂。有增强抵抗力、通乳汁、明目益智、美容抗皱等作用。

适宜人群

肝硬化腹水、孕妇产后乳汁缺少及脾胃虚弱、饮食不香、小儿麻疹初期、痔疮出血，慢性久痢者。

Good Food 相宜食物搭配及功效

枸杞

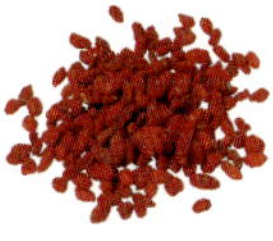

润肤养颜

红豆

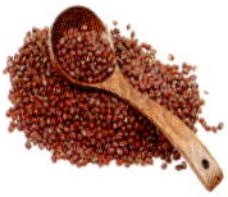

利水消肿

Bad Food 相克食物搭配及后果

蜂蜜

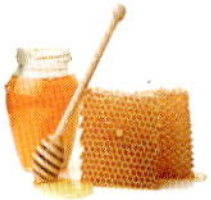

易中毒

葡萄

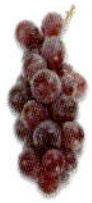

产生强烈刺激

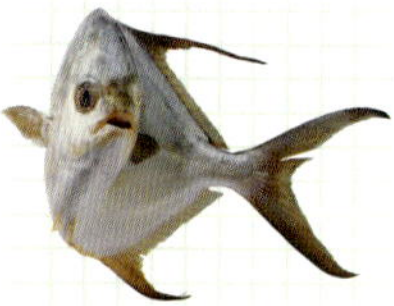

鲳鱼

【别名】
镜鱼、平鱼

【每餐适用量】
80~100 克

选购 鳞片紧贴鱼身，鱼体坚挺光泽；鳃丝呈紫红，清晰明亮；眼球饱满，角膜透明；鱼肉致密有弹性。

保存 冷冻保存。

营养成分表（可食部100克）

热量	140千卡	维生素A	24微克	磷	155毫克
水分	72.8克	维生素B_1	0.04毫克	钾	328毫克
蛋白质	18.5克	维生素B_2	0.07毫克	钠	62.5毫克
脂肪	7.3克	烟酸	2.1毫克	镁	39毫克
碳水化合物	0克	维生素E	1.26毫克	铁	1.1毫克
胆固醇	77毫克	钙	46毫克	锌	0.80毫克

营养价值 富含蛋白质和多种营养成分，具益气养血、柔筋利骨的功效，可缓解消化不良、脾虚泄泻、贫血、筋骨酸痛等症；含丰富的不饱和脂肪酸和微量元素，有降低胆固醇和防治心血管疾病的功效，并能延缓机体衰老，预防癌症的发生。

适宜人群 贫血、失眠、健忘、消化不良、心血管疾病患者。

Good Food 相宜食物搭配及功效

大蒜

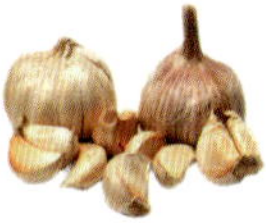

营养全面

薏米

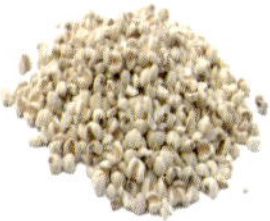

补气养血

Bad Food 相克食物搭配及后果

羊肉

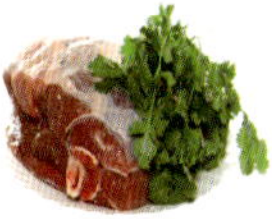

不利于营养吸收

蜂蜜

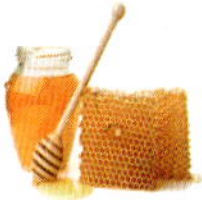

引起身体不适

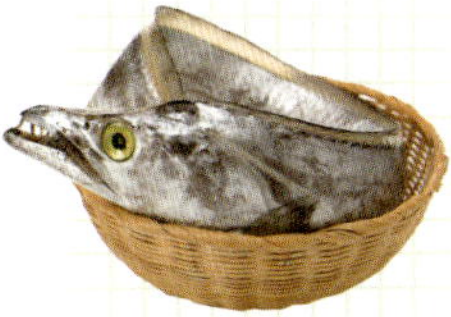

带鱼

【别名】
刀鱼、裙带鱼、牙带、白带鱼

【每餐适用量】
100克

选购 鱼鳞不脱落或少脱落，呈银灰白色，有光泽，无黄斑异味，肌肉坚实。

保存 洗净晾干，切小段，抹少许盐放入冰箱冷冻。

营养成分表（可食部100克）

热量	127千卡	维生素A	29微克	磷	191毫克
水分	73.3克	维生素B_1	0.02毫克	钾	280毫克
蛋白质	17.7克	维生素B_2	0.06毫克	钠	150.1毫克
脂肪	4.9克	烟酸	2.8毫克	镁	43毫克
碳水化合物	3.1克	维生素E	0.82毫克	铁	1.2毫克
胆固醇	76毫克	钙	28毫克	锌	0.70毫克

营养价值

脂肪含量高，多为不饱和脂肪酸，碳链较长，可有降低胆固醇。鱼鳞和银白色油脂有一种抗癌成分6—硫代鸟嘌呤，对辅助治疗白血病、胃癌、淋巴肿瘤等有益。含丰富的镁，可保护心血管系统。

适宜人群

久病体虚、血虚头晕、气短乏力、食少羸瘦、营养不良者；皮肤干燥者。

Good Food 相宜食物搭配及功效

苦瓜

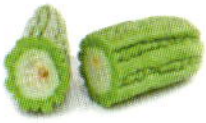

保护肝脏

木瓜

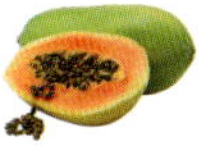

补气养血

Bad Food 相克食物搭配及后果

菠菜

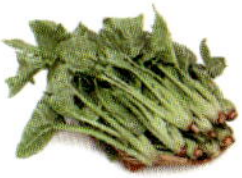

不利于营养吸收

南瓜

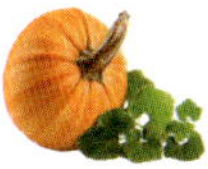

引起中毒

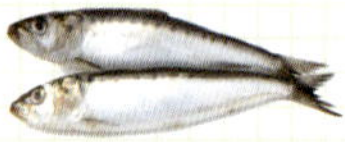

沙丁鱼

【别名】

沙鳁、沙脑鰛、大肚鰛、真鰛

【每餐适用量】

50~100 克

选购　沙丁鱼不宜保存，宜购买冰冻沙丁鱼或沙丁鱼加工产品。

保存　冷冻保存。

营养成分表（可食部100克）

热量	89千卡	维生素A	0微克	磷	183毫克
水分	78克	维生素B_1	0.01毫克	钾	136毫克
蛋白质	19.8克	维生素B_2	0.03毫克	钠	91.5毫克
脂肪	1.1克	烟酸	2.0毫克	镁	30毫克
碳水化合物	0克	维生素E	0.26毫克	铁	1.4毫克
胆固醇	158毫克	钙	184毫克	锌	0.16毫克

营养价值　含丰富的Omega-3、EPA和DHA，能帮助身体血液流动畅通，保持心脏健康，防止患心血管疾病的可能性。含丰富磷脂，对胎儿的大脑发育有促进作用；还含丰富的钙，可防治骨质疏松。

适宜人群　可以防止血栓的形成，尤其适用于心脏病人。

Good Food

相宜食物搭配及功效

豆腐

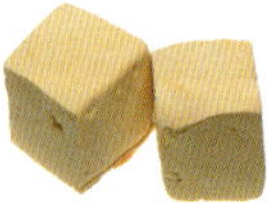

防止血栓

梅子

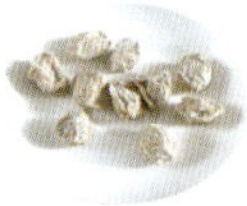

促进钙的吸收

葱

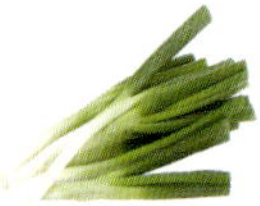

预防感冒

鳕鱼

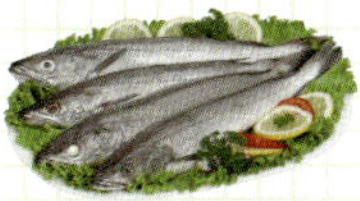

【别名】
鳕狭、明太鱼、大头青、大口鱼

【每餐适用量】
150~200克

选购 以颜色雪白且未解冻的为宜，可精选鱼身中间部位切下的“全片鳕鱼”。

保存 冷冻保鲜。

营养成分表（可食部100克）

热量	88千卡	维生素A	14微克	磷	232毫克
水分	77.4克	维生素B_1	0.04毫克	钾	321毫克
蛋白质	20.4克	维生素B_2	0.13毫克	钠	130.3毫克
脂肪	0.5克	烟酸	2.7毫克	镁	84毫克
碳水化合物	0.5克	维生素E	0毫克	铁	0.5毫克
胆固醇	114毫克	钙	42毫克	锌	0.86毫克

营养价值 含丰富蛋白质、维生素、钙、硒等成分。还含丰富的镁，可很好地保护心血管系统，有利预防高血压、心肌梗死等心血管疾病。肝油品质较高，具抑制结核杆菌、迅速液化坏疽组织等功效。

适宜人群 夜盲症、干眼症、心血管疾病、骨质疏松症患者。

Good Food 相宜食物搭配及功效

咖喱

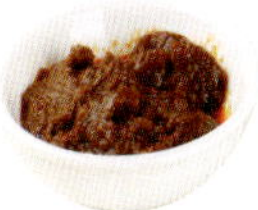

易消化且营养丰富

辣椒

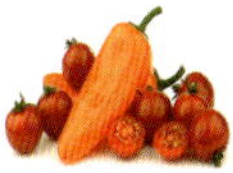

增进食欲

西兰花

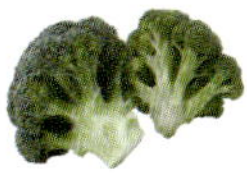

防癌抗癌

银鱼

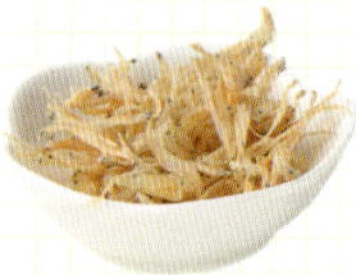

【别名】

银条鱼、面条鱼、大银鱼、玻璃鱼

【每餐适用量】

80 克

选购 洁白如银且透明佳，体长 2.5~4 厘米，将鱼放在手指上，鱼体软且下垂，略显挺拔，无粘液。

保存 冷冻保鲜。

营养成分表（可食部100克）

热量	105千卡	维生素A	0微克	磷	22毫克
水分	76.2克	维生素B_1	0.03毫克	钾	246毫克
蛋白质	17.2克	维生素B_2	0.05毫克	钠	8.6毫克
脂肪	4.0克	烟酸	0.2毫克	镁	25毫克
碳水化合物	0克	维生素E	1.86毫克	铁	0.9毫克
胆固醇	361 毫克	钙	46毫克	锌	0.16毫克

营养价值

银鱼含有蛋白质、大量钙质和少量脂肪，基本没有大鱼刺，具有高蛋白、低脂肪之特点。并且银鱼不去鳍、骨，属“整体性食物”，营养完全，利于人体增进免疫功能和长寿。

适宜人群

一般人群均可食用。

Good Food 相宜食物搭配及功效

鸡蛋

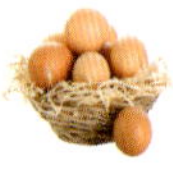

增加蛋白质的吸收

蕨菜

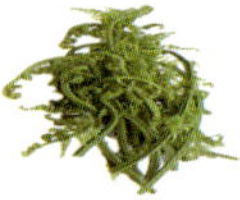

补虚、健胃

Bad Food 相克食物搭配及后果

甘草

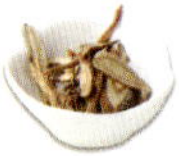

对身体不利

枣（干）

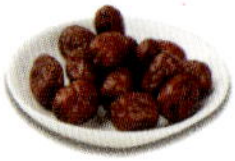

使腹部作痛

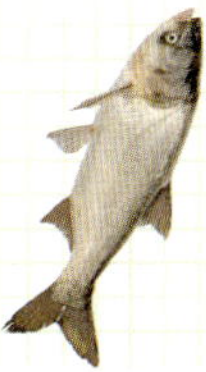

鳙鱼

【别名】
花鲢、大头鱼、胖头鱼、包头鱼

【每餐适用量】
100克

选购 鱼胆勿食，勿选头大、身瘦、尾小、眼睛浑浊、向外鼓起的鱼。

保存 处理干净后冷藏。

营养成分表（可食部100克）

热量	100千卡	维生素A	34微克	磷	180毫克
水分	76.5克	维生素B_1	0.04毫克	钾	229毫克
蛋白质	15.3克	维生素B_2	0.11毫克	钠	60.6毫克
脂肪	2.2克	烟酸	2.8毫克	镁	26毫克
碳水化合物	4.7克	维生素E	2.65毫克	铁	0.8毫克
胆固醇	112毫克	钙	82毫克	锌	0.76毫克

营养价值

属高蛋白、低脂肪、低胆固醇鱼类，对心血管系统有保护作用。富含磷脂及脑垂体后叶素，常食能暖胃、祛头眩、益智商、助记忆、延缓衰老。

适宜人群

体质虚弱、脾胃虚寒、营养不良、咳嗽、水肿、肝炎、眩晕、肾炎者。

Good Food 相宜食物搭配及功效

豆腐

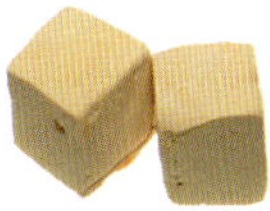

有益补钙

党参

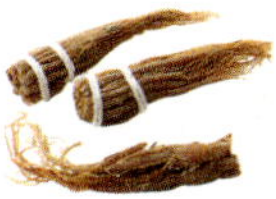

健脾养胃、补中益气

黄豆芽

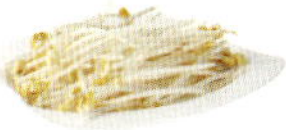

防癌抗癌

苹果

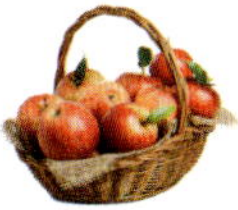

治疗腹泻

罗非鱼

营养成分（每 100 克）

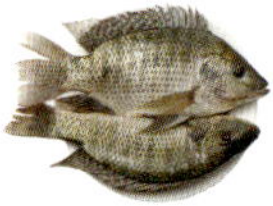

热量	98 千卡
蛋白质	18.4 克
脂肪	1.5 克
碳水化合物	2.8 克
胆固醇	78 毫克
钙	12 毫克

胡子鲇

营养成分（每 100 克）

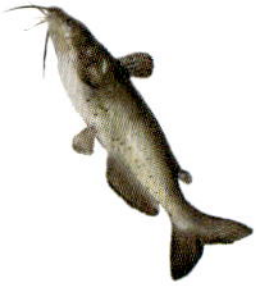

热量	146 千卡
蛋白质	15.4 克
脂肪	8.0 克
碳水化合物	3.1 克
胆固醇	53 毫克
钙	18 毫克

黄颡鱼

营养成分（每 100 克）

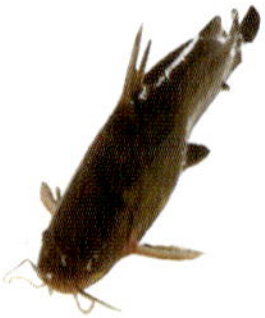

热量	124 千卡
蛋白质	17.8 克
脂肪	2.7 克
碳水化合物	7.1 克
胆固醇	90 毫克
钙	59 毫克

鲢鱼

营养成分（每 100 克）

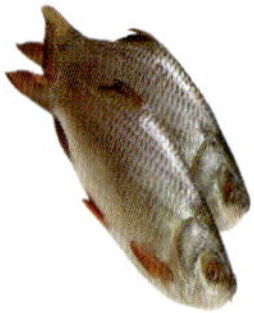

热量	104 千卡
蛋白质	17.8 克
脂肪	17.8 克
碳水化合物	3.6 克
胆固醇	99 毫克
钙	53 毫克

鲮鱼

营养成分（每 100 克）

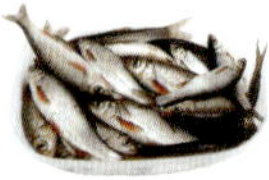

热量	95 千卡
蛋白质	18.4 克
脂肪	2.1 克
碳水化合物	0.7 克
胆固醇	86 毫克
钙	31 毫克

鲮鱼罐头

营养成分（每 100 克）

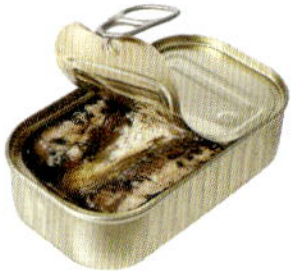

热量	399 千卡
蛋白质	30.7 克
脂肪	26.9 克
碳水化合物	8.5 克
胆固醇	162 毫克
钙	598 毫克

青鱼

营养成分（每 100 克）

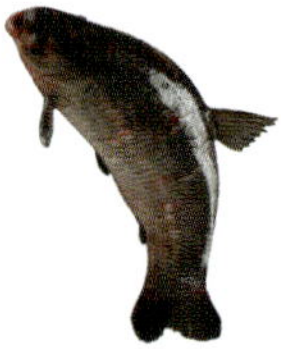

热量	118 千卡
蛋白质	20.1 克
脂肪	4.2 克
碳水化合物	0 克
胆固醇	108 毫克
钙	31 毫克

石斑鱼

营养成分（每 100 克）

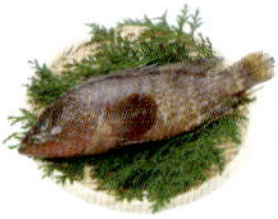

热量	85 千卡
蛋白质	18.5 克
脂肪	1.2 克
碳水化合物	0 克
胆固醇	91 毫克
钙	152 毫克

鲇鱼

营养成分（每 100 克）

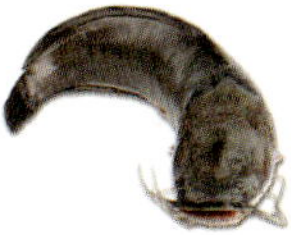

热量	103 千卡
蛋白质	17.3 克
脂肪	3.7 克
碳水化合物	0 克
胆固醇	163 毫克
钙	42 毫克

鳜鱼

营养成分（每 100 克）

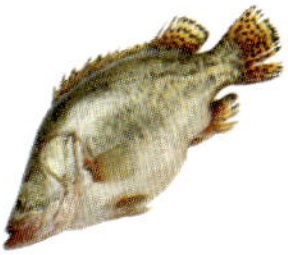

热量	117 千卡
蛋白质	19.9 克
脂肪	4.2 克
碳水化合物	0 克
胆固醇	124 毫克
钙	毫克 63

海鳗

营养成分（每 100 克）

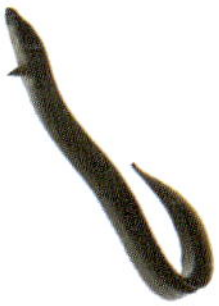

热量	122 千卡
蛋白质	18.8 克
脂肪	5.0 克
碳水化合物	0.5 克
胆固醇	71 毫克
钙	28 毫克

大黄鱼

营养成分（每 100 克）

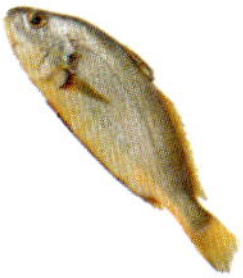

热量	97 千卡
蛋白质	17.7 克
脂肪	2.5 克
碳水化合物	0.8 克
胆固醇	86 毫克
钙	53 毫克

小黄鱼

营养成分（每 100 克）

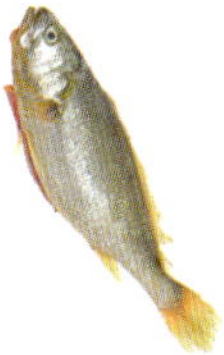

热量	99 千卡
蛋白质	17.9 克
脂肪	3.0 克
碳水化合物	0.1 克
胆固醇	74 毫克
钙	78 毫克

鳊鱼

营养成分（每 100 克）

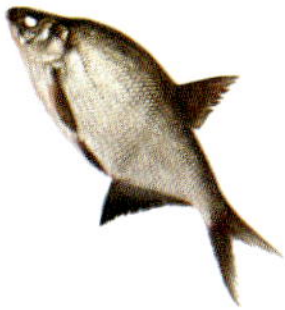

热量	135 千卡
蛋白质	18.3 克
脂肪	6.3 克
碳水化合物	1.2 克
胆固醇	94 毫克
钙	89 毫克

鲅鱼

营养成分（每 100 克）

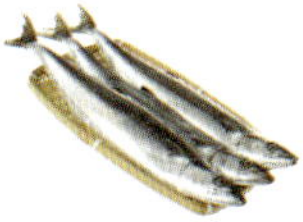

热量	121 千卡
蛋白质	21.2 克
脂肪	3.1 克
碳水化合物	2.1 克
胆固醇	75 毫克
钙	35 毫克

鲆

营养成分（每 100 克）

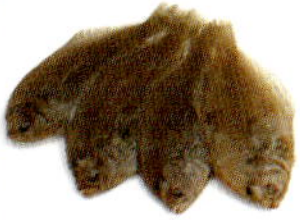

热量	112 千卡
蛋白质	20.8 克
脂肪	3.2 克
碳水化合物	0 克
胆固醇	81 毫克
钙	55 毫克

鲐鱼

营养成分（每100克）

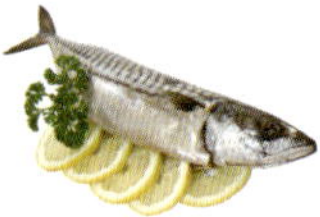

热量	155千卡
蛋白质	19.9克
脂肪	7.4克
碳水化合物	2.2克
胆固醇	77毫克
钙	50毫克

鲑鱼子酱

营养成分(每100克)

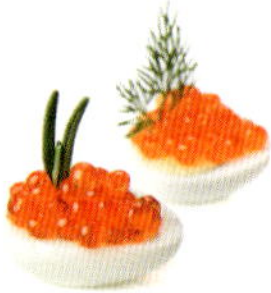

热量	252千卡
蛋白质	10.9克
脂肪	16.8克
碳水化合物	14.4克
烟酸	0.5毫克
钙	23毫克

鲚鱼（大）

营养成分（每100克）

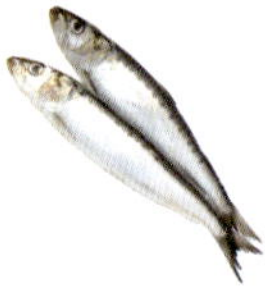

热量	106千卡
蛋白质	13.2克
脂肪	5.5克
碳水化合物	0.8克
胆固醇	117毫克
钙	114毫克

鲨鱼

营养成分（每100克）

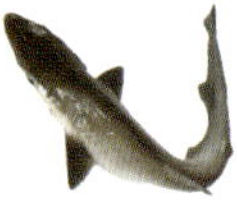

热量	118千卡
蛋白质	22.2克
脂肪	3.2克
碳水化合物	0克
胆固醇	70毫克
钙	41毫克

鲷

营养成分（每100克）

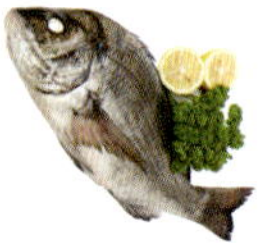

热量	106千卡
蛋白质	17.9克
脂肪	2.6克
碳水化合物	2.7克
胆固醇	65毫克
钙	186毫克

鲻鱼

营养成分（每100克）

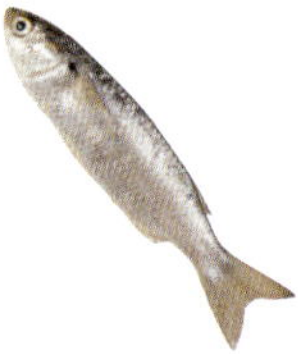

热量	119千卡
蛋白质	18.9克
脂肪	4.8克
碳水化合物	0克
胆固醇	99毫克
钙	19毫克

鳓鱼

营养成分（每100克）

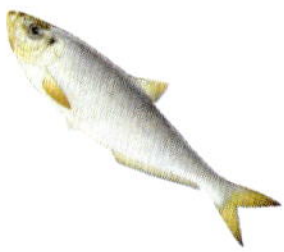

热量	159千卡
蛋白质	20.7克
脂肪	8.5克
碳水化合物	0克
胆固醇	76毫克
钙	39毫克

武昌鱼

营养成分（每100克）

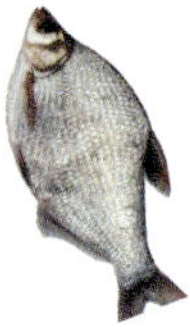

热量	135千卡
蛋白质	18.3克
脂肪	6.3克
碳水化合物	1.2克
胆固醇	94毫克
钙	89毫克

食物名称	能量（克）	蛋白质（克）	脂肪（克）	碳水化合物（克）	胆固醇（克）	钙（毫克）	铁（毫克）	锌（毫克）
白条鱼	103	16.6	3.3	1.6	129	58	1.7	3.22
赤眼鳟	109	18.1	4.1	0	76	59	64	0.56
尖嘴白	137	22.7	3.3	4.1	73	27	0.6	1.32
鳡鱼	114	17.5	4.3	1.2	58	139	0.2	0.54
湟鱼	124	17.1	3.2	6.7	98	42	1.2	1.28
鲒花	117	15.6	6.1	0	34	—	—	—
堤鱼	191	17.6	12.8	1.3	—	15	2.2	1.20
鳟鱼	99	18.6	2.6	0.2	102	34	—	4.30
红娘鱼	105	18.0	2.8	1.9	120	160	1.2	2.99
颚针鱼	180	20.2	10.4	1.4	101	58	1.2	1.73

食物名称	能量（克）	蛋白质（克）	脂肪（克）	碳水化合物（克）	胆固醇（克）	钙（毫克）	铁（毫克）	锌（毫克）
白姑鱼	150	19.1	8.2	0	80	23	0.3	0.84
黄姑鱼	137	18.4	7.0	0	166	94	0.9	0.61
海鲫鱼	206	17.0	13.7	3.6	70	69	1.9	0.58
黄鲂	81	18.5	0.5	0.6	121	27	0.3	0.37
鲹鱼	124	18.5	3.4	4.8	78	55	1.8	0.85
面包鱼	83	18.1	0.6	1.2	45	54	0.9	1.44
金线鱼	101	18.6	2.9	0	54	102	1.4	0.66
舌头鱼	83	17.7	1.4	0	82	57	1.5	0.05
蛇鲻	122	20.8	4.2	0.3	74	117	0.3	0.58
鳐鱼	90	20.8	0.7	0	48	22	0.6	0.52

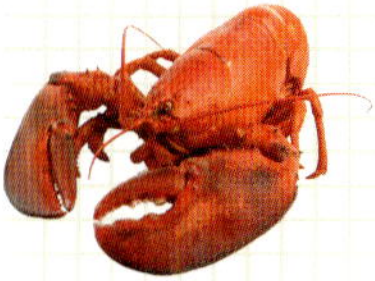

龙虾

【别名】

大红虾、海虾、红虾

【每餐适用量】

50~100克

选购 粗圆筒状，背腹稍平扁，头胸甲发达，坚厚多棘，后部向腹面卷曲。

保存 挑出沙肠，剥除虾壳，撒上酒，控干后冷冻。

营养成分表（可食部100克）

热量	90千卡	维生素A	0微克	磷	221毫克
水分	77.6克	维生素B_1	0.01毫克	钾	257毫克
蛋白质	18.9克	维生素B_2	0.03毫克	钠	190.0毫克
脂肪	1.1克	烟酸	4.3毫克	镁	22毫克
碳水化合物	1.0克	维生素E	3.58毫克	铁	1.3毫克
胆固醇	121毫克	钙	21毫克	锌	2.79毫克

营养价值 蛋白质含量高、氨基酸丰富、脂肪含量低、矿物质和维生素丰富。有滋补、通乳、补钙、保护心血管系统、防治动脉硬化、预防高血压及心肌梗死等功能。

适宜人群 中老年人、孕妇和心血管病患者更适合食用。

Good Food 相宜食物搭配及功效

豆腐

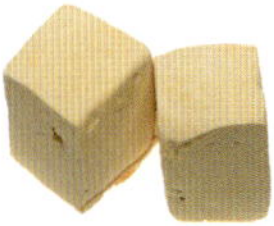

利于消化

燕麦

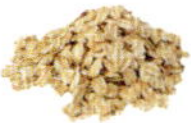

利于牛磺酸的合成

Bad Food 相克食物搭配及后果

西瓜

降低免疫力

猕猴桃

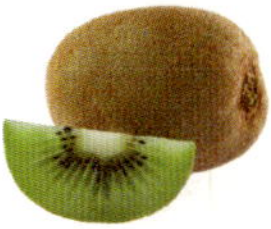

对人体不利

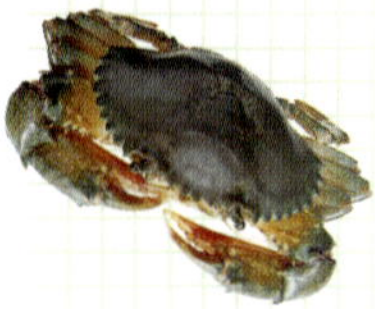

海蟹

【别名】
枪蟹、海螃蟹、海虫、水蟹

【每餐适用量】
80 克

选购 背甲壳呈青灰色，腹为白色，色泽光亮；有沉重感，蟹腿有微弱弹力。

保存 捆好放在冰箱冷藏，盖上湿毛巾保存。

营养成分表（可食部100克）

热量	95千卡	维生素A	30微克	磷	142毫克
水分	77.1克	维生素B_1	0.01毫克	钾	232毫克
蛋白质	13.8克	维生素B_2	0.10毫克	钠	260.0毫克
脂肪	2.3克	烟酸	2.5毫克	镁	47毫克
碳水化合物	4.7克	维生素E	2.99毫克	铁	1.6毫克
胆固醇	125毫克	钙	208毫克	锌	3.32毫克

营养价值 含丰富的蛋白质及微量元素，有很好的滋补作用，吃蟹对结核病的康复大有补益。同时，蟹肉对于高血压、动脉硬化、脑血栓、高血脂及各种癌症有较好的食疗效果。

适宜人群 跌打损伤、筋断骨碎、瘀血肿痛、产妇胎盘残留、孕妇临产阵缩无力、胎儿迟迟不下的人。

Good Food 相宜食物搭配及功效

黄酒

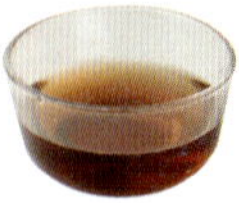

开胃消食

大蒜

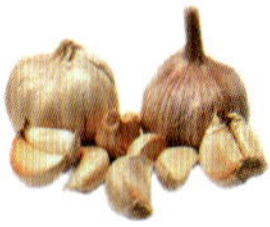

精益气、解毒

Bad Food 相克食物搭配及后果

柑橘

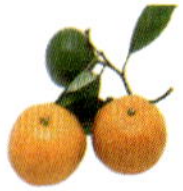

导致痰凝、气滞

蜂蜜

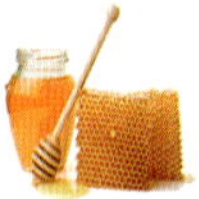

刺激肠胃引起腹泻

明虾 营养成分（每100克）

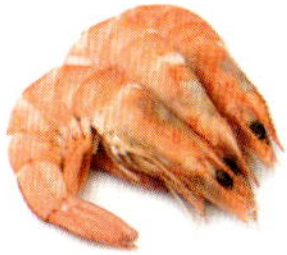

热量	85千卡
蛋白质	13.4克
脂肪	1.8克
碳水化合物	3.8克
胆固醇	273毫克
钙	75毫克

白米虾 营养成分（每100克）

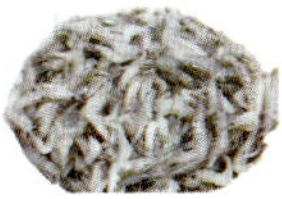

热量	81千卡
蛋白质	17.3克
脂肪	0.4克
碳水化合物	2.0克
胆固醇	103毫克
钙	403毫克

斑节对虾 营养成分（每100克）

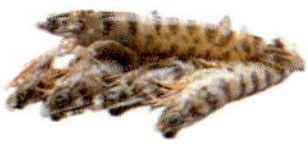

热量	103千卡
蛋白质	18.6克
脂肪	0.8克
碳水化合物	5.4克
胆固醇	148毫克
钙	59毫克

对虾 营养成分（每100克）

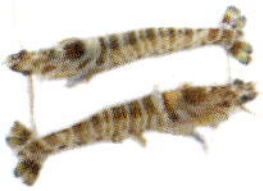

热量	93千卡
蛋白质	18.6克
脂肪	0.8克
碳水化合物	2.8克
胆固醇	193毫克
钙	62毫克

刺蛄 营养成分（每100克）

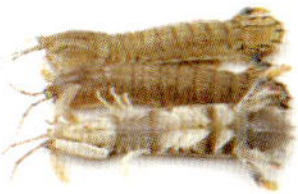

热量	77千卡
蛋白质	16.0克
脂肪	1.4克
碳水化合物	0克
胆固醇	98毫克
钙	0毫克

长毛对虾 营养成分（每100克）

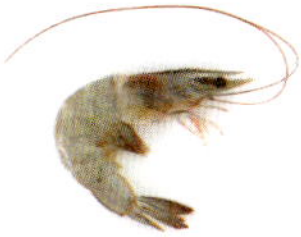

热量	90千卡
蛋白质	18.5克
脂肪	0.4克
碳水化合物	3.0克
胆固醇	136毫克
钙	36毫克

河虾 营养成分（每100克）

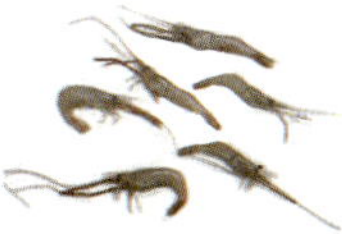

热量	87千卡
蛋白质	16.4克
脂肪	2.4克
碳水化合物	0克
胆固醇	240毫克
钙	325毫克

基围虾 营养成分（每100克）

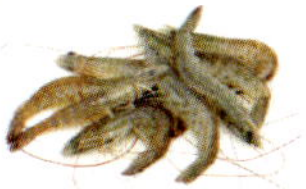

热量	101千卡
蛋白质	18.2克
脂肪	1.4克
碳水化合物	3.9克
胆固醇	181毫克
钙	83毫克

螯虾 营养成分（每100克）

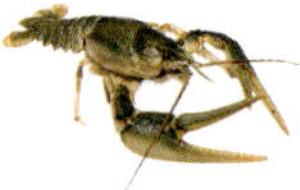

热量	93 千卡
蛋白质	14.8 克
脂肪	3.8 克
碳水化合物	0 克
胆固醇	0 毫克
钙	85 毫克

沼虾 营养成分（每100克）

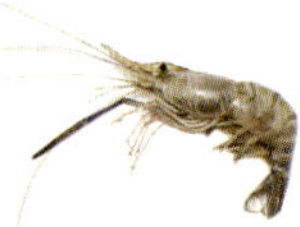

热量	87 千卡
蛋白质	10.3 克
脂肪	0.9 克
碳水化合物	9.3 克
胆固醇	116 毫克
钙	78 毫克

虾皮 营养成分（每100克）

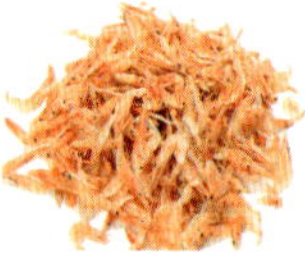

热量	153 千卡
蛋白质	30.7 克
脂肪	2.2 克
碳水化合物	2.5 克
胆固醇	428 毫克
钙	991 毫克

虾酱 营养成分（每100克）

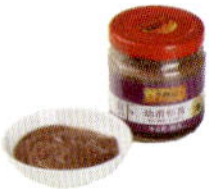

热量	100 千卡
蛋白质	15.2 克
脂肪	4.3 克
碳水化合物	0 克
胆固醇	249 毫克
钙	667 毫克

虾米 营养成分（每100克）

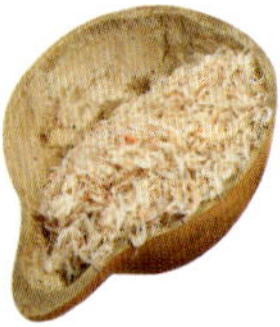

热量	198 千卡
蛋白质	43.7 克
脂肪	2.6 克
碳水化合物	0 克
胆固醇	525 毫克
钙	555 毫克

梭子蟹 营养成分（每100克）

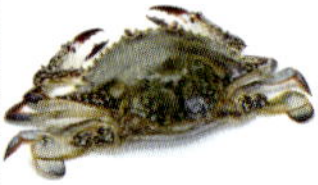

热量	95 千卡
蛋白质	15.9 克
脂肪	3.1 克
碳水化合物	0.9 克
胆固醇	142 毫克
钙	280 毫克

河蟹 营养成分（每100克）

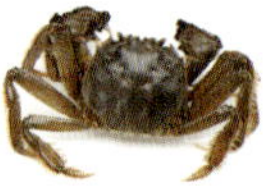

热量	103 千卡
蛋白质	17.5 克
脂肪	2.6 克
碳水化合物	2.3 克
胆固醇	267 毫克
钙	126 毫克

青蟹 营养成分（每100克）

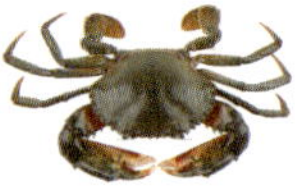

热量	80 千卡
蛋白质	14.6 克
脂肪	1.6 克
碳水化合物	1.7 克
胆固醇	119 毫克
钙	228 毫克

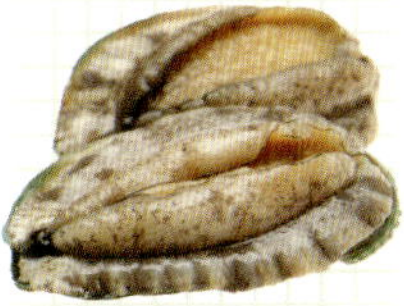

鲍鱼

【别名】
鳆鱼、鲍螺、九孔、紫鲍、盘鲍

【每餐适用量】
1个

选购 米黄或浅棕色，新鲜有光泽；鲍身完整椭圆，个头均匀，鼓壮饱满。

保存 依序以塑料袋、报纸和塑胶袋包好冷冻保存。

营养成分表（可食部100克）

热量	84千卡	维生素A	24微克	磷	77毫克
水分	77.5克	维生素B_1	0.01毫克	钾	136毫克
蛋白质	12.6克	维生素B_2	0.16毫克	钠	2011.7毫克
脂肪	0.8克	烟酸	0.2毫克	镁	59毫克
碳水化合物	6.6克	维生素E	2.20毫克	铁	22.6毫克
胆固醇	242毫克	钙	266毫克	锌	1.75毫克

营养价值

营养价值极高，富含丰富的球蛋白。还含较多的钙、铁和维生素A等成分。肉中提取的一种叫鲍灵素的生物活性物质，有保护机体免疫系统的作用。还有调经润肠、促进生长发育等功效。

适宜人群

夜尿频、气虚哮喘、血压不稳、精神难以集中者。

Good Food 相宜食物搭配及功效

竹笋

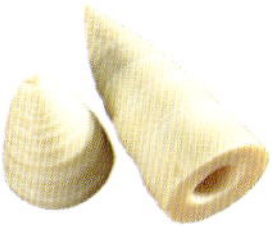

营养丰富

白萝卜

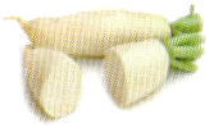

滋阴清热、平肝滋阳

Bad Food 相克食物搭配及后果

冬瓜

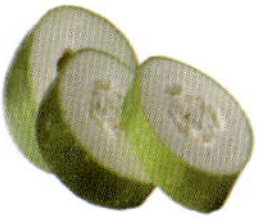

易脱水

牛肝

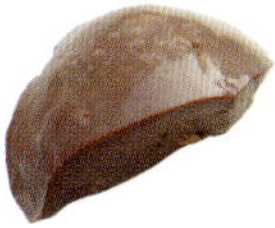

引起身体不适

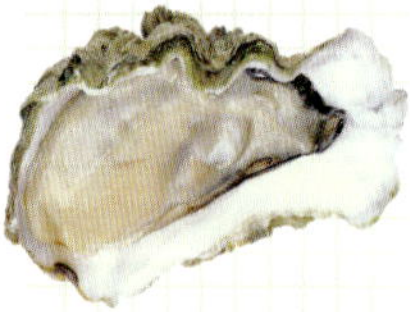

牡蛎

【别名】

蛎蛤、牡蛤、海蛎子、生蚝、蚝仔

【每餐适用量】

50 克

选购 体大肥实，颜色淡黄，个体均匀，而且干燥，表面颜色褐红为佳。

保存 现买现吃，0℃可以存活 3~5 天，但口感会变差。

营养成分表（可食部100克）

热量	73千卡	维生素A	27微克	磷	115毫克
水分	82.0克	维生素B_1	0.01毫克	钾	200毫克
蛋白质	5.3克	维生素B_2	0.13毫克	钠	462.1毫克
脂肪	2.1克	烟酸	1.4毫克	镁	65毫克
碳水化合物	8.2克	维生素E	0.81毫克	铁	7.1毫克
胆固醇	100毫克	钙	131毫克	锌	9.39毫克

营养价值

是一种高蛋白、低脂肪、容易消化且营养丰富的食品，还含多种维生素、牛磺酸和矿物质等。钙含量接近牛奶，铁含量为牛奶的 21 倍。有强肝解毒、净化淤血、恢复疲劳、滋容养颜、提高免疫和促进新陈代谢等功效。

适宜人群

一般人群均可食用。

Good Food 相宜食物搭配及功效

鸡蛋

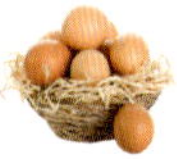

促进骨骼生长

百合

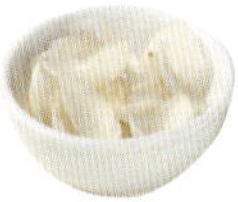

润肺调中

Bad Food 相克食物搭配及后果

芹菜

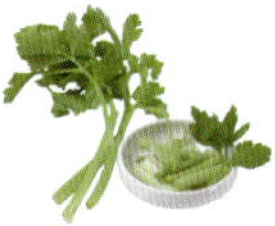

降低锌的吸收

啤酒

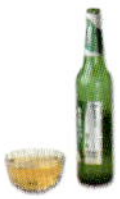

引起痛风

田螺

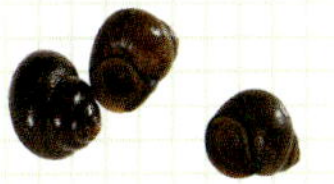

【别名】
大田螺、黄螺、田中螺

【每餐适用量】
50克

洗购 新鲜螺肉即使螺肉外露，表面也会呈扭曲状态，轻轻一碰，小尖会缩回去。

保存 洗后挑出死的，用塑料袋装好放冰箱保鲜。

营养成分表（可食部100克）

热量	60千卡	维生素A	0微克	磷	93毫克
水分	82.0克	维生素B_1	0.02毫克	钾	98毫克
蛋白质	11.0克	维生素B_2	0.19毫克	钠	26.0毫克
脂肪	0.2克	烟酸	2.2毫克	镁	77毫克
碳水化合物	3.6克	维生素E	0.75毫克	铁	19.7毫克
胆固醇	154毫克	钙	1030毫克	锌	2.71毫克

营养价值

田螺含丰富的蛋白质、铁和钙，对目赤、黄疸、脚气、痔疮等疾病有食疗作用；食用田螺对狐臭有显著疗效，还有醒酒的作用。

适宜人群

黄疸、水肿、小便不通、痔疮便血、脚气、消渴、风热目赤肿痛及醉酒者；糖尿病、癌症、干燥综合征、肥胖症、高脂血症、冠心病、动脉硬者。

Good Food 相宜食物搭配及功效

白菜

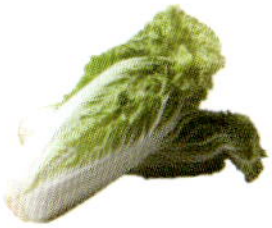

补肝肾、清热毒

葱

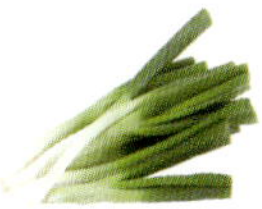

清热解毒

Bad Food 相克食物搭配及后果

蚕豆

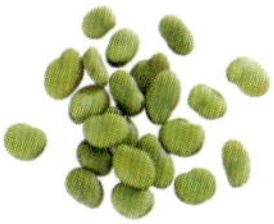

一起吃会肠绞痛

玉米

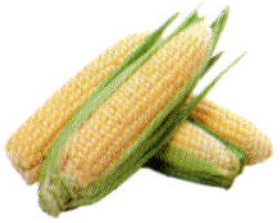

容易中毒

生蚝

营养成分（每100克）

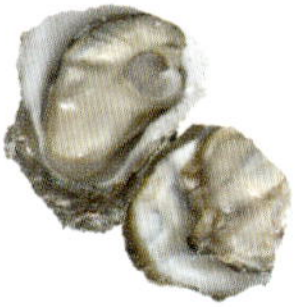

热量	57千卡
蛋白质	10.9克
脂肪	1.5克
碳水化合物	0克
胆固醇	94毫克
钙	35毫克

鲍鱼（干）

营养成分（每100克）

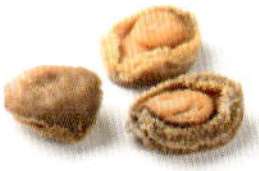

热量	84千卡
蛋白质	54.1克
脂肪	5.6克
碳水化合物	13.7克
胆固醇	0毫克
钙	143毫克

蛏子

营养成分（每100克）

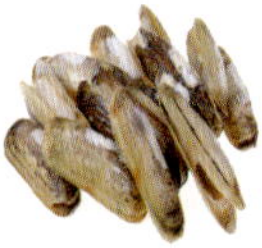

热量	40千卡
蛋白质	7.3克
脂肪	0.3克
碳水化合物	2.1克
胆固醇	131毫克
钙	134毫克

河蚌

营养成分（每100克）

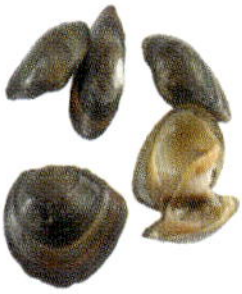

热量	54千卡
蛋白质	10.9克
脂肪	0.8克
碳水化合物	0.7克
胆固醇	103毫克
钙	248毫克

扇贝（干）

营养成分（每100克）

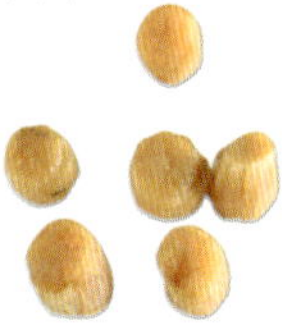

热量	264千卡
蛋白质	55.6克
脂肪	2.4克
碳水化合物	5.1克
胆固醇	348毫克
钙	77毫克

扇贝（鲜）

营养成分（每100克）

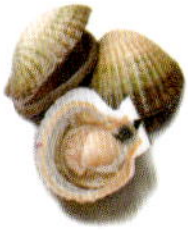

热量	60千卡
蛋白质	11.1克
脂肪	0.6克
碳水化合物	2.6克
胆固醇	140毫克
钙	142毫克

贻贝（干）

营养成分（每100克）

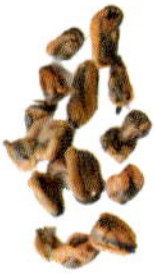

热量	355千卡
蛋白质	47.8克
脂肪	9.3克
碳水化合物	20.1克
胆固醇	493毫克
钙	157毫克

贻贝（鲜）

营养成分（每100克）

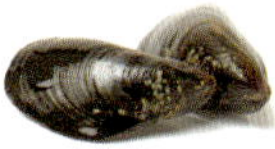

热量	80千卡
蛋白质	11.4克
脂肪	1.7克
碳水化合物	4.7克
胆固醇	123毫克
钙	63毫克

花蛤蜊

营养成分（每100克）

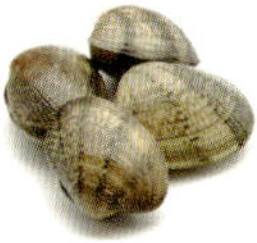

热量	45千卡
蛋白质	7.7克
脂肪	0.6克
碳水化合物	2.2克
胆固醇	63毫克
钙	59毫克

毛蛤蜊

营养成分（每100克）

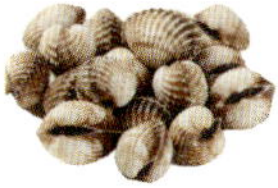

热量	97千卡
蛋白质	15.0克
脂肪	1.0克
碳水化合物	7.1克
胆固醇	113毫克
钙	137毫克

沙蛤蜊

营养成分（每100克）

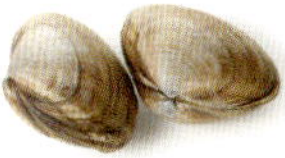

热量	56千卡
蛋白质	8.9克
脂肪	1.9克
碳水化合物	0.8克
胆固醇	180毫克
钙	111毫克

泥蚶

营养成分（每100克）

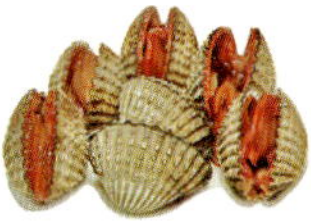

热量	71千卡
蛋白质	10.0克
脂肪	0.8克
碳水化合物	6.0克
胆固醇	124毫克
钙	59毫克

红螺

营养成分（每100克）

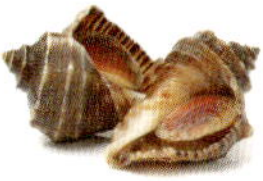

热量	119千卡
蛋白质	20.2克
脂肪	0.9克
碳水化合物	7.6克
胆固醇	177毫克
钙	539毫克

黄螺

营养成分（每100克）

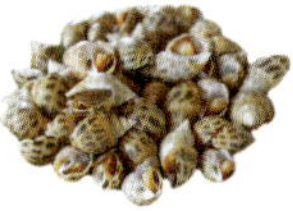

热量	106千卡
蛋白质	19.8克
脂肪	1.0克
碳水化合物	4.5克
胆固醇	167毫克
钙	55毫克

螺蛳

营养成分（每100克）

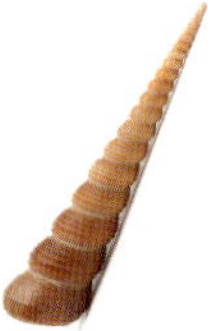

热量	59千卡
蛋白质	7.5克
脂肪	0.6克
碳水化合物	6.0克
胆固醇	86毫克
钙	156毫克

石螺

营养成分（每100克）

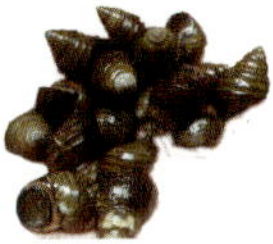

热量	90千卡
蛋白质	12.8克
脂肪	0.7克
碳水化合物	8.2克
胆固醇	198毫克
钙	2458毫克

食物名称	能量（克）	蛋白质（克）	脂肪（克）	碳水化合物（克）	胆固醇（克）	钙（毫克）	铁（毫克）	锌（毫克）
蛏干	340	46.5	4.9	27.4	469	107	88.8	13.63
赤贝	61	13.9	0.6	0	144	35	4.8	11.58
河蚬	47	7.0	1.4	1.7	257	39	11.4	1.82
鲜贝	77	15.7	0.5	2.5	116	28	0.7	2.08
银蚶	71	12.2	1.4	2.3	89	49	7.3	1.64
杂色蛤蜊	53	7.5	2.2	0.7	106	177	12.7	5.13
秋蛤蜊	89	15.6	0.7	5.0	180	177	22.0	2.69
香海螺	163	22.7	3.5	10.1	195	91	3.2	2.89

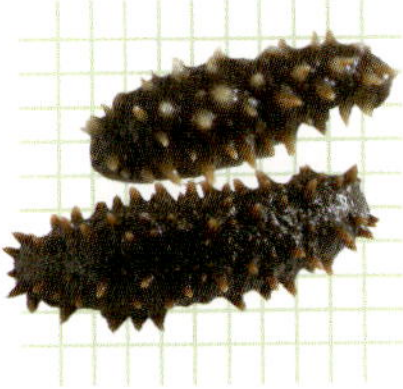

海参

【别名】

海男子、土肉、刺参、海鼠

【每餐适用量】

涨发品 50~100 克

选购 形体饱满、质重皮薄、肉壁肥厚。

保存 晒干后装入双层食品塑料袋中，加几颗蒜，扎紧挂在高处。

营养成分表（可食部100克）

热量	78千卡	维生素A	0微克	磷	28毫克
水分	77.1克	维生素B_1	0.03毫克	钾	43毫克
蛋白质	16.5克	维生素B_2	0.04毫克	钠	502.9毫克
脂肪	0.2克	烟酸	0.1毫克	镁	149毫克
碳水化合物	2.5克	维生素E	3.14毫克	铁	13.2毫克
胆固醇	51 毫克	钙	285毫克	锌	0.63毫克

营养价值 含 8 种人体必需氨基酸和丰富的微量元素，尤其钒居各种食物之首，可以参与血液中铁的运输，增强造血能力。含特殊活性营养物质，有增强免疫、美容养颜、降三高和抑制癌细胞等功效。

适宜人群 高血压、冠心病、肝炎、肾炎、糖尿病患者。肥胖症、高脂血症、冠心病、动脉硬化、脂肪肝者。

Good Food 相宜食物搭配及功效

鸭肉

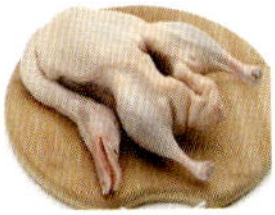

补五气、祛火热

竹笋

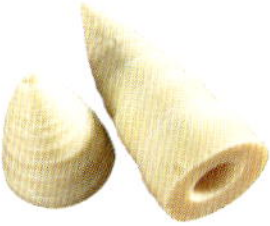

滋阴润燥、清热养血

Bad Food 相克食物搭配及后果

醋

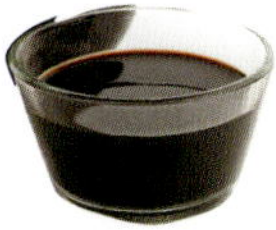

影响口感

石榴

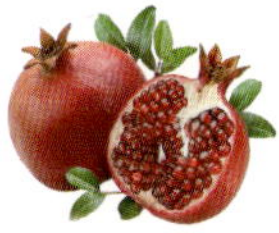

引起腹痛、恶心

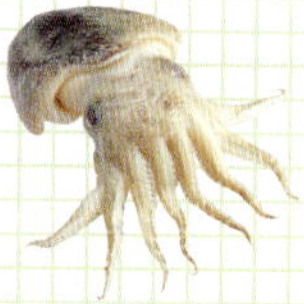

墨鱼

【别名】
乌贼、花枝、墨斗鱼、乌鱼、缆鱼

【每餐适用量】
30~50克

选购 色泽鲜亮、无粘液、无异味、肉质有弹性为佳。

保存 割去海螺峭后再晒干保存。

营养成分表（可食部100克）

热量	83千卡	维生素A	0微克	磷	165毫克
水分	79.2克	维生素B_1	0.02毫克	钾	400毫克
蛋白质	15.2克	维生素B_2	0.04毫克	钠	165.5毫克
脂肪	0.9克	烟酸	1.8毫克	镁	39毫克
碳水化合物	3.4克	维生素E	1.49毫克	铁	1.0毫克
胆固醇	226毫克	钙	15毫克	锌	1.34毫克

营养价值

墨鱼含丰富的蛋白质，壳含碳酸钙、壳角质、粘液质及少量氯化钠、磷酸钙、镁盐等。有壮阳健身、补血益肾、健脾理气的功效，也是女性的理想食材。

适宜人群

阴虚体质、贫血，妇女血虚经闭、带下、崩漏者。

Good Food 相宜食物搭配及功效

银耳

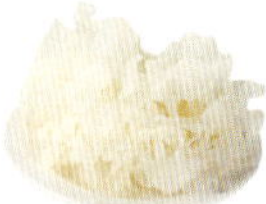

治面生黑斑、腰膝酸痛

核桃仁

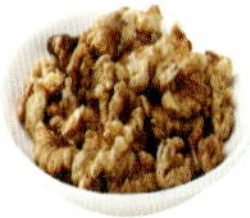

能治疗女子闭经

Bad Food 相克食物搭配及后果

茄子

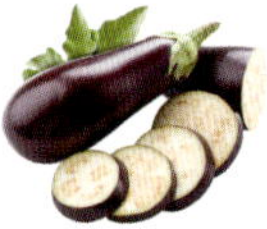

引起霍乱

碱

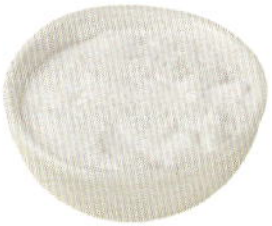

不利于营养吸收

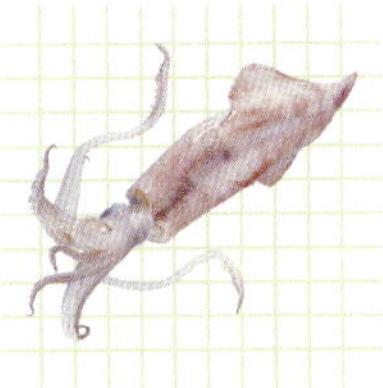

鱿鱼

【别名】
枪乌贼、柔鱼、竹快子、小管仔

【每餐适用量】
30~50克

选购 体型完整坚实，呈粉红色，有光泽，表面略现白霜，肉肥厚，半透明，背部不红为佳。

保存 于干燥通风处保存。

营养成分表（可食部100克）

热量	84千卡	维生素A	35微克	磷	19毫克
水分	80.4克	维生素B_1	0.02毫克	钾	290毫克
蛋白质	17.4克	维生素B_2	0.06毫克	钠	110.0毫克
脂肪	1.6克	烟酸	1.6毫克	镁	42毫克
碳水化合物	0克	维生素E	1.68毫克	铁	0.9毫克
胆固醇	268毫克	钙	44毫克	锌	2.38毫克

营养价值 含丰富的蛋白质及人体必需的氨基酸，大量的牛磺酸和胆固醇、微量元素以及钙、磷、硒、钾、钠含量都是较高的。有防治贫血、抗病毒防辐射、缓解疲劳、恢复视力和预防糖尿病等功能。

适宜人群 骨质疏松、缺铁性贫血、月经不调患者。

Good Food 相宜食物搭配及功效

木耳

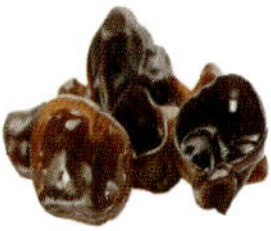

使肤质润滑

猪蹄

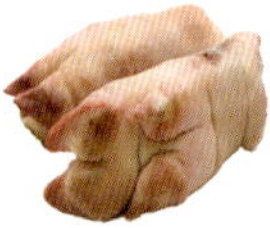

补气养血

Bad Food 相克食物搭配及后果

番茄酱

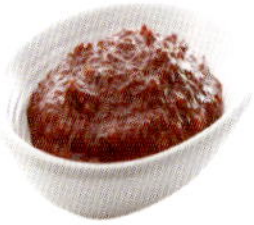

加重肾脏负担

鸭蛋

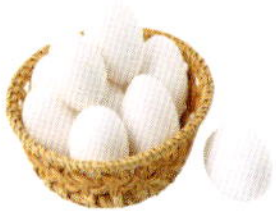

引起身体不适

乌鱼蛋

营养成分（每100克）

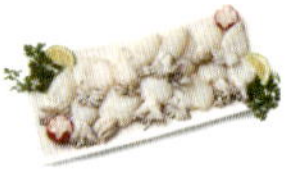

热量	66千卡
蛋白质	14.1克
脂肪	1.1克
碳水化合物	0克
胆固醇	243毫克
钙	11毫克

海参（干）

营养成分（每100克）

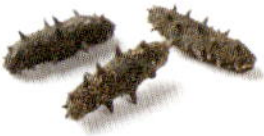

热量	262千卡
蛋白质	50.2克
脂肪	4.8克
碳水化合物	4.5克
胆固醇	62毫克
钙	1.3毫克

海蜇皮

营养成分（每100克）

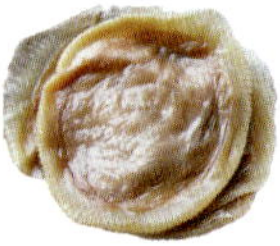

热量	33千卡
蛋白质	3.7克
脂肪	0.3克
碳水化合物	3.8克
胆固醇	8毫克
钙	150毫克

海蜇头

营养成分（每100克）

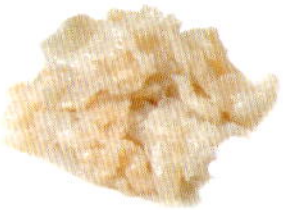

热量	74千卡
蛋白质	6.0克
脂肪	0.3克
碳水化合物	11.8克
胆固醇	10毫克
钙	120毫克

墨鱼（干）

营养成分（每100克）

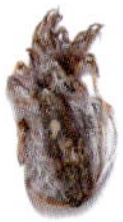

热量	287千卡
蛋白质	65.3克
脂肪	1.9克
碳水化合物	2.1克
胆固醇	316毫克
钙	82毫克

鱿鱼（干）

营养成分（每100克）

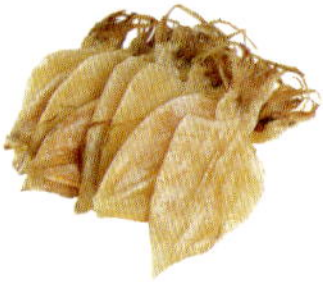

热量	313千卡
蛋白质	60.0克
脂肪	4.6克
碳水化合物	7.8克
胆固醇	871毫克
钙	87毫克

章鱼（八爪鱼）

营养成分（每100克）

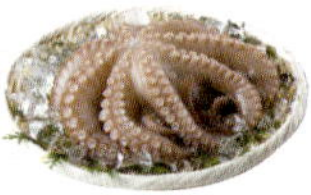

热量	135千卡
蛋白质	18.9克
脂肪	0.4克
碳水化合物	14克
胆固醇	0毫克
钙	21毫克

章鱼（真蛸）

营养成分（每100克）

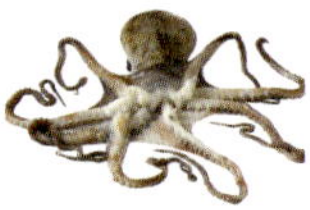

热量	52千卡
蛋白质	10.6克
脂肪	0.4克
碳水化合物	1.4克
胆固醇	114毫克
钙	22毫克

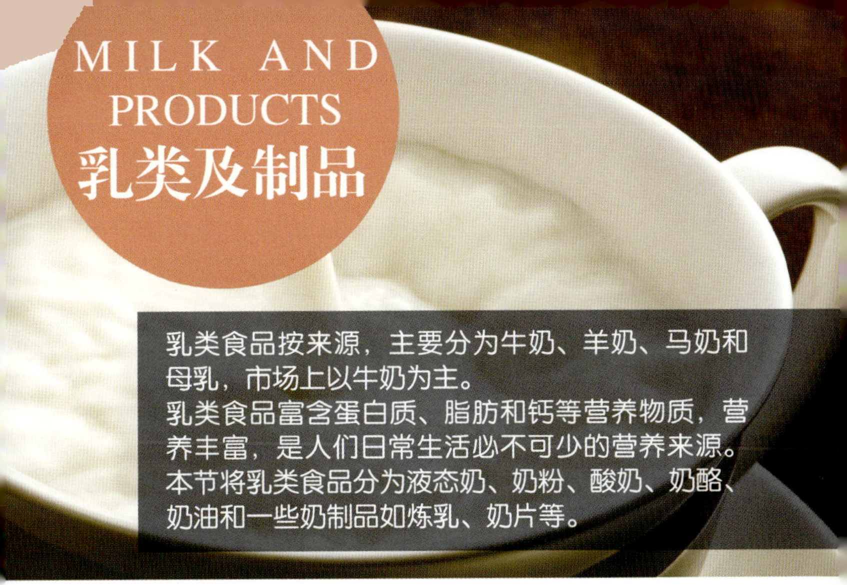

MILK AND PRODUCTS
乳类及制品

乳类食品按来源，主要分为牛奶、羊奶、马奶和母乳，市场上以牛奶为主。
乳类食品富含蛋白质、脂肪和钙等营养物质，营养丰富，是人们日常生活必不可少的营养来源。
本节将乳类食品分为液态奶、奶粉、酸奶、奶酪、奶油和一些奶制品如炼乳、奶片等。

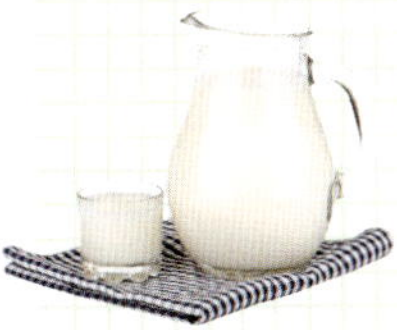

牛奶

【别名】
牛乳、鲜奶

【每餐适用量】
约 200 毫升

选购 呈乳白色或稍带微黄色，有牛乳香味，呈均匀的流体，无沉淀凝结，无杂质，无粘稠现象。

保存 冷藏保鲜。

营养成分表（可食部100克）

热量	54千卡	维生素B_1	0.03毫克	磷	73毫克
蛋白质	3.0克	维生素B_2	0.14毫克	钾	109毫克
脂肪	3.2克	烟酸	0.1毫克	钠	37.2毫克
碳水化合物	3.4克	维生素C	1毫克	镁	11毫克
胆固醇	15毫克	维生素E	0.21毫克	铁	0.3毫克
维生素A	24微克	钙	104毫克	锌	0.42毫克

营养价值

牛奶富含丰富的乳糖，使钙易于吸收。钙含量很容易被吸收，磷、钾、镁等多种物质的搭配也十分合理。还有优质蛋白和生长发育必需的全部氨基酸。能全面补充营养，有镇静安神、抑制肿瘤、促进大脑发育等功效，常饮还能润泽肌肤，治疗睡眠，提高大脑工作效率。

适宜人群

一般人群均可食用。

Good Food 相宜食物搭配及功效

黑豆

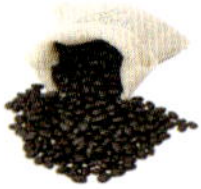

帮助吸收维生素 B_{12}

木瓜

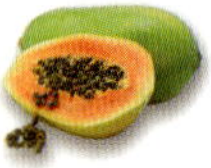

美容养颜

鸡蛋

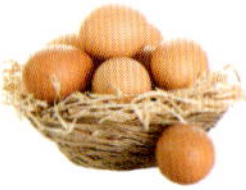

增强免疫

草莓

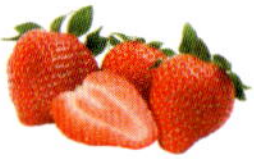

养心安神

Bad Food 相克食物搭配及后果

红糖

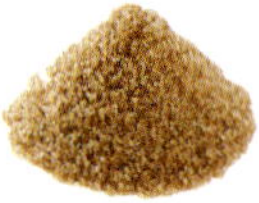

加速动脉硬化

韭菜

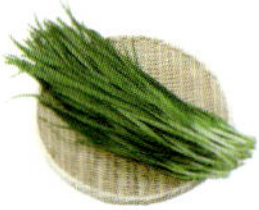

影响钙的吸收

巧克力

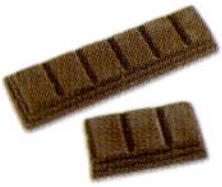

发生腹泻、头发干枯

豆浆

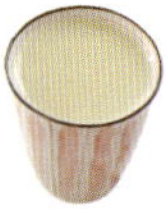

影响营养成分的吸收

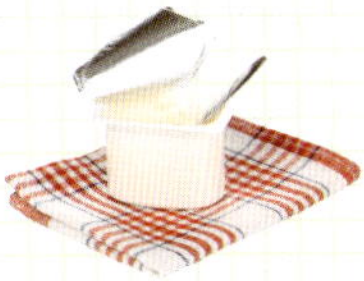

酸奶

【别名】
酸牛奶

【每餐适用量】
150 ~ 250 毫升

选购 凝固型凝块均匀细密，无气泡杂质，有少量乳清；搅拌型是均匀一致的流体，无分层和杂质。

保存 冷藏。

营养成分表（可食部100克）

热量	72卡	维生素B_1	0.03毫克	磷	85毫克
蛋白质	2.5克	维生素B_2	0.15毫克	钾	150毫克
脂肪	2.7克	烟酸	0.2毫克	钠	39.8毫克
碳水化合物	9.3克	维生素C	1毫克	镁	12毫克
胆固醇	15毫克	维生素E	0.12毫克	铁	0.4毫克
维生素A	26微克	钙	118毫克	锌	0.53毫克

营养价值

保留了鲜奶的全部营养，在发酵的过程中还产生人体必需的多种维生素，如维生素B_1、B_2、B_6、B_{12}等。有促消化、保护肠胃、防癌抗癌、预防便秘、美容、提高免疫力等作用。

适宜人群

体虚，气血不足，营养不良，肠燥便秘、高胆固醇血症，动脉硬化，癌症、冠心病、脂肪肝患者。

Good Food 相宜食物搭配及功效

蓝莓

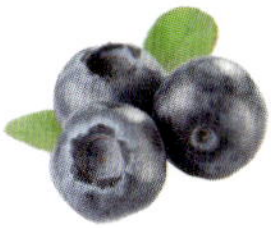

壮骨、增加免疫力

猕猴桃

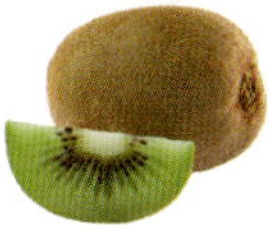

促进肠胃健康

Bad Food 相克食物搭配及后果

花菜

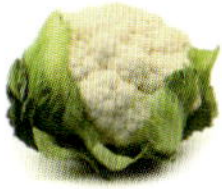

破坏钙质

香蕉

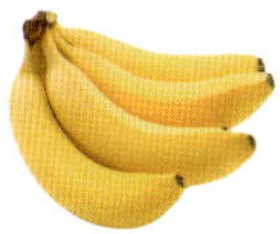

产生致癌物质

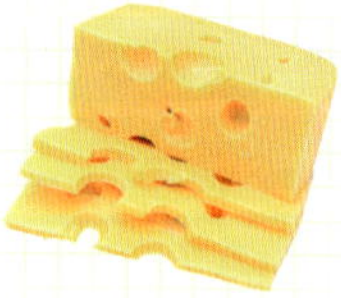

奶酪

【别名】
干酪、乳酪、芝士、起司、计司

【每餐适用量】
20克

选购 尽量购买正规商场或正规品牌的奶酪。

保存 冷藏保鲜。

营养成分表（可食部100克）

热量	328千卡	维生素A	152微克	镁	57毫克
水分	43.5克	维生素B_1	0.06毫克	磷	326毫克
蛋白质	25.7克	维生素B_2	0.91毫克	钾	75毫克
脂肪	23.5克	维生素E	0.6微克	钠	584.6毫克
碳水化合物	3.5克	烟酸	0.6毫克	铁	2.4毫克
胆固醇	11毫克	钙	799毫克	锌	6.97毫克

营养价值 蛋白质主要是酪蛋白，消化率非常高。脂肪为乳脂肪，其中含磷脂酰胆碱和鞘磷脂，与婴幼儿智力发育有密切关系。有补钙、增强抵抗力、促进肠胃蠕动、保护牙齿、预防心血管疾病的功效。

适宜人群 对于孕妇、中老年人及成长发育旺盛的青少年儿童来说，奶酪是最好的补钙食品之一。

Good Food 相宜食物搭配及功效

面包

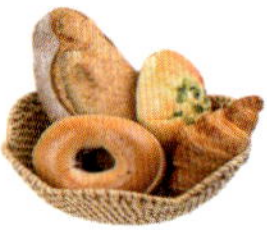

提供丰富的营养

草莓

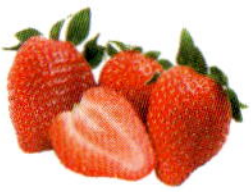

滋补养血、生津润燥

葡萄酒

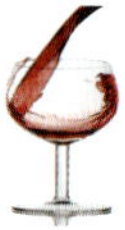

美味营养

羊奶

营养成分（每100克）

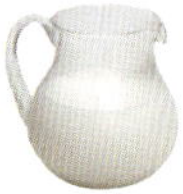

热量	59千卡
蛋白质	1.5克
脂肪	3.5克
碳水化合物	5.4克
胆固醇	31毫克
钙	82毫克

牛奶

营养成分（每100克）

（强化维生素A、D）

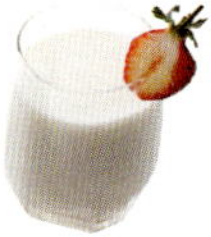

热量	51千卡
蛋白质	2.7克
脂肪	2.0克
碳水化合物	5.6克
胆固醇	0毫克
钙	140毫克

全脂羊奶粉

营养成分（每100克）

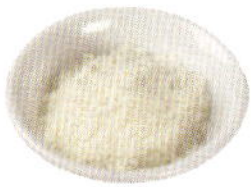

热量	498千卡
蛋白质	18.8克
脂肪	25.2克
碳水化合物	49.0克
胆固醇	75毫克
钙	0毫克

全脂速溶奶粉

营养成分（每100克）

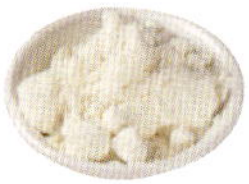

热量	466千卡
蛋白质	19.9克
脂肪	18.9克
碳水化合物	54.0克
胆固醇	71毫克
钙	659毫克

奶油

营养成分（每100克）

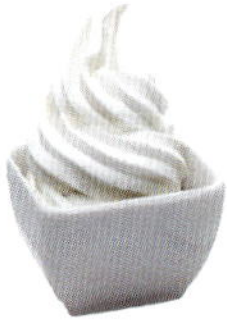

热量	879千卡
蛋白质	0.7克
脂肪	97.0克
碳水化合物	0.9克
胆固醇	209毫克
钙	14毫克

奶片

营养成分（每100克）

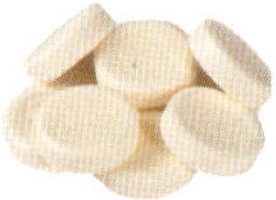

热量	472千卡
蛋白质	13.3克
脂肪	20.2克
碳水化合物	59.3克
胆固醇	65毫克
钙	269毫克

黄油

营养成分（每100克）

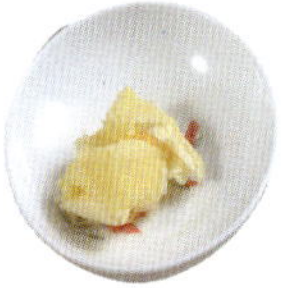

热量	888千卡
蛋白质	1.4克
脂肪	98.0克
碳水化合物	0克
胆固醇	296毫克
钙	35毫克

炼乳

营养成分（每100克）

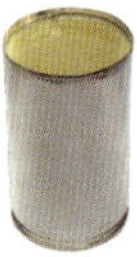

热量	332千卡
蛋白质	8.0克
脂肪	8.7克
碳水化合物	55.4克
胆固醇	36毫克
钙	242毫克

食物名称	能量（克）	蛋白质（克）	脂肪（克）	碳水化合物（克）	胆固醇（克）	钙（毫克）	铁（毫克）	锌（毫克）
母乳	65	1.3	3.4	7.4	11	30	0.1	0.28
全脂牛奶粉	478	20.1	21.2	51.7	110	676	1.2	3.14
脱脂酸奶	57	3.3	0.4	10.0	18	146	0.1	0.51
奶豆腐	343	53.7	2.5	26.5	36	597	3.1	2.48
曲拉	356	39.1	2.9	43.4	0	1217	5.8	3.09
全脂软酪	313	8.6	31.0	Tr	90	110	0.1	0.70
羊乳酪	250	15.6	20.2	1.5	70	360	0.2	0.90
酥油	860	1.5	94.4	1.1	227	128	0.4	0.12
奶皮子	460	12.2	42.9	6.3	78	818	1.3	2.22
白脱	744	—	82.7	0	152	1	1.0	0.80

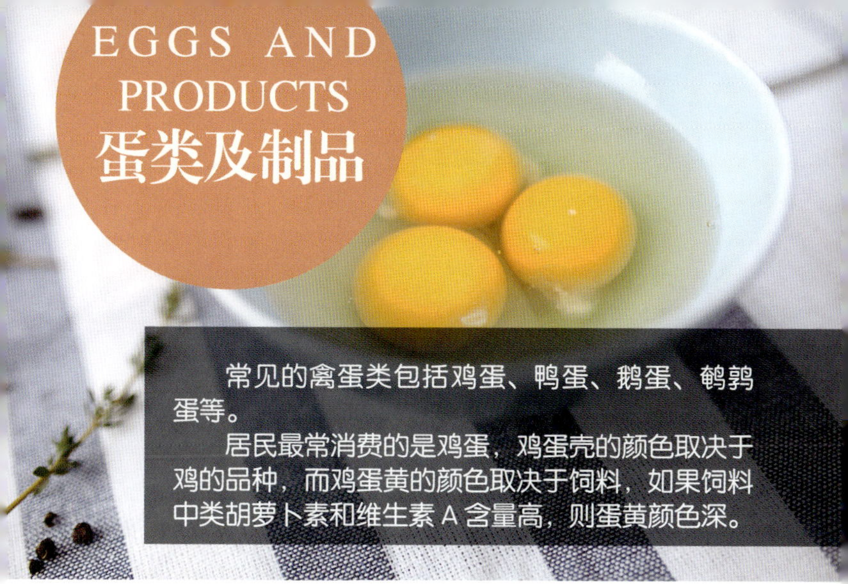

EGGS AND PRODUCTS 蛋类及制品

常见的禽蛋类包括鸡蛋、鸭蛋、鹅蛋、鹌鹑蛋等。

居民最常消费的是鸡蛋，鸡蛋壳的颜色取决于鸡的品种，而鸡蛋黄的颜色取决于饲料，如果饲料中类胡萝卜素和维生素 A 含量高，则蛋黄颜色深。

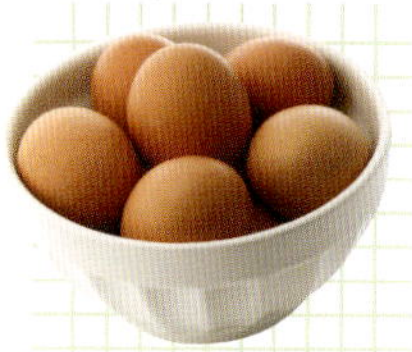

鸡蛋

【别名】
鸡子、鸡卵

【每餐适用量】
60 克

选购 蛋壳清洁、完整、粗糙、壳有白霜，摇晃无声，有轻微生石灰味者较好。

保存 头朝上摆放，20℃保存一周，冷藏保鲜半个月。

营养成分表（可食部100克）

热量	144千卡	维生素B_1	0.11毫克	钾	154毫克
蛋白质	13.3克	维生素B_2	0.27毫克	钠	131.5毫克
脂肪	8.8克	烟酸	0.2毫克	镁	10毫克
碳水化合物	2.8克	维生素E	1.84毫克	铁	2.0毫克
胆固醇	585毫克	钙	56毫克	锌	1.10毫克
维生素A	234微克	磷	130毫克		

营养价值

鸡蛋几乎含有人体必需的所有营养物质，如蛋白质、脂肪、卵黄素、卵磷脂、维生素和铁、钙、钾，被人们称作“理想的营养库”。有健脑益智、保护肝脏、防止动脉硬化、预防癌症、延缓衰老等功能。

适宜人群

一般人群均可食用。尤适宜发育期婴幼儿。

Good Food 相宜食物搭配及功效

苦瓜

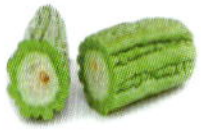

有利于牙齿、骨骼的健康

醋

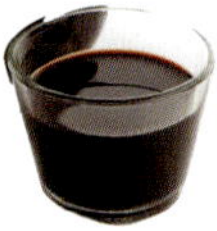

降低血脂

百合

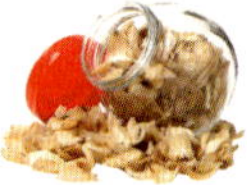

清热解毒、养心安神

羊肉

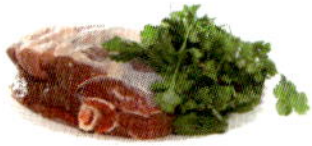

延缓衰老

Bad Food 相克食物搭配及后果

豆浆

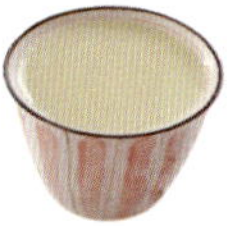

降低营养

红薯

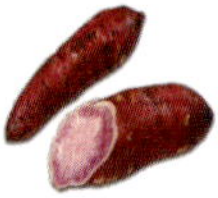

容易造成腹痛

葱

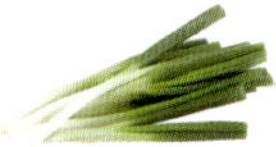

引起腹泻

大蒜

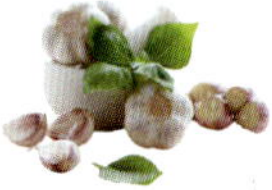

降低营养成分

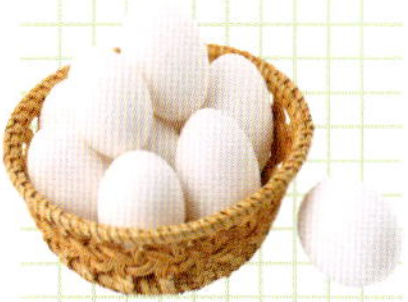

鸭蛋

【别名】
鸭卵

【每餐适用量】
60 克

选购 外壳淡青色，没有毛孔，表皮光滑，轻弹有轻微、尖锐声响者为佳。

保存 头朝上摆放，20℃保存一周，冷藏保鲜半个月。

营养成分表（可食部100克）

热量	180千卡	维生素B_1	0.17毫克	钾	135毫克
蛋白质	12.6克	维生素B_2	0.35毫克	钠	106.0毫克
脂肪	13.0克	烟酸	0.2毫克	铁	2.9毫克
碳水化合物	3.1克	维生素E	4.98毫克	锌	1.67毫克
胆固醇	565毫克	钙	62毫克	硒	15.68毫克
维生素A	261微克	磷	226毫克		

营养价值

蛋白质含量和鸡蛋相当，矿物质总量远胜鸡蛋，尤其铁、钙含量极为丰富。具有滋阴清肺、养血清热、生津益胃、润肺美肤等功效，对喉痛、牙痛、热咳、赤白痢、水肿胀满等有食疗作用，外用还可以缓解疮毒。

适宜人群

适宜肺热咳嗽，咽喉痛，泄痢之人食用。

Good Food 相宜食物搭配及功效

百合

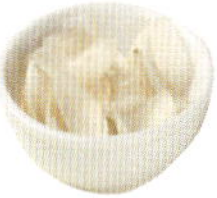

滋阴润肺

马齿苋

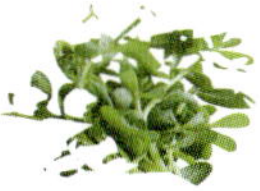

有利肠胃消化

Bad Food 相克食物搭配及后果

李子

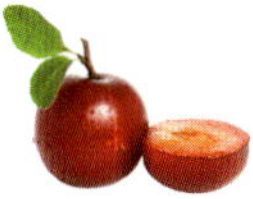

引起中毒

甲鱼

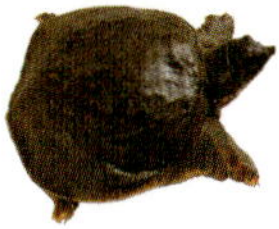

伤人阳气

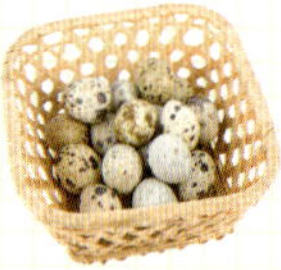

鹌鹑蛋

【别名】
鹑鸟蛋、鹌鹑卵

【每餐适用量】
约 4 个

选购 外壳灰白色，布满红褐色和紫褐色斑纹，色泽鲜艳，壳硬不易碎为佳。

保存 常温下保鲜约 10 天，冷藏保鲜 1 个月不变质。

营养成分表（可食部100克）

热量	160千卡	维生素B_1	0.11毫克	钾	138毫克
蛋白质	12.8克	维生素B_2	0.49毫克	钠	106.6毫克
脂肪	11.1克	烟酸	0.1毫克	镁	11毫克
碳水化合物	2.1克	维生素E	3.08毫克	铁	3.2毫克
胆固醇	515毫克	钙	47毫克	锌	1.61毫克
维生素A	337微克	磷	180毫克		

营养价值 除常见营养素外，卵磷脂含量比鸡蛋高 3~4 倍，有健脑的作用；氨基酸种类齐全，含量丰富，胆固醇则较鸡蛋低约三分之一；还含维生素 P 等，是心血管疾病患者的滋补佳品。

适宜人群 老弱病幼、营养不良、气血不足和少年儿童生长发育者；支气管哮喘、肺结核、神经衰弱者等。

Good Food 相宜食物搭配及功效

银耳

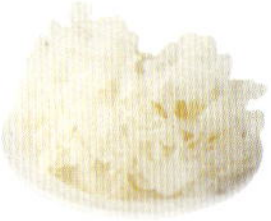

补益脾胃、润肺滋阴

牛奶

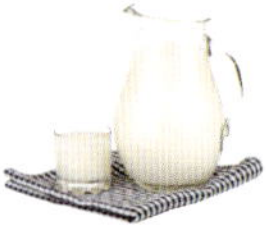

增强免疫

Bad Food 相克食物搭配及后果

香菇

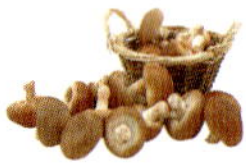

面生黑斑

猪肝

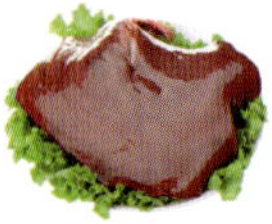

长痔疮

鸡蛋（白皮）

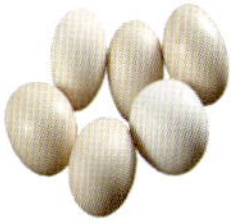

营养成分（每 100 克）

热量	138 千卡
蛋白质	12.7 克
脂肪	9.0 克
碳水化合物	1.5 克
胆固醇	585 毫克
钙	48 毫克

鸡蛋（红皮）

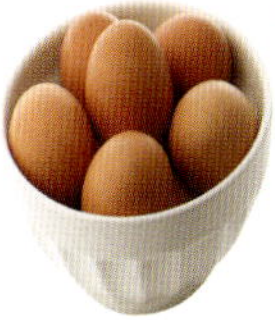

营养成分（每 100 克）

热量	156 千卡
蛋白质	12.8 克
脂肪	11.1 克
碳水化合物	1.3 克
胆固醇	585 毫克
钙	44 毫克

鸡蛋黄

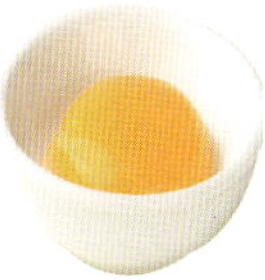

营养成分（每 100 克）

热量	328 千卡
蛋白质	15.2 克
脂肪	28.2 克
碳水化合物	3.4 克
胆固醇	1510 毫克
钙	112 毫克

鸡蛋白

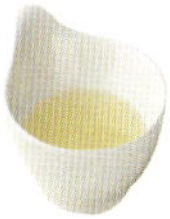

营养成分（每 100 克）

热量	60 千卡
蛋白质	11.6 克
脂肪	0.1 克
碳水化合物	3.1 克
胆固醇	0 毫克
钙	9 毫克

鸡蛋黄（乌骨鸡）

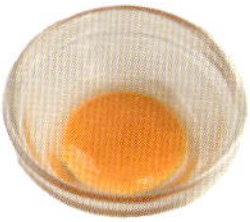

营养成分（每 100 克）

热量	263 千卡
蛋白质	15.2 克
脂肪	19.9 克
碳水化合物	5.7 克
胆固醇	2057 毫克
钙	107 毫克

鸡蛋白（乌骨鸡）

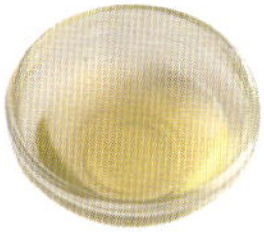

营养成分（每 100 克）

热量	44 千卡
蛋白质	9.8 克
脂肪	0.1 克
碳水化合物	1.0 克
胆固醇	0 毫克
钙	9 毫克

鸡蛋黄粉

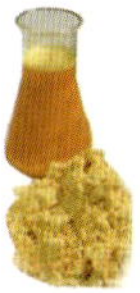

营养成分（每 100 克）

热量	644 千卡
蛋白质	31.6 克
脂肪	55.1 克
碳水化合物	5.3 克
胆固醇	2850 毫克
钙	266 毫克

鸡蛋粉（全蛋粉）

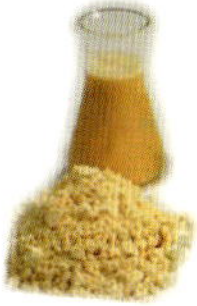

营养成分（每 100 克）

热量	545 千卡
蛋白质	43.4 克
脂肪	36.2 克
碳水化合物	11.3 克
胆固醇	2251 毫克
钙	954 毫克

松花蛋
（鸡蛋）

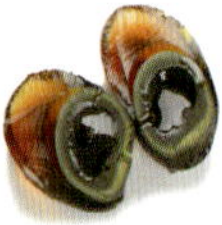

营养成分（每 100 克）

热量	178 千卡
蛋白质	14.8 克
脂肪	10.6 克
碳水化合物	5.8 克
胆固醇	595 毫克
钙	26 毫克

五香鹌鹑蛋

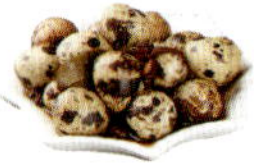

营养成分（每 100 克）

热量	152 千卡
蛋白质	11.6 克
脂肪	11.7 克
碳水化合物	0 克
胆固醇	480 毫克
钙	47 毫克

鸭蛋白

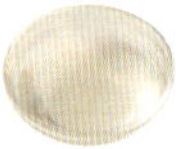

营养成分（每 100 克）

热量	47 千卡
蛋白质	9.9 克
脂肪	0 克
碳水化合物	1.8 克
胆固醇	0 毫克
钙	18 毫克

鸭蛋黄

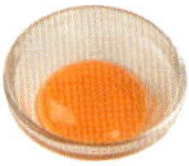

营养成分（每 100 克）

热量	378 千卡
蛋白质	14.5 克
脂肪	33.8 克
碳水化合物	4.0 克
胆固醇	1576 毫克
钙	123 毫克

松花蛋
（鸭蛋）

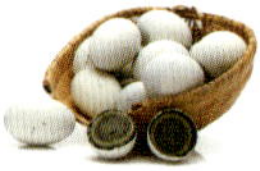

营养成分（每 100 克）

热量	171 千卡
蛋白质	14.2 克
脂肪	10.7 克
碳水化合物	4.5 克
胆固醇	608 毫克
钙	63 毫克

咸鸭蛋

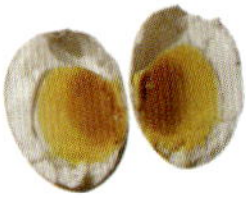

营养成分（每 100 克）

热量	190 千卡
蛋白质	12.7 克
脂肪	12.7 克
碳水化合物	6.3 克
胆固醇	647 毫克
钙	118 毫克

鹅蛋黄

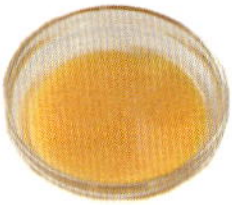

营养成分（每 100 克）

热量	324 千卡
蛋白质	15.5 克
脂肪	26.4 克
碳水化合物	6.2 克
胆固醇	1696 毫克
钙	13 毫克

鹅蛋白

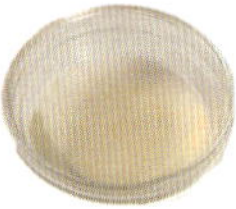

营养成分（每 100 克）

热量	48 千卡
蛋白质	8.9 克
脂肪	0 克
碳水化合物	3.2 克
胆固醇	0 毫克
钙	4 毫克

PART 3
零食、点心篇

零食点心包括中外各种小吃、甜点和速食食品。
本节包括各种传统特色或风味小吃甜点，但是受地域、民族和市场因素的影响，在配方和成分上有很大的不固定性。
还包括各种速食食品，如蛋糕、面包、饼干、方便面、果脯等等。

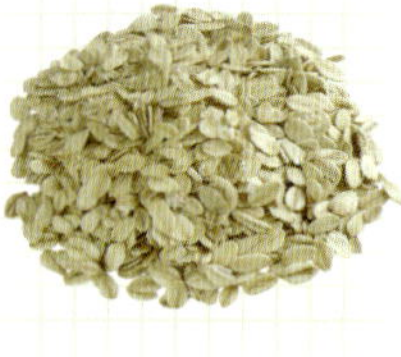

麦片

【原料】

小麦

【每餐适用量】

40克

选购 选择洁净、不含鼓壳和杂物、无异味的燕麦片。也可选择加工好的燕麦片。

保存 密封保存在阴凉、干燥的地方。

营养成分表（可食部100克）

热量	368千卡	维生素B_1	0.20毫克	钾	306毫克
蛋白质	12.4克	维生素B_2	0.06毫克	钠	20.9毫克
脂肪	7.4克	烟酸	4.5毫克	镁	108毫克
碳水化合物	67.3克	维生素E	1.45毫克	铁	4.2毫克
膳食纤维	8.6克	钙	8毫克	锌	2.15毫克
维生素A	0微克	磷	339毫克	硒	6.13毫克

营养价值

有预防骨质疏松、促进伤口愈合、预防贫血、补益脾胃、润肠通便、降糖、减肥的作用。

适宜人群

婴幼儿、老年人、空勤、海勤人员、脂肪肝、糖尿病、浮肿、习惯性便秘者、体虚自汗、多汗、盗汗者、高血压病、高脂血症、动脉硬化者。

Good Food 相宜食物搭配及功效

牛奶

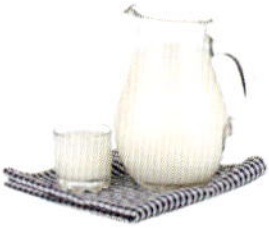

营养丰富

苹果

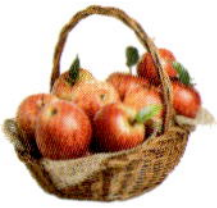

瘦身减肥

Bad Food 相克食物搭配及后果

白糖

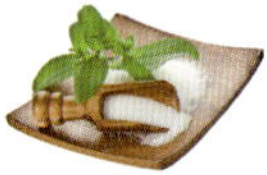

产生胀气

红薯

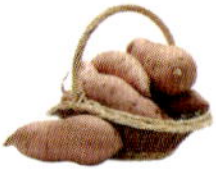

导致胃痉挛

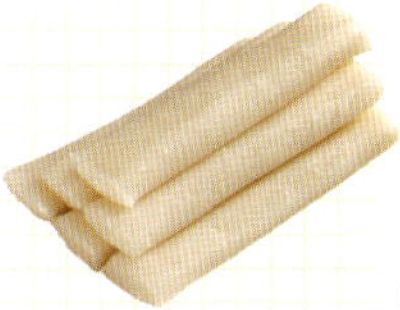

年糕

【别名】
年饼、饵、糍

【每餐适用量】
50克

选购 软硬适度，无异味，无红点。颜色白润、色泽光鲜的需谨慎购买。

保存 真空包装冷藏；或用水浸泡年糕，定期换水。

营养成分表（可食部100克）

热量	156千卡	维生素A	0微克	钾	81毫克
水分	60.9克	维生素B_1	0.03毫克	钠	56.4毫克
蛋白质	3.3克	烟酸	1.9毫克	镁	43毫克
脂肪	0.6克	维生素E	1.15毫克	铁	1.6毫克
碳水化合物	34.7克	钙	31毫克	锌	1.36毫克
膳食纤维	0.8克	磷	52毫克	硒	2.3毫克

营养价值 年糕含有蛋白质、脂肪、碳水化合物、烟酸、钙、磷、钾、镁等营养元素。营养丰富，还有健身祛病的作用。

适宜人群 一般人群均可食用。

Good Food 相宜食物搭配及功效

板栗

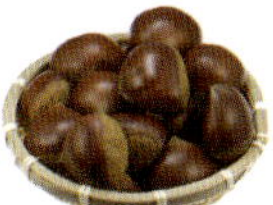

补中益气

红糖

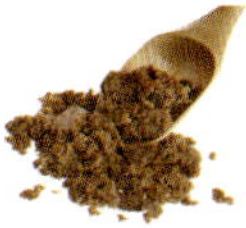

温暖脾胃

Bad Food 相克食物搭配及后果

鸡肉

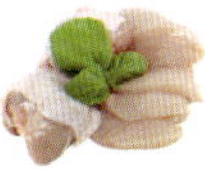

导致肠胃不适

鸡蛋

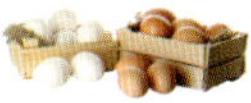

引起腹胀腹痛

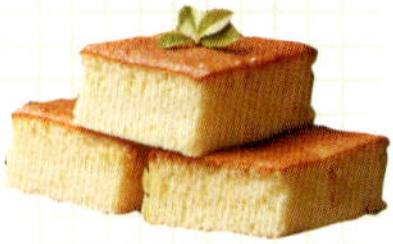

蛋糕

【别名】
薯片、土豆片、山芋片

【每餐适用量】
50 克

选购 尽量提前预定，购买现做的新鲜蛋糕。

保存 保质期短，应该当天食用。

营养成分表（可食部100克）

热量	348千卡	胡萝卜素	190微克	磷	130毫克
蛋白质	8.6克	维生素B_1	0.09毫克	钾	77毫克
脂肪	5.1克	维生素B_2	0.09毫克	钠	67.8毫克
碳水化合物	67.1克	烟酸	0.8毫克	镁	24毫克
膳食纤维	0.4克	维生素E	2.8毫克	铁	2.5毫克
维生素A	86微克	钙	39毫克	锌	1.01毫克

营养价值

蛋糕的主要成分是面粉、鸡蛋、奶油等，含有碳水化合物、蛋白质、脂肪、维生素及钙、钾、磷、钠、镁、硒等矿物质，营养丰富，食用方便，是人们最常食用的糕点之一。

适宜人群

一般人群均可食用，糖尿病患者禁食。

Good Food 相宜食物搭配及功效

茶

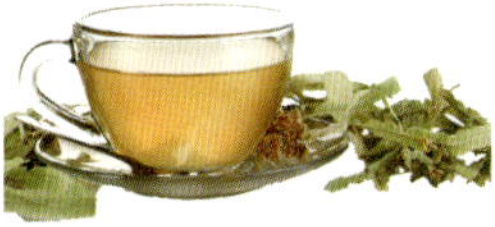

补充能量

Bad Food 相克食物搭配及后果

豆腐

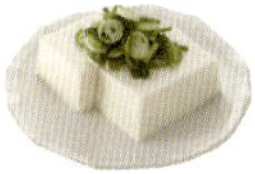

长胖

辣椒

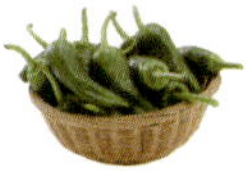

导致腹泻拉痢

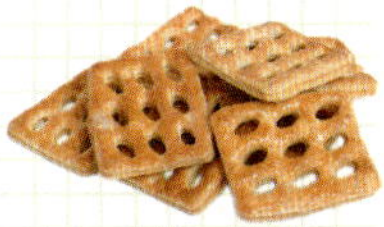

饼干

【别名】
小麦粉

【每餐适用量】
5~6 块，约 50 克

选购 尽量选购低脂、低糖和低热量的饼干。

保存 密封干燥保存。

营养成分表（可食部100克）

热量	435千卡	维生素A	37微克	钙	73毫克
蛋白质	9.0克	胡萝卜素	80微克	磷	88毫克
脂肪	12.7克	维生素B_1	0.08毫克	钾	85毫克
碳水化合物	71.7克	维生素B_2	0.04毫克	镁	50毫克
膳食纤维	1.1克	烟酸	4.7毫克	铁	1.9毫克
胆固醇	81毫克	维生素E	4.57毫克	锌	0.91毫克

营养价值

饼干具有耐贮藏、易携带、口味多样等特点，深受人们喜爱，主要营养成分是碳水化合物、蛋白质、脂肪、钙、钾、铁等，整体营养不够均衡，宜搭配牛奶、蔬菜和水果食用。

适宜人群

一般人群均可食用，糖尿病患者禁食。

Good Food 相宜食物搭配及功效

牛奶

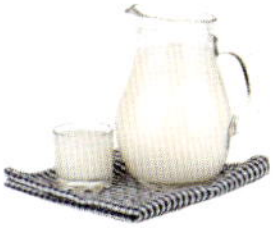

最佳搭配

水果

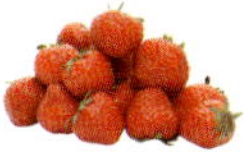

最佳搭配

水

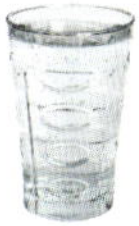

补充水分同时控制摄入量

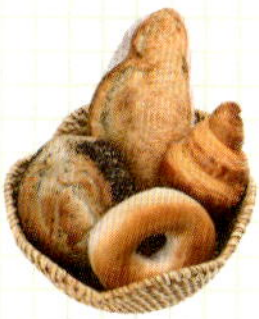

面包

【原料】

小麦粉、酵母、鸡蛋等

【每餐适用量】

1个，50～100克

选购 新鲜，出炉两个小时最佳。

保存 密封干燥保存。

营养成分表（可食部100克）

热量	313千卡	维生素A	0微克	磷	107毫克
蛋白质	8.3克	维生素B_1	0.03毫克	钾	88毫克
脂肪	5.1克	维生素B_2	0.06毫克	镁	50毫克
碳水化合物	58.6克	烟酸	1.7毫克	铁	1.9毫克
膳食纤维	0.5克	维生素E	1.66毫克	锌	0.91毫克
胆固醇	0毫克	钙	49毫克	硒	3.15毫克

营养价值

面包含蛋白质、脂肪、碳水化合物、少量维生素及钙、钾、镁、锌等矿物质，口味多样，易于消化吸收，食用方便，颇受人们喜爱。

适宜人群

一般人群均可食用。

Good Food 相宜食物搭配及功效

牛奶

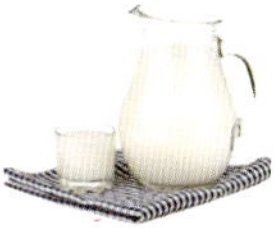

营养丰富

果酱

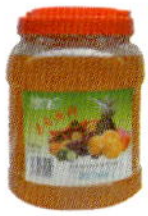

美味营养

水果

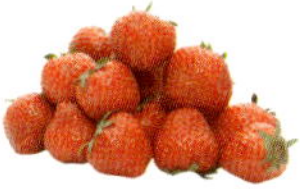

补充维生素

春卷

营养成分（每100克）

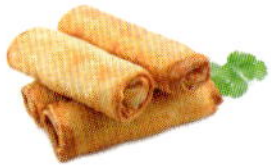

热量	465千卡
蛋白质	6.1克
脂肪	33.7克
碳水化合物	34.8克
膳食纤维	1.0克
钙	10毫克

面窝

营养成分（每100克）

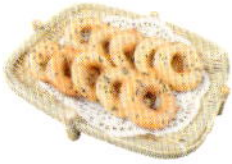

热量	291千卡
蛋白质	5.2克
脂肪	10.7克
碳水化合物	44.0克
膳食纤维	1.1克
钙	38毫克

煎饼

营养成分（每100克）

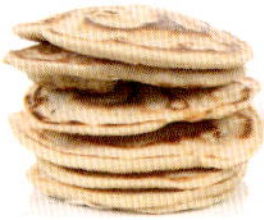

热量	354千卡
蛋白质	7.6克
脂肪	0.7克
碳水化合物	83.8克
膳食纤维	9.1克
钙	9毫克

凉面

营养成分（每100克）

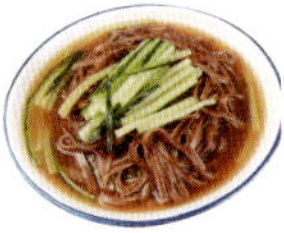

热量	167千卡
蛋白质	4.8克
脂肪	1.7克
碳水化合物	33.3克
膳食纤维	0.2克
钙	2毫克

凉粉

营养成分（每100克）

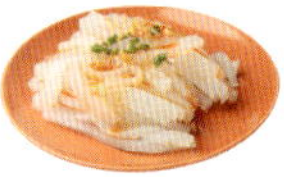

热量	38千卡
蛋白质	0.2克
脂肪	0.3克
碳水化合物	8.9克
膳食纤维	0.6克
钙	9毫克

艾窝窝

营养成分（每100克）

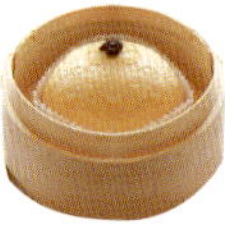

热量	190千卡
水分	52.1克
蛋白质	4.3克
碳水化合物	43.4克
膳食纤维	0.3克
钙	19毫克

灌肠

营养成分（每100克）

热量	134千卡
蛋白质	0.2克
脂肪	0.3克
碳水化合物	32.8克
膳食纤维	0.3克
钙	11毫克

热干面

营养成分（每100克）

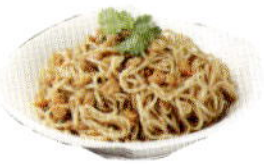

热量	153千卡
蛋白质	4.2克
脂肪	2.4克
碳水化合物	28.7克
膳食纤维	0.2克
钙	67毫克

粉皮 营养成分（每100克）

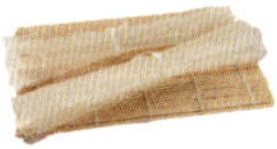

热量	62千卡
蛋白质	0.2克
脂肪	0.3克
碳水化合物	15.0克
膳食纤维	0.6克
钙	5毫克

炸糕 营养成分（每100克）

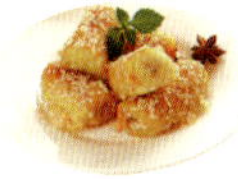

热量	282千卡
蛋白质	6.1克
脂肪	12.3克
碳水化合物	37.3克
膳食纤维	1.2克
钙	24毫克

驴打滚 营养成分（每100克）

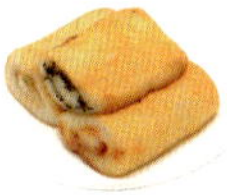

热量	198千卡
蛋白质	8.2克
脂肪	0.2克
碳水化合物	41.8克
膳食纤维	1.9克
钙	34毫克

龙虾片 营养成分（每100克）

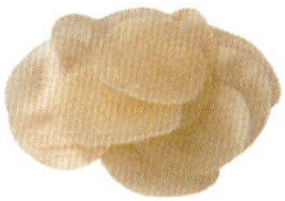

热量	342千卡
蛋白质	0.6克
脂肪	0.1克
碳水化合物	85.5克
膳食纤维	1.8克
钙	112毫克

奶油蛋糕 营养成分(每100克)

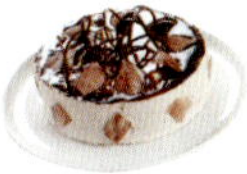

热量	379千卡
蛋白质	7.2克
脂肪	13.9克
碳水化合物	56.5克
膳食纤维	0.6克
钙	38毫克

西式蛋糕 营养成分(每100克)

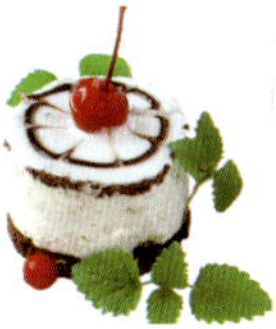

热量	316千卡
蛋白质	7.8克
脂肪	3.4克
碳水化合物	63.8克
膳食纤维	0.3克
钙	5毫克

五仁月饼 营养成分(每100克)

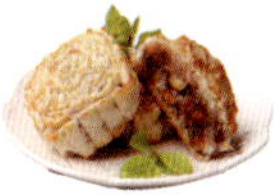

热量	424千卡
蛋白质	8.0克
脂肪	16.0克
碳水化合物	64.0克
膳食纤维	3.9克
钙	54毫克

蛋黄酥 营养成分（每100克）

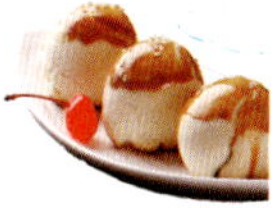

热量	388千卡
蛋白质	11.7克
脂肪	3.9克
碳水化合物	76.9克
膳食纤维	0.8克
钙	47毫克

核桃饼

营养成分（每100克）

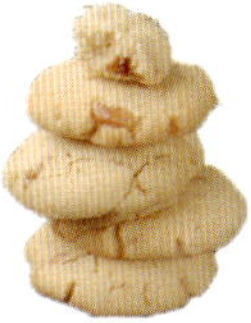

热量	493千卡
蛋白质	9.8克
脂肪	24.6克
碳水化合物	61.1克
膳食纤维	6.2克
钙	54毫克

桃酥

营养成分（每100克）

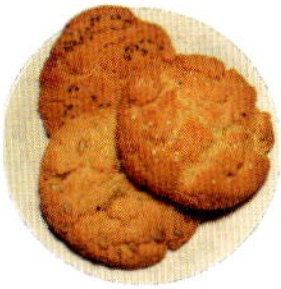

热量	483千卡
蛋白质	7.1克
脂肪	21.8克
碳水化合物	65.1克
膳食纤维	1.1克
钙	48毫克

绿豆糕

营养成分（每100克）

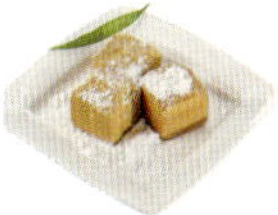

热量	351千卡
蛋白质	12.8克
脂肪	1.0克
碳水化合物	73.4克
膳食纤维	1.2克
钙	24毫克

麻花

营养成分（每100克）

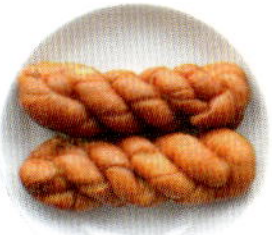

热量	527千卡
蛋白质	8.3克
脂肪	31.5克
碳水化合物	53.4克
膳食纤维	1.5克
钙	26毫克

玉米片

营养成分（每100克）

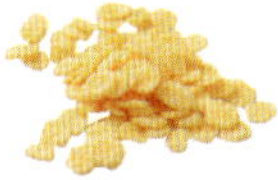

热量	391千卡
蛋白质	7.2克
脂肪	3.7克
碳水化合物	82.3克
膳食纤维	0.4克
钙	11毫克

燕麦片

营养成分（每100克）

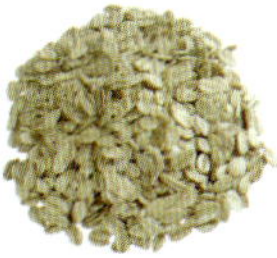

热量	377千卡
蛋白质	15.0克
脂肪	6.7克
碳水化合物	66.9克
膳食纤维	5.3克
钙	186毫克

方便面

营养成分（每100克）

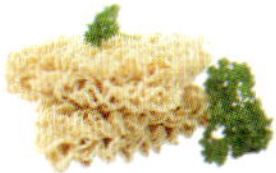

热量	473千卡
蛋白质	9.5克
脂肪	21.1克
碳水化合物	61.6克
膳食纤维	0.7克
钙	25毫克

全麦面包

营养成分（每100克）

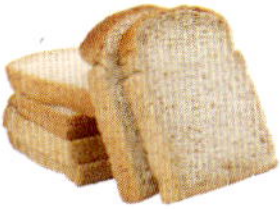

热量	246千卡
蛋白质	8.5克
脂肪	1.0克
碳水化合物	50.9克
膳食纤维	0.1克
钙	75毫克

牛角面包

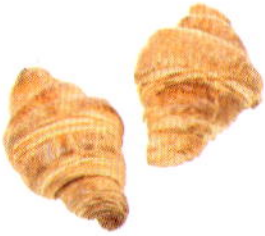

营养成分（每100克）	
热量	378千卡
蛋白质	8.4克
脂肪	14.3克
碳水化合物	54.6克
膳食纤维	1.5克
钙	83毫克

苏打饼干

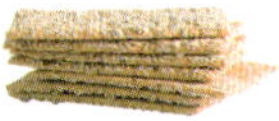

营养成分（每100克）	
热量	408千卡
蛋白质	8.4克
脂肪	7.7克
碳水化合物	76.2克
膳食纤维	0克
铁	1.6毫克

奶油饼干

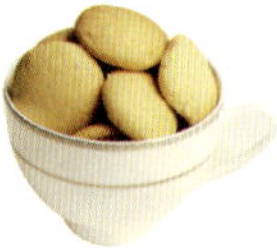

营养成分（每100克）	
热量	431千卡
蛋白质	8.5克
脂肪	13.1克
碳水化合物	70.2克
膳食纤维	1.0克
胆固醇	81毫克

牛奶饼干

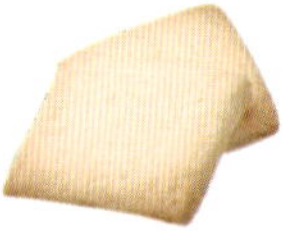

营养成分（每100克）	
热量	408千卡
蛋白质	8.1克
脂肪	6.1克
碳水化合物	80.3克
膳食纤维	0.2克
钙	6毫克

曲奇饼

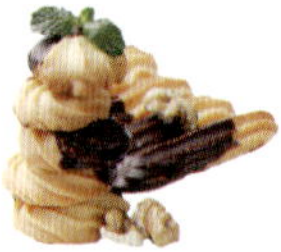

营养成分（每100克）	
热量	549千卡
蛋白质	6.5克
脂肪	31.6克
碳水化合物	59.1克
膳食纤维	0.2克
钙	64毫克

菠萝豆

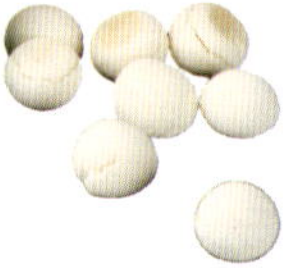

营养成分（每100克）	
热量	392千卡
蛋白质	10.4克
脂肪	2.1克
碳水化合物	82.9克
膳食纤维	0.1克
钙	19毫克

兰花豆

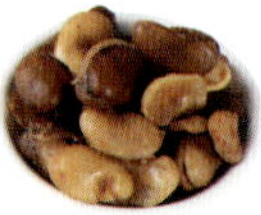

营养成分（每100克）	
热量	418千卡
蛋白质	12.8克
脂肪	13.6克
碳水化合物	61.7克
膳食纤维	1.2克
钙	59毫克

马铃薯片

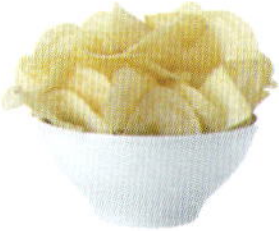

营养成分（每100克）	
热量	615千卡
蛋白质	4.0克
脂肪	48.4克
碳水化合物	41.9克
膳食纤维	1.9克
钙	11毫克

食物名称	能量（克）	蛋白质（克）	脂肪（克）	碳水化合物（克）	膳食纤维（克）	钙（毫克）	铁（毫克）	锌（毫克）
青稞炒面	366	11.8	2.2	77.0	4.7	8	7.7	2.51
三鲜豆皮	239	6.0	10.2	31.0	0.6	4	1.3	0.58
豌豆黄	138	7.5	0.6	26.7	2.2	141	5.1	2.71
糌粑	261	4.1	13.1	32.5	1.8	71	13.9	9.55
蛋清蛋糕	339	6.5	2.4	72.9	…	30	1.6	0.16
豆沙月饼	411	8.2	13.6	65.6	3.1	64	3.1	0.64
枣泥月饼	427	7.1	15.7	64.9	1.4	66	2.8	0.81
凤尾酥	511	6.6	25.3	64.2	—	40	—	—
米花糖	385	3.1	3.3	85.8	0.3	144	5.4	—
夹心酥饼	482	5.3	24.7	59.7	0.4	14	3.2	0.80

食物名称	能量（克）	蛋白质（克）	脂肪（克）	碳水化合物（克）	膳食纤维（克）	钙（毫克）	铁（毫克）	锌（毫克）
江米条	440	5.7	11.7	78.1	0.4	33	2.5	0.84
起酥	500	8.7	31.7	45.1	0.3	—	2.5	0.46
状元饼	437	8.6	14.7	68.1	1.0	—	4.9	0.58
黄油面包	331	7.9	8.7	55.6	0.9	35	1.5	0.50
椰圈面包	320	9.5	4.8	59.9	0.3	49	1.7	0.86
VC 饼干	573	10.8	39.7	43.2	0.3	…	1.9	0.73
蜜三刀	427	4.4	14.2	70.7	0.8	4	1.6	1.38
京八件	441	7.2	16.4	67.6	3.0	15	2.6	0.40
焦圈	534	6.9	34.9	48.9	1.8	24	—	1.65
栗羊羹	302	3.7	0.6	70.9	0.8	80	0.9	0.88

食物名称	能量（克）	蛋白质（克）	脂肪（克）	碳水化合物（克）	膳食纤维（克）	钙（毫克）	铁（毫克）	锌（毫克）
豆腐脑（带卤）	48	2.6	1.8	5.4	0.2	301	1.7	0.45
蜜麻花	369	4.8	11.0	63.2	0.9	99	4.5	0.60
三刀蜜	385	4.1	10.5	69.3	1.4	97	4.6	7.77
汤泡	237	8.1	11.6	25.2	0.3	18	3.5	0.38
油茶	96	2.4	0.9	20.0	0.9	22	1.1	0.42
油炸豆花	404	33.4	14.8	35.1	1.8	—	—	—
宫廷蛋糕	335	7.4	3.4	69.2	0.8	5	1.5	0.80
老年蛋糕	384	13.0	9.6	61.8	0.6	96	4.4	1.20
奶油果馅月饼	443	5.7	16.9	67.6	1.0	12	3.5	0.76
奶油松仁月饼	446	6.4	21.4	59.0	4.1	26	25	0.91

食物名称	能量（克）	蛋白质（克）	脂肪（克）	碳水化合物（克）	膳食纤维（克）	钙（毫克）	铁（毫克）	锌（毫克）
板油酥饼	360	7.6	14.9	49.4	0.9	14	2.2	0.63
蛋麻脆	456	9.0	17.4	66.7	1.8	59	2.4	0.46
鹅油卷	464	8.4	22.7	57.4	1.7	53	3.2	0.91
德庆酥	464	4.2	12.4	70	3.9	38	1	0.18
黑洋酥	432	9.8	24.6	79.7	7.5	8	6.1	1.27
黑麻香酥	443	5.6	16.1	70.6	3.3	89	7.1	0.67
金钱酥	489	11.4	23.1	62.6	7.6	508	8.8	3.9
混糖糕点	455	7.9	16.3	69.5	0.8	77	3.9	0.85
廖花糖	415	7.2	14.0	70.8	11.5	243	—	1.58
水晶饼	438	0.2	17.4	70.5	0.8	49	3.6	1.07

PART 4

糖、蜜饯篇

这类食物均为含糖量较多或经糖腌制的食品，分成糖、糖果和蜜饯三类。

糖主要是指食用白糖、红糖、蔗糖转化糖、蜂蜜等；糖果包括以糖为主要成分的糖基糖果和以巧克力为主要成分的巧克力基糖果；蜜饯类则包括果脯、蜜饯等传统食品。

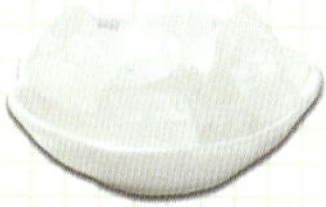

冰糖

【别名】
冰粮

【每餐适用量】
15~25克

选购 透明纯净，杂质少，口味清甜，微黄的自然结晶的塔冰为好。

保存 密封在罐中，放在阴凉通风处，避免阳光直射。

营养成分表（可食部100克）

热量	397千卡	维生素B_1	0.03毫克	钠	2.7毫克
水分	0.6克	维生素B_2	0.03毫克	镁	2毫克
蛋白质	0克	烟酸	0毫克	铁	1.4毫克
碳水化合物	99.3克	钙	23毫克	锌	0.21毫克
胆固醇	0克	磷	0毫克	铜	0.03毫克
维生素A	0微克	钾	1毫克		

营养价值 冰糖的主要成分是含结晶水的葡萄糖。有生津润肺、清热解毒、止咳化痰、利咽降浊之功效。可用于治疗食欲不振、肺燥咳嗽、哮喘、口干烦渴、咽喉肿痛、高血压等症。

适宜人群 一般人群均可食用。

Good Food 相宜食物搭配及功效

雪梨

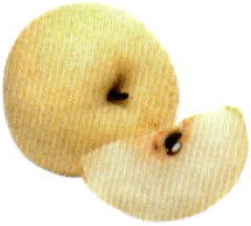

化痰止咳

百合

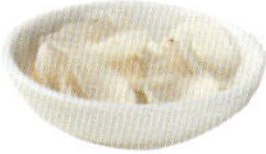

润肺止咳

银耳

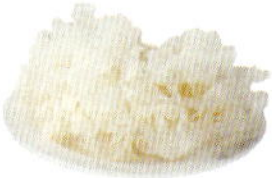

滋补、清泄

金樱子

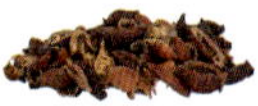

补充益气

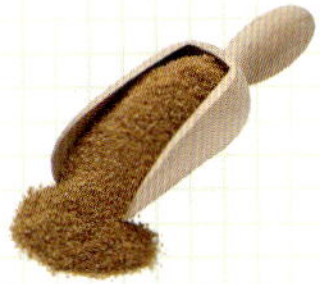

红糖

【别名】
土赤砂糖、赤砂糖、黄砂糖

【每餐适用量】
少于30克

选购 呈晶粒状或粉末状，干燥而松散，不结块，不成团，无杂质为佳。

保存 用玻璃器皿密封保存于阴凉处。

营养成分表（可食部100克）

热量	389千卡	维生素A	0微克	钾	240毫克
水分	1.9克	维生素B_1	0.01毫克	钠	18.3毫克
蛋白质	0.7克	烟酸	0.3毫克	镁	54毫克
脂肪	0克	维生素E	0毫克	铁	2.2毫克
碳水化合物	96.6克	钙	157毫克	锌	0.35毫克
胆固醇	0克	磷	11毫克		

营养价值

红糖含有多种人体必需氨基酸，是合成人体蛋白质、支援新陈代谢、参与人体生命活动不可缺少的基础物质，对促进健康有绝对的正面效用。

适宜人群

一般人群均可食用。尤适宜月经不调、产后妇女，年老体弱、大病初愈者。

Good Food 相宜食物搭配及功效

蜂蜜

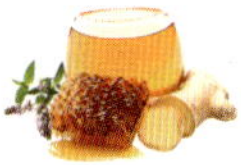

祛斑

鸡蛋

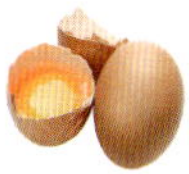

补血养颜

Bad Food 相克食物搭配及后果

牛奶

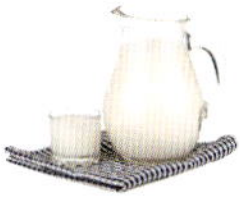

影响蛋白质的吸收

啤酒

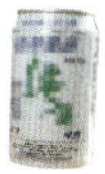

诱发糖尿病

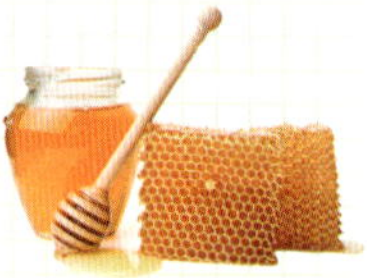

蜂蜜

【别名】

石蜜、食蜜、白蜜、白沙蜜、蜂糖、

【每餐适用量】

15~30 克

选购 以含水分少，有油性、稠和凝脂，无异味和杂质为好。

保存 密封于铁桶或罐内置阴凉干燥处防高温保存。

营养成分表（可食部100克）

热量	321千卡	维生素B_1	0毫克	钾	28毫克
水分	22克	维生素B_2	0.05毫克	钠	0.3毫克
蛋白质	0.4克	烟酸	0.1毫克	镁	2毫克
脂肪	1.9克	维生素C	3毫克	铁	1.0毫克
碳水化合物	75.6克	钙	4毫克	锌	0.37毫克
维生素A	0微克	磷	3毫克	硒	0.15毫克

营养价值

蜂蜜富含各类维生素以及矿物质，还含有淀粉酶、脂肪酶、转化酶，是食物中含酶最多的一种。有保护心血管、增强抵抗力、保护肝脏、杀菌、促进睡眠和肠胃蠕动等功能。

适宜人群

一般人群均可食用。

Good Food 相宜食物搭配及功效

柿子

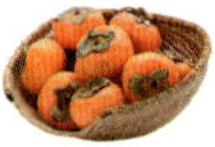

益气养阴、润肺止咳

牛奶

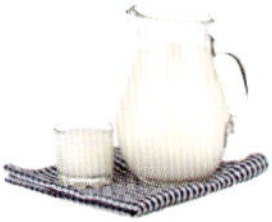

生津润喉

Bad Food 相克食物搭配及后果

大蒜

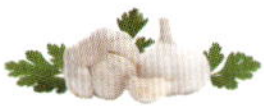

刺激肠胃

洋葱

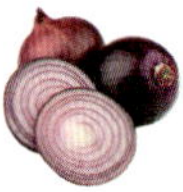

导致腹泻腹胀

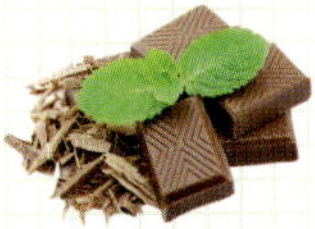

巧克力

【别名】
朱古力

【每天适用量】
20 克

选购 看清包装和产品配料表；掰开后，细腻均匀，入口即溶。

保存 避光密封保存于干爽阴凉处。

营养成分表（可食部100克）

热量	589千卡	维生素B_1	0.06毫克	钾	254毫克
水分	1.0克	维生素B_2	0.08毫克	钠	111.8毫克
蛋白质	4.3克	烟酸	1.4毫克	镁	56毫克
脂肪	40.1克	维生素E	1.62毫克	铁	1.7毫克
碳水化合物	53.4克	钙	111毫克	锌	1.02毫克
膳食纤维	1.5克	磷	114毫克	硒	1.20毫克

营养价值

巧克力富含蛋白质、脂肪、糖和各类矿物质等，有提高记忆力、增强免疫力、延缓衰老、令人愉快和助产等作用。

适宜人群

一般人群均可食用。

Good Food 相宜食物搭配及功效

茶

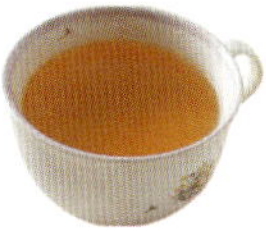

减少积食

红酒

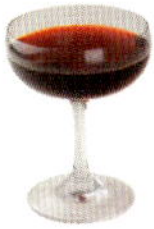

杀死癌细胞

Bad Food 相克食物搭配及后果

牛奶

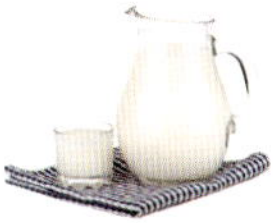

影响钙的吸收

芝麻

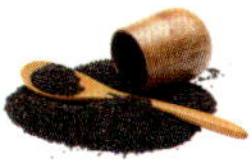

影响消化和吸收

绵白糖 营养成分（每100克）

热量	396克
水分	0.9克
蛋白质	0.1克
脂肪	0克
碳水化合物	98.9克
烟酸	0.3毫克

白砂糖 营养成分（每100克）

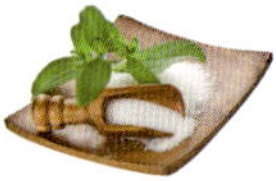

热量	400千卡
蛋白质	0克
脂肪	0克
碳水化合物	99.9克
膳食纤维	0克
钙	20毫克

棉花糖 营养成分（每100克）

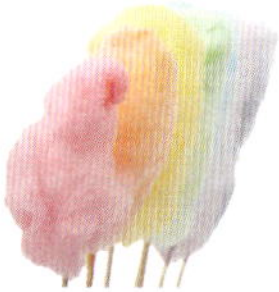

热量	321千卡
蛋白质	4.9克
脂肪	0克
碳水化合物	75.3克
膳食纤维	0克
钙	19毫克

麦芽糖 营养成分（每100克）

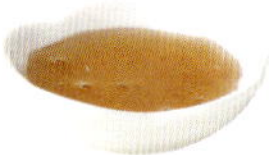

热量	331千卡
水分	12.8克
蛋白质	0.2克
脂肪	0.2克
碳水化合物	82.0克
烟酸	2.1毫克

花生牛轧糖 营养成分（每100克）

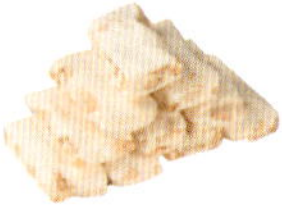

热量	432千卡
蛋白质	4.9克
脂肪	12.3克
碳水化合物	75.4克
膳食纤维	0克
钙	29毫克

泡泡糖 营养成分（每100克）

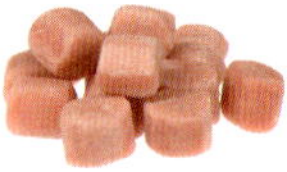

热量	360千卡
蛋白质	0.2克
脂肪	0克
碳水化合物	89.8克
膳食纤维	0克
钙	6毫克

奶糖 营养成分（每100克）

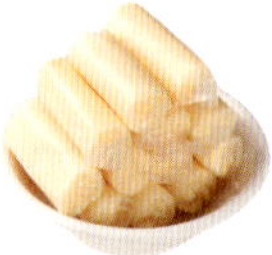

热量	407千卡
蛋白质	2.5克
脂肪	6.6克
碳水化合物	84.5克
膳食纤维	0克
钙	50毫克

水晶糖 营养成分（每100克）

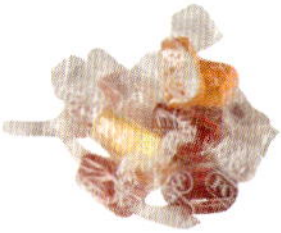

热量	395千卡
蛋白质	0.2克
脂肪	0.2克
碳水化合物	98.2克
膳食纤维	0.1克
铁	3.0毫克

酒心巧克力

营养成分（每100克）

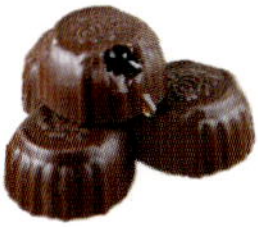

热量	589千卡
蛋白质	1.3克
脂肪	12.0克
碳水化合物	72.2克
膳食纤维	0.4克
钙	128毫克

山楂片

营养成分（每100克）

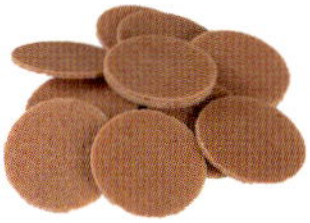

热量	321千卡
蛋白质	0.6克
脂肪	0.8克
碳水化合物	84.3克
膳食纤维	2.0克
钠	0毫克

山楂球

营养成分（每100克）

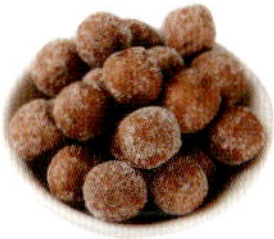

热量	371千卡
蛋白质	0.5克
脂肪	0克
碳水化合物	92.6克
膳食纤维	0.9克
钙	58毫克

山楂条

营养成分（每100克）

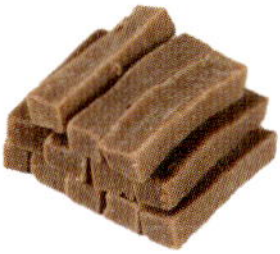

热量	303千卡
蛋白质	0.6克
脂肪	0.6克
碳水化合物	74.6克
膳食纤维	1.6克
钙	42毫克

杏脯

营养成分（每100克）

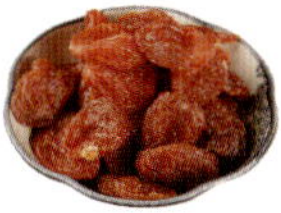

热量	333千卡
蛋白质	0.8克
脂肪	0.6克
碳水化合物	82.0克
膳食纤维	1.8克
钙	68毫克

话梅

营养成分（每100克）

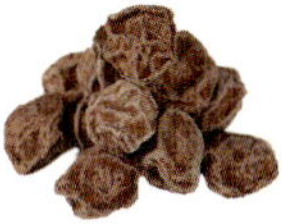

热量	145千卡
蛋白质	5克
脂肪	0.6克
碳水化合物	40克
膳食纤维	1.9克
钙	90毫克

杨梅果脯

营养成分（每100克）

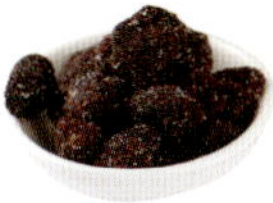

热量	315千卡
蛋白质	1.1克
脂肪	0.5克
碳水化合物	78.5克
膳食纤维	3.4克
钙	102毫克

山楂果丹皮

营养成分（每100克）

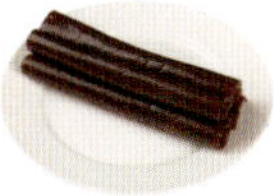

热量	326千卡
蛋白质	1.0克
脂肪	0.8克
碳水化合物	80.0克
膳食纤维	2.6克
钙	52毫克

食物名称	能量（克）	蛋白质（克）	脂肪（克）	碳水化合物（克）	膳食纤维（克）	钙（毫克）	铁（毫克）	锌（毫克）
芝麻南糖	548	4.8	35.6	54.4	4.7	—	10.3	10.26
胶姆糖	368	0.1	—	91.9	—	22	…	0.09
马蹄软糖	359	0.1	—	89.6	—	26	1.1	1.16
酥糖	444	6.0	13.9	75.6	4.0	186	6.0	1.52
海棠脯	290	0.6	0.2	72.6	2.2	19	3.1	0.27
西瓜脯	311	0.7	0.2	77.5	2.0	253	11.0	2.10
桃脯	315	1.4	0.4	77.6	2.4	96	10.4	0.18
金糕	178	0.2	0.3	44.0	0.6	49	1.8	0.10
朱古力威化	575	8.2	38.4	49.7	1.2	61	5.5	1.36
青梅果脯	314	1.2	0.6	77.4	2.9	106	4.0	0.16

PART 5

调味料篇

◆油脂类

◆调味料和香料类

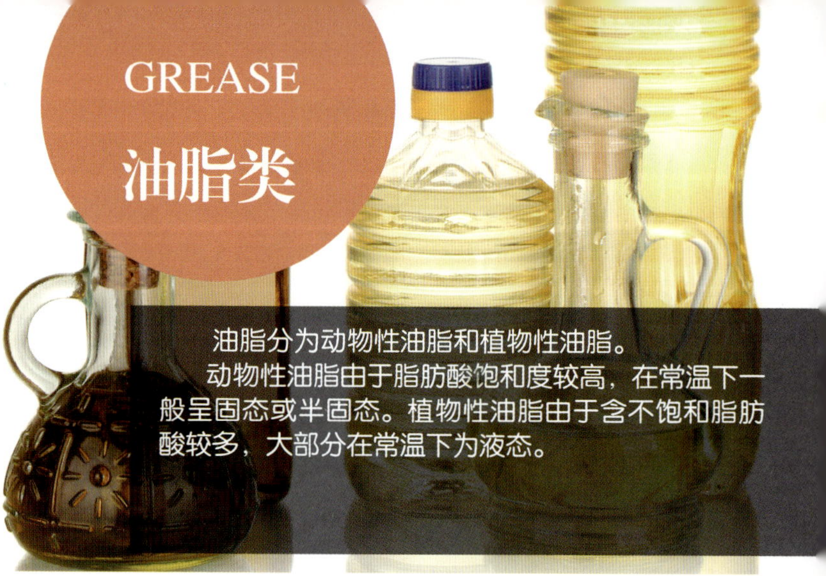

GREASE 油脂类

油脂分为动物性油脂和植物性油脂。

动物性油脂由于脂肪酸饱和度较高，在常温下一般呈固态或半固态。植物性油脂由于含不饱和脂肪酸较多，大部分在常温下为液态。

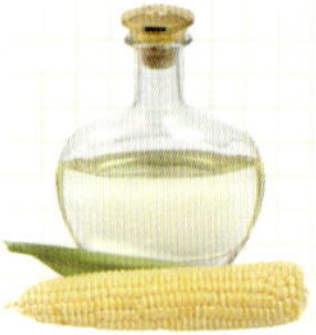

玉米油

【别名】

粟米油、玉米胚芽油

【每餐适用量】

9 ～ 15 克

选购 到正规商场购买正规品牌的玉米油。

保存 避光冷藏。

营养成分表（可食部100克）

热量	895千卡	维生素B_1	0毫克	钠	1.4毫克
水分	0.2克	维生素B_2	0毫克	镁	3毫克
蛋白质	0克	维生素E	50.94毫克	铁	1.4毫克
脂肪	99.2克	钙	1毫克	锌	0.26毫克
碳水化合物	0.5克	磷	18毫克	铜	0.23毫克
维生素A	0微克	钾	2毫克	锰	0.04毫克

营养价值

玉米油所含的亚油酸可与胆固醇相结合，有防止动脉硬化的功效；所含少量植物固醇可预防血管硬化，促进饱和脂肪酸和胆固醇的代谢；含丰富的维生素E，有降低胆固醇、增进新陈代谢、抗氧化的作用。

适宜人群

高血压、便溏、动脉硬化、心脑血管疾病患者。

Good Food 相宜食物搭配及功效

鹅蛋

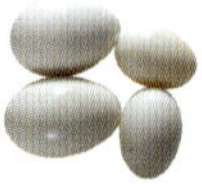

可治眩晕症

芹菜

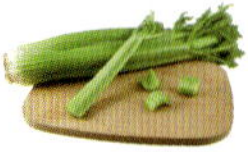

降低血压

小贴士

玉米油不宜加热至冒烟；勿重复使用，一冷一热容易变质。

注解

玉米油是在玉米的精炼有的基础上经过脱磷、脱酸、脱胶、脱色、脱臭和脱蜡精制而成的。在欧美国家，玉米油被作为一种高级食用油而广泛食用，享有“健康油”、“放心油”等美称。

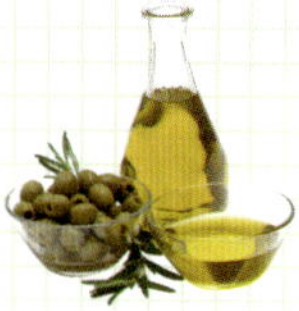

橄榄油

【主要原料】
油橄榄果

【每天适用量】
25克

选购 油体透亮，浓，呈浅黄、黄绿、蓝绿、蓝、直至蓝黑色；有果香味，口感爽滑，有淡淡的苦味。

保存 冷藏避光保鲜。

营养成分表（可食部100毫升）

热量	899千卡	维生素B_1	0毫克	钾	0毫克
蛋白质	0克	维生素B_2	0毫克	钠	0毫克
脂肪	99.9克	烟酸	0毫克	镁	0毫克
碳水化合物	0克	维生素E	0毫克	铁	0.4毫克
胆固醇	0克	钙	0毫克	锌	0毫克
维生素A	0微克	磷	0毫克		

营养价值 含丰富的油酸，还有微量的维生素及抗氧化物等，被认为是最适合人体营养的油。可改善血液循环、促进消化、增强内分泌系统功能、强化骨骼系统、预防癌症，有防辐射、抗衰老、保养皮肤的作用。

适宜人群 一般人均可食用。

Good Food
相宜食物搭配及功效

牛油果

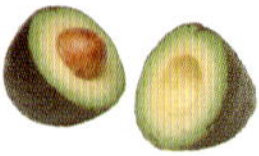

补充维生素E

全麦粉

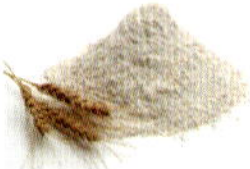

降低血压

小贴士

橄榄油可以反复使用不变质，它对氧化所引起的变质有更强的抵御能力，最适合煎炸食品。偏爱煎炸类食品又注重养生的人尽可放心使用。

花生油

营养成分（每 100 克）

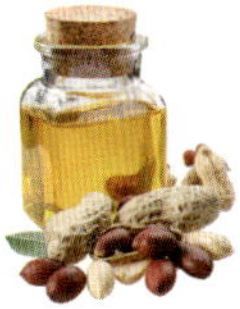

热量	899 千卡
水分	0.1 克
蛋白质	0 克
脂肪	99.9 克
碳水化合物	0 克
膳食纤维	0 克

菜籽油

营养成分（每 100 克）

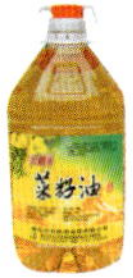

热量	899 千卡
蛋白质	0 克
脂肪	99.9 克
碳水化合物	0 克
膳食纤维	0 克
钙	9 毫克

牛油

营养成分（每 100 克）

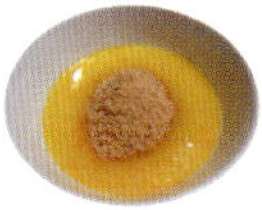

热量	835 千卡
蛋白质	0 克
脂肪	92.0 克
碳水化合物	1.8 克
胆固醇	153 毫克
钙	9 毫克

茶油

营养成分（每 100 克）

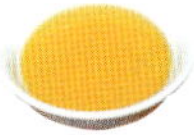

热量	899 千卡
蛋白质	0 克
脂肪	99.9 克
碳水化合物	0 克
膳食纤维	0 克
钙	5 毫克

葵花籽油

营养成分（每 100 克）

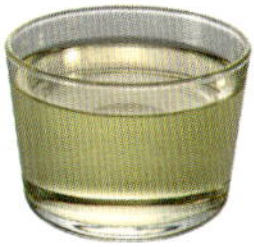

热量	899 千卡
蛋白质	0 克
脂肪	99.9 克
碳水化合物	0 克
膳食纤维	0 克
钙	2 毫克

辣椒油

营养成分（每 100 克）

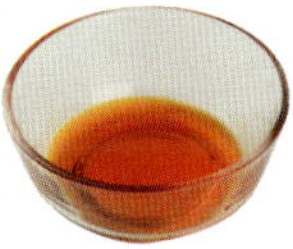

热量	900 千卡
蛋白质	0 克
脂肪	100.0 克
碳水化合物	0 克
维生素 A	38 微克
胡萝卜素	230 微克

棉籽油

营养成分（每 100 克）

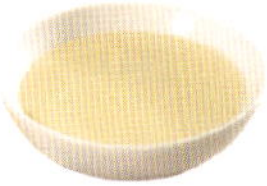

热量	899 千卡
蛋白质	0 克
脂肪	99.8 克
碳水化合物	0 克
膳食纤维	0 克
钙	17 毫克

芝麻油

营养成分（每 100 克）

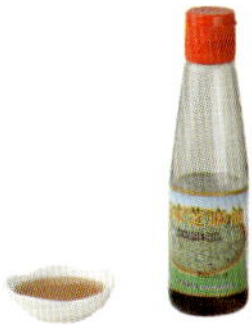

热量	898 千卡
蛋白质	0 克
脂肪	99.7 克
碳水化合物	0 克
膳食纤维	0 克
钙	9 毫克

食物名称	能量（克）	蛋白质（克）	脂肪（克）	碳水化合物（克）	膳食纤维（克）	钙（毫克）	铁（毫克）	锌（毫克）
羊油	824	—	88.0	8.0	—	—	1.0	—
红花油	899	Tr	99.9	0	0	Tr	Tr	Tr
胡麻油	900	…	100.0	0	…	18	1.7	0.23
色拉油	898	Tr	99.8	0	…	18	1.7	0.23
麦胚油	899	…	99.9	0	Tr	Tr	Tr	Tr
椰子油	899	…	99.9	0	Tr	Tr	Tr	Tr
棕榈油	899	…	100.0	0	…	…	3.1	0.08
豆油	899	…	99.9	0	…	13	2.0	1.09
混合油	900	…	99.9	0.1	…	75	4.1	1.27
棉籽油	899	…	99.8	0.1	…	17	2.0	0.74

SEASONINGS AND SPICE

调味料和香料类

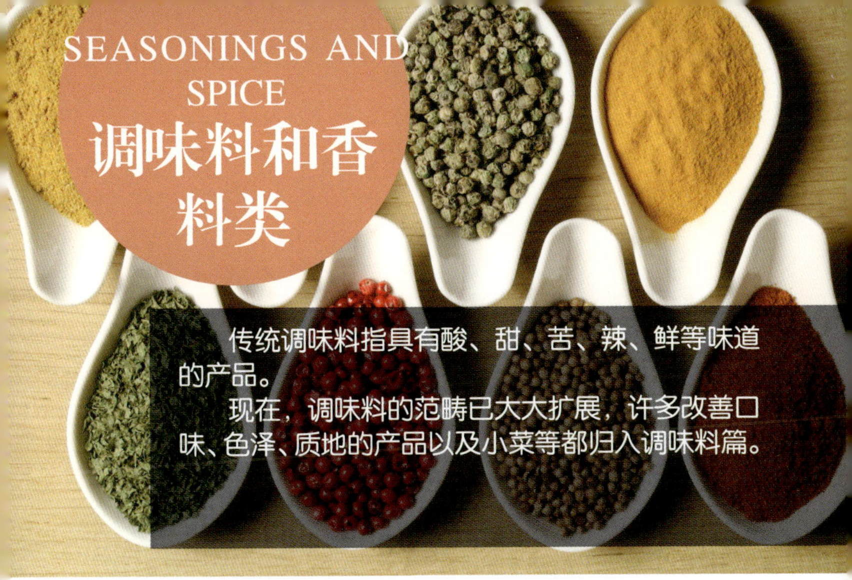

传统调味料指具有酸、甜、苦、辣、鲜等味道的产品。

现在，调味料的范畴已大大扩展，许多改善口味、色泽、质地的产品以及小菜等都归入调味料篇。

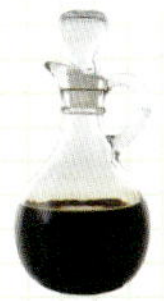

酱油

【别名】

豉油、酱汁、豉汁

【每餐适用量】

10~30克

选购 呈红或棕褐色、有光泽，摇动粘性较大、流动慢，有浓烈酱香味为佳。

保存 瓶盖及时盖好，避免阳光直射。

营养成分表（可食部100克）

热量	63千卡	维生素A	0微克	磷	204毫克
水分	67.3克	维生素B_1	0.05毫克	钾	337毫克
蛋白质	5.6克	维生素B_2	0.13毫克	钠	5757.0毫克
脂肪	0.1克	烟酸	1.7毫克	镁	156毫克
碳水化合物	10.1克	维生素E	0毫克	铁	8.6毫克
膳食纤维	0.2克	钙	66毫克	锌	1.17毫克

营养价值

酱油除了含有盐分外，还含多种氨基酸、糖类、有机酸、色素及香料成分，还含 17 种人体不能合成的氨基酸以及 B 族维生素和安全无毒的棕红色素。有除热、解毒、调味、开胃等功效。另外，酱油还含有异黄酮，可降低人体胆固醇，降低心脑血管的发病几率。

适宜人群

一般人群。

Bad Food
相克食物搭配及后果

鲤鱼

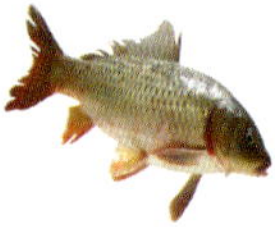

引发口疮

白糖

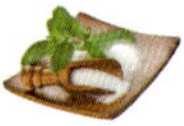

对身体不利

小贴士

提倡菜出锅后放酱油，这样能够将酱油中的氨基酸和营养成分保留。

注解

酱油起源于中国，3000 多年的祖先就会酿造酱油了。最早的酱油使用牛 、羊、鹿和与虾肉等动物性蛋白质酿制的，后来才逐渐改用豆类和谷物的植物性蛋白质酿制。将大豆蒸熟，拌和面粉，接种上一种霉菌，让它发酵生毛。经过日晒夜露，原料里的蛋白质和淀粉分解，就变化为酱油。

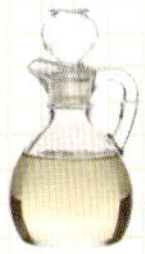

白醋

【别名】
醋、苦酒、淳酢、酰、米醋

【每餐适用量】
5~10 毫升

选购 无色、澄清、无悬浮物和沉淀物，有浓郁醋香为佳。

保存 于凉爽干燥之处避光保存，用后擦干瓶口盖紧。

营养成分表（可食部100克）

热量	6千卡	维生素A	0微克	磷	0毫克
水分	99.4克	维生素B_1	0毫克	钾	12毫克
蛋白质	0.1克	维生素B_2	0毫克	钠	225.9毫克
脂肪	0.6克	烟酸	0毫克	镁	5毫克
碳水化合物	0克	维生素E	0毫克	铁	2.2毫克
胆固醇	0克	钙	26毫克	锌	0毫克

营养价值

醋的主要营养素为枸橼酸、醋酸、氨基酸。可以消除疲劳、调节血液的酸碱平衡、促消化、预防衰老、杀菌、保肝护肝和活血等功效。

适宜人群

一般人群均可食用。尤适宜高血压、泌尿系统结石、风疹、腹痛者。

Good Food 相宜食物搭配及功效

生姜

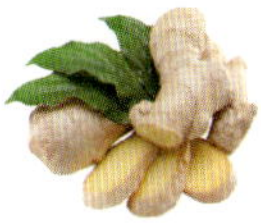

促进食欲

松花蛋

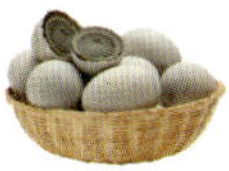

降低有害物质

Bad Food 相克食物搭配及后果

牛奶

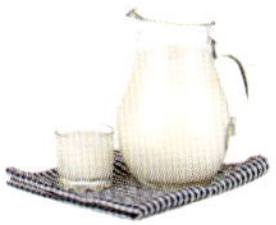

降低营养价值

羊肉

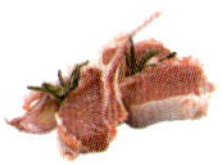

降低营养价值

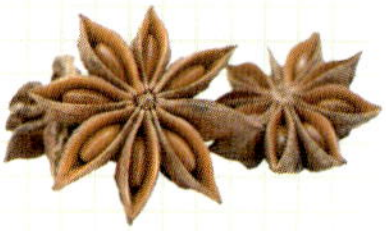

八角

【别名】
大茴香、八角茴香、八角香、大料

【每餐适用量】
3~5 克

选购 整齐完整，个大饱满，棕红色，荚边裂缝较大，荚内子粒明亮，香味浓烈。

保存 放在塑料袋和玻璃罐中密封于通风干燥处。

营养成分表（可食部100克）

热量	281千卡	维生素B_1	0.12毫克	钾	202毫克
蛋白质	3.8克	维生素B_2	0.28毫克	钠	14.7毫克
脂肪	5.6克	烟酸	0.9毫克	镁	68毫克
碳水化合物	75.6克	维生素E	1.11毫克	铁	6.3毫克
膳食纤维	43.0克	钙	41毫克	锌	0.62毫克
维生素A	7微克	磷	64毫克	硒	3.08毫克

营养价值

含挥发油、脂肪油、蛋白质、树脂等，油中含茴香醚、黄樟醚、茴香醛、茴香酮水芹烯等，具有强烈香味，有驱虫、祛寒、兴奋神经、促进肠胃蠕动和增加白细胞等作用。

适宜人群

适宜痉挛疼痛者、白细胞减少症患者。

Bad Food 相克食物搭配及后果

羊肉

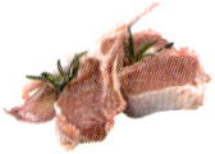

容易上火

蜂蜜

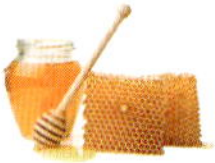

腹痛腹泻

小贴士

八角常在制作牛肉、兔肉等菜肴中加入，可除腥膻味，调剂口味，增进食欲。

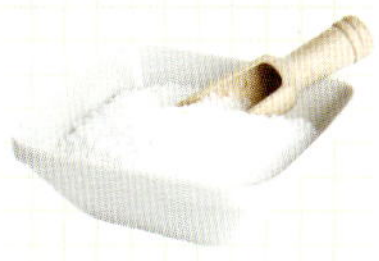

盐

【别名】

食盐、盐巴、咸鹾

【每餐适用量】

6~10 克

选购 市面上各种加钙、加碘、低钠、加硒盐种类很多，应根据自身身体状况购买。

保存 密封保存在干燥处。

营养成分表（可食部100克）

热量	0千卡	维生素A	0微克	镁	2毫克
水分	0.1克	维生素B_1	0毫克	铁	1.0毫克
蛋白质	0克	维生素B_2	0毫克	锌	0.24毫克
脂肪	0克	钙	22毫克	硒	1.0毫克
碳水化合物	0克	钾	14毫克	铜	0.2毫克
胆固醇	0克	钠	39311毫克	锰	0.29毫克

营养价值

食盐能解腻提鲜，祛除腥膻之味；盐水有杀菌、保鲜防腐作用，清洗创伤可防止感染；用盐调水能清除皮肤表面的角质和污垢，可以促进皮肤新陈代谢，防治某些皮肤病，起到自我保健作用。

适宜人群

一般人群均可食用。

Bad Food 相克食物搭配及后果

豆腐

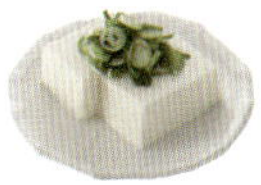

不利于人体吸收

绿豆

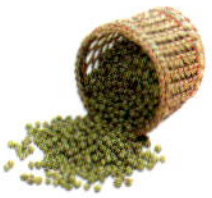

降低绿豆营养价值

红豆

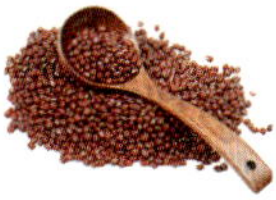

降低红豆药用价值

花椒

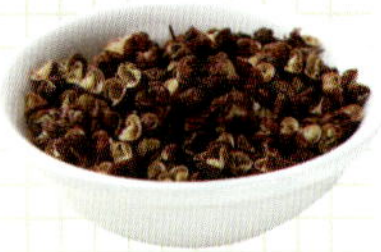

【别名】

香椒、红椒、川椒、麻椒

【每餐适用量】

5~10 颗

选购 以籽小、壳浅色紫，搓后有香味为佳。

保存 放在干燥的地方，注意防潮。

营养成分表（可食部100克）

热量	316千卡	维生素A	23微克	钙	639毫克
水分	11.0克	胡萝卜素	140微克	磷	69毫克
蛋白质	6.7克	维生素B1	0.12毫克	钾	204毫克
脂肪	8.9克	维生素B2	0.43毫克	钠	47.4毫克
碳水化合物	66.5克	烟酸	1.6毫克	铁	8.4毫克
膳食纤维	28.7克	维生素E	2.47毫克	锌	1.90毫克

营养价值 果皮含挥发油，油的主要成分为柠檬烯、枯醇、牛儿醇。此外并含有植物甾醇及不饱和有机酸等多种化合物。有增加食欲、降血压、驱虫、防牙痛等作用。

适宜人群 适宜风湿性关节炎、腹痛、食欲不振者。

Good Food 相宜食物搭配及功效

红糖

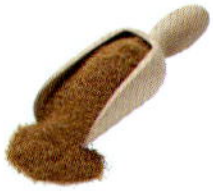

有回乳的作用

羊肉

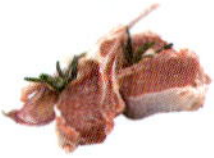

提高营养价值

Bad Food 相克食物搭配及后果

咖啡

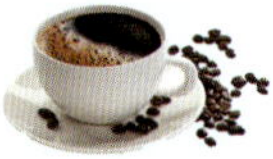

对身体不利

桑葚

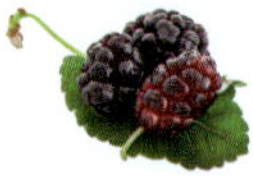

导致气壅胸闷

香醋

营养成分（每100克）

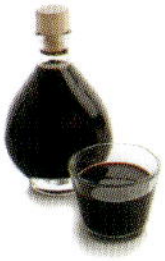

热量	68千卡
蛋白质	3.8克
脂肪	0.1克
碳水化合物	13.0克
膳食纤维	0克
钙	37毫克

陈醋

营养成分（每100克）

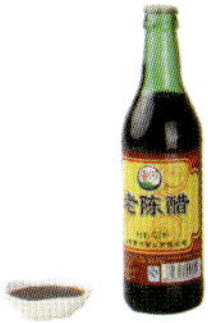

热量	114千卡
蛋白质	9.8克
脂肪	0.3克
碳水化合物	17.9克
膳食纤维	0克
钙	125毫克

黑醋

营养成分（每100克）

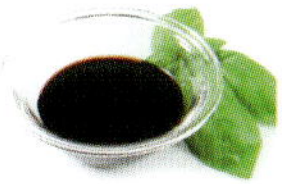

热量	91千卡
蛋白质	3.7克
脂肪	0.2克
碳水化合物	18.5克
膳食纤维	0克
钙	45毫克

花生酱

营养成分（每100克）

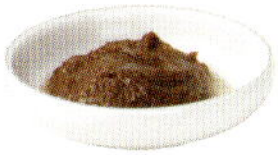

热量	600千卡
蛋白质	6.9克
脂肪	53.0克
碳水化合物	25.3克
膳食纤维	3.0克
钙	67毫克

豆瓣酱

营养成分（每100克）

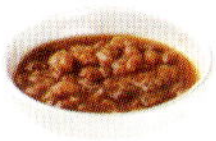

热量	181千卡
蛋白质	13.6克
脂肪	6.8克
碳水化合物	17.1克
膳食纤维	1.5克
钙	53毫克

豆瓣辣酱

营养成分（每100克）

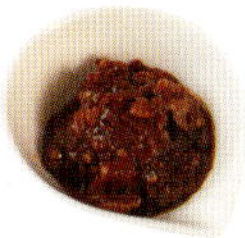

热量	73千卡
蛋白质	3.6克
脂肪	2.4克
碳水化合物	12.9克
膳食纤维	7.2克
钙	207毫克

大酱

营养成分（每100克）

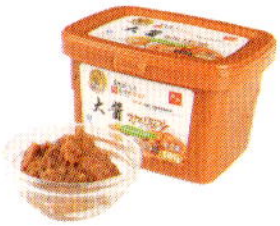

热量	138千卡
蛋白质	12.1克
脂肪	1.2克
碳水化合物	21.3克
膳食纤维	3.4克
钙	70毫克

甜面酱

营养成分（每100克）

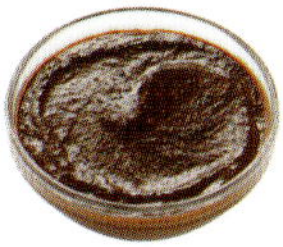

热量	139千卡
蛋白质	5.5克
脂肪	0.6克
碳水化合物	28.5克
膳食纤维	1.4克
钙	29毫克

辣椒酱

营养成分（每100克）

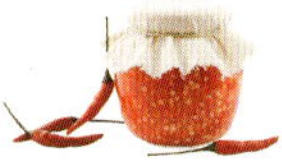

热量	36千卡
蛋白质	0.8克
脂肪	2.8克
碳水化合物	3.2克
膳食纤维	2.6克
钙	117毫克

麻辣酱

营养成分（每100克）

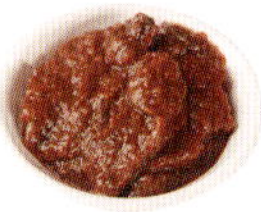

热量	145千卡
蛋白质	5.8克
脂肪	5.1克
碳水化合物	21.4克
膳食纤维	5.0克
钙	186毫克

草莓酱

营养成分（每100克）

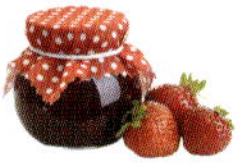

热量	270千卡
蛋白质	0.8克
脂肪	0.2克
碳水化合物	66.3克
膳食纤维	0.2克
钙	44毫克

芝麻酱

营养成分（每100克）

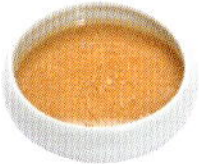

热量	630千卡
蛋白质	19.2克
脂肪	52.7克
碳水化合物	22.7克
膳食纤维	5.9克
钙	1170毫克

柠檬酱

营养成分（每100克）

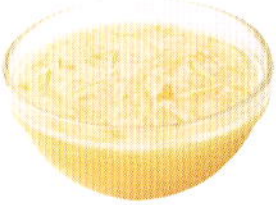

热量	283千卡
蛋白质	0.6克
脂肪	5.1克
碳水化合物	62.7克
膳食纤维	0.2克
钙	9毫克

苹果酱

营养成分（每100克）

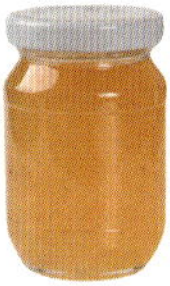

热量	278千卡
蛋白质	0.4克
脂肪	0.1克
碳水化合物	69.0克
膳食纤维	0.3克
钙	2毫克

番茄酱

营养成分（每100克）

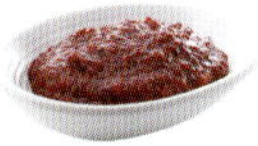

热量	85千卡
蛋白质	4.9克
脂肪	0.2克
碳水化合物	16.9克
膳食纤维	2.1克
钙	28毫克

腐乳（红）

营养成分（每100克）

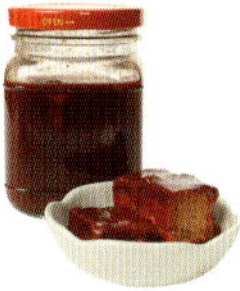

热量	153千卡
蛋白质	12.0克
脂肪	8.1克
碳水化合物	8.2克
膳食纤维	0.6克
钙	87毫克

腐乳（白）

营养成分（每100克）

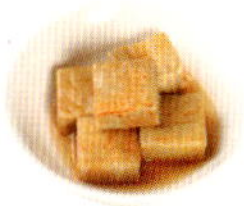

热量	135千卡
蛋白质	10.9克
脂肪	8.2克
碳水化合物	4.8克
膳食纤维	0.9克
钙	61毫克

胡椒粉

营养成分（每100克）

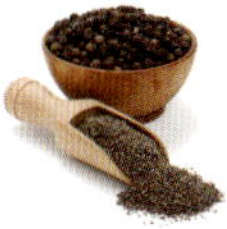

热量	361千卡
蛋白质	9.6克
脂肪	2.2克
碳水化合物	76.9克
膳食纤维	2.3克
钙	2毫克

芥末

营养成分（每100克）

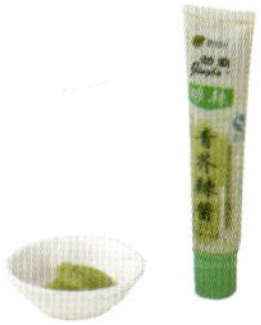

热量	490千卡
蛋白质	23.6克
脂肪	29.9克
碳水化合物	35.3克
膳食纤维	7.2克
钙	656毫克

辣椒粉

营养成分（每100克）

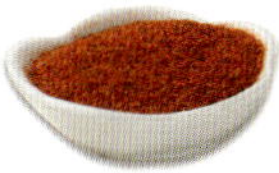

热量	290千卡
蛋白质	15.2克
脂肪	9.5克
碳水化合物	57.7克
膳食纤维	43.5克
钙	146毫克

五香粉

营养成分（每100克）

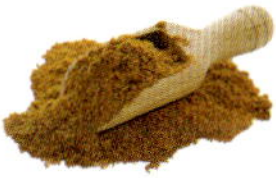

热量	359千卡
蛋白质	1.0克
脂肪	8.0克
碳水化合物	73.3克
膳食纤维	5.3克
钙	181毫克

茴香籽

营养成分（每100克）

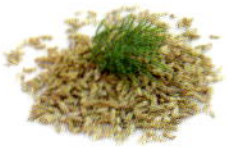

热量	318千卡
蛋白质	14.5克
脂肪	11.8克
碳水化合物	55.5克
膳食纤维	33.9克
钙	751毫克

味精

营养成分（每100克）

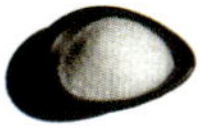

热量	268千卡
蛋白质	40.1克
脂肪	0.2克
碳水化合物	26.5克
膳食纤维	0克
钙	100毫克

酵母

营养成分（每100克）

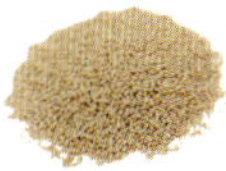

热量	106千卡
蛋白质	2.6克
脂肪	0克
碳水化合物	23.9克
膳食纤维	0克
钙	9毫克

冬菜

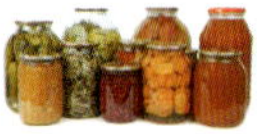

营养成分（每100克）

热量	52千卡
蛋白质	3.5克
脂肪	0.3克
碳水化合物	10.1克
膳食纤维	2.8克
钙	135毫克

酱黄瓜

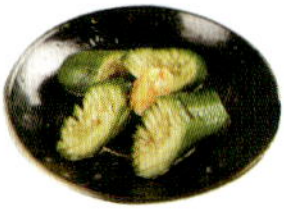

营养成分（每100克）

热量	26千卡
蛋白质	3.0克
脂肪	0.3克
碳水化合物	3.4克
膳食纤维	1.2克
钙	52毫克

酱萝卜

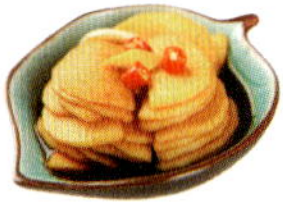

营养成分（每100克）

热量	33千卡
蛋白质	3.5克
脂肪	0.4克
碳水化合物	4.5克
膳食纤维	1.3克
钙	102毫克

酱莴笋

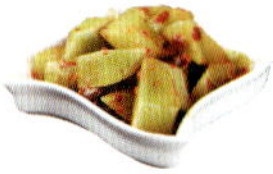

营养成分（每100克）

热量	25千卡
蛋白质	2.3克
脂肪	0.2克
碳水化合物	4.1克
膳食纤维	1.0克
钙	28毫克

萝卜干

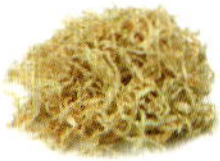

营养成分（每100克）

热量	67千卡
蛋白质	3.3克
脂肪	0.2克
碳水化合物	14.6克
膳食纤维	3.4克
钙	53毫克

酸芥菜

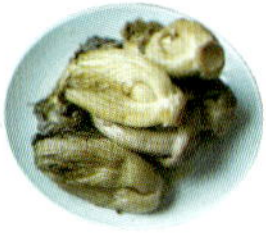

营养成分（每100克）

热量	21千卡
蛋白质	1.2克
脂肪	0.1克
碳水化合物	4.9克
膳食纤维	2.1克
钙	51毫克

榨菜

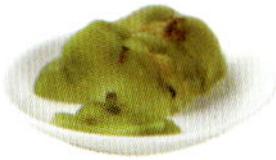

营养成分（每100克）

热量	33千卡
蛋白质	2.2克
脂肪	0.3克
碳水化合物	6.5克
膳食纤维	2.1克
钙	155毫克

腌雪里红

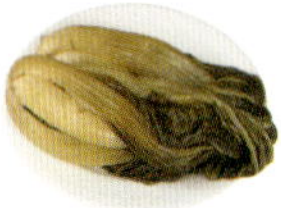

营养成分（每100克）

热量	29千卡
蛋白质	2.4克
脂肪	0.2克
碳水化合物	5.4克
膳食纤维	2.1克
钙	294毫克

PART 6

饮料篇

饮料包括酒精饮料和无酒精饮料。

酒精类饮料是指酒精含量在 0.5% ~ 65% 的饮料，包括发酵酒、蒸馏酒和露酒。

不含酒精类饮料则种类丰富，有碳酸饮料、各类果汁和蔬菜汁、茶及茶饮料、固体饮料和冰棒、冰淇淋类等等。

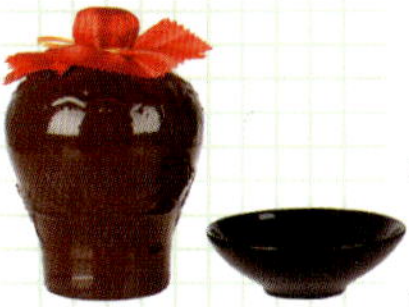

黄酒

【别名】
老酒、料酒、甜酒

【每餐适用量】
30毫升， 不超过300毫升

选购 呈黄褐色或红褐色，清亮透明，允许有少量沉淀。少购买散装黄酒。

保存 阴凉通风处密封保存，防止受热。

营养成分表（可食部100克）

酒精	8.6克	钙	41毫克	锌	0.52毫克
热量	66千卡	磷	21毫克	硒	0.66毫克
蛋白质	1.6克	钾	26毫克	铜	0.07毫克
维生素B_1	0.02毫克	钠	5.2毫克	锰	0.27毫克
维生素B_2	0.05毫克	镁	15毫克		
烟酸	0.5毫克	铁	0.6毫克		

营养价值 含氨基酸、糖、醋、有机酸和多种维生素，是烹调不可缺少的调味品之一。温饮可助血液循环，促进新陈代谢，具补血养颜、活血祛寒、通经活络的作用，能抵御寒冷刺激，预防感冒。

适宜人群 一般成年人均可，较适宜老年人和女性。

Good Food
相宜食物搭配及功效

核桃仁

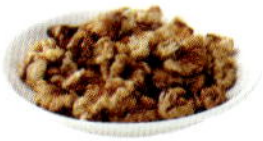

补肾安神

小贴士

黄酒酒精度数低且酒性和顺，可直接饮用、冰镇、添加糖或兑水饮用，冬夏皆宜；更宜烫热喝，烫热能把黄酒中极微量的甲醇、醛等发掉，更有利于身体健康。

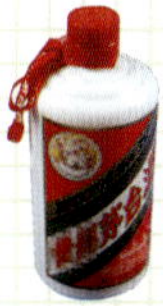

白酒

【别名】
烧酒、白干儿

【每餐适用量】
因人而异、适度饮用

选购 选择正规产品或国家名优品牌。

保存 密封保存。

营养成分表（可食部100克）

酒精	50.1克	钙	1毫克	锌	0.04毫克
热量	351千卡	磷	0毫克	硒	0毫克
蛋白质	0克	钾	0毫克	铜	0.02毫克
维生素B_1	0.05毫克	钠	0.5毫克	锰	0毫克
维生素B_2	0毫克	镁	1毫克		
烟酸	0毫克	铁	0.1毫克		

营养价值

除含极其少量的钠、铜、锌，几乎不含维生素和钙、磷、铁等，所含的仅是水和乙醇。饮用少量低度白酒可扩张小血管，促进血液循环，延缓胆固醇等脂质在血管壁的沉积，对心脑血管有利。

适宜人群

风湿性关节炎者。

Good Food 相宜食物搭配及功效

蛇血

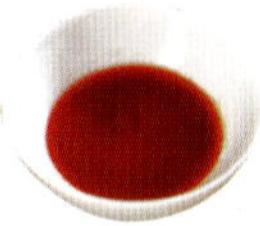

补气养血

龟肉

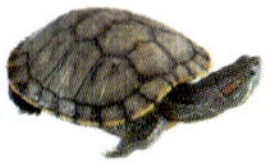

治疗多年咳嗽

红花酒

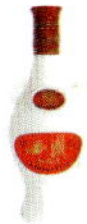

治疗血瘀性痛经

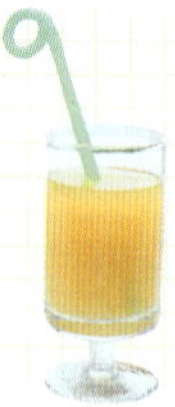

柠檬汁

【别名】
柠

【每餐适用量】
200毫升

选购 以选购鲜榨果汁或到正规商场购买。

保存 适宜鲜饮，瓶装冷藏保鲜。

营养成分表（可食部100克）

热量	27千卡	维生素B_1	0.01毫克	钠	1.2毫克
水分	93.1克	维生素B_2	0.02毫克	镁	12毫克
蛋白质	0.9克	烟酸	0.1毫克	铁	0.1毫克
脂肪	0.2克	维生素C	11毫克	锌	0.09毫克
碳水化合物	5.5克	钙	12毫克	硒	4.15毫克
膳食纤维	0.3克	钾	120毫克		

营养价值

含维生素B_1、维生素B_2、烟酸、维生素C、糖类、钙、磷、铁、钾等成分。有改善人体血液循环、降低胆固醇、预防心血管疾病、增强免疫力等作用。此外，常喝可祛斑美肤，令皮肤细腻光洁。

适宜人群

感冒、贫血、高血压、糖尿病、骨质酥松等患者。

Good Food 相宜食物搭配及功效

蜂蜜

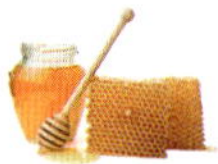

消暑解渴、润肠通便

冰糖

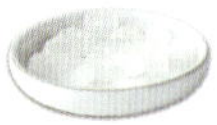

嫩白皮肤

Bad Food 相克食物搭配及后果

冰块

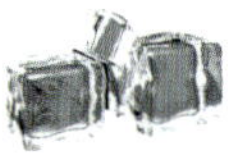

破坏柠檬汁的营养成分

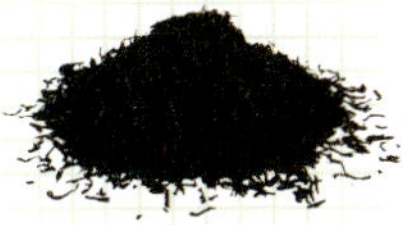

绿茶

【别名】

苦茗

【每餐适用量】

茶叶每次 3 ~ 8 克

选购 色泽鲜绿、有光泽，有浓味茶香。茶汤色泽碧绿，叶底鲜绿明亮。

保存 忌潮湿、忌高温、忌阳光、忌氧气、忌异味。

营养成分表（可食部100克）

热量	328千卡	维生素A	967微克	维生素E	9.57微克
水分	7.5克	胡萝卜素	5800微克	钙	325毫克
蛋白质	34.2克	维生素B_1	0.02毫克	钾	1661毫克
脂肪	2.3克	维生素B_2	0.35毫克	铁	14.4毫克
碳水化合物	50.3克	烟酸	8毫克	锌	4.34毫克
膳食纤维	15.6克	维生素C	19毫克		

营养价值

富含维生素 C、K 等，有抗血小板凝集、促进膳食纤维溶解、降血压、降血脂的作用。含氟和茶多酚等，能防龋固齿。还可保持皮肤光洁白嫩。

适宜人群

高血压、高血脂、冠心病、动脉硬化、糖尿病、油腻食品食用过多、醉酒者。

Good Food 相宜食物搭配及功效

蜂蜜

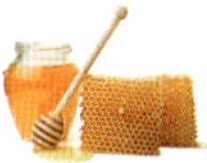

补中益气、润肠通便

柠檬

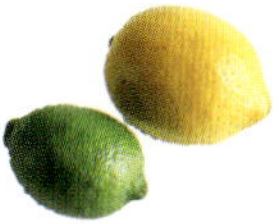

排毒养颜

Bad Food 相克食物搭配及后果

药物

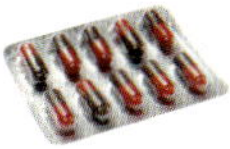

影响药物吸收

啤酒 营养成分（每100克）

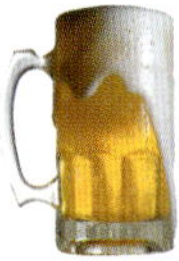

酒精	4.3克
热量	32千卡
蛋白质	0.4克
维生素B_1	0.15毫克
维生素B_2	0.04毫克
钙	13毫克

黑啤 营养成分（每100克）

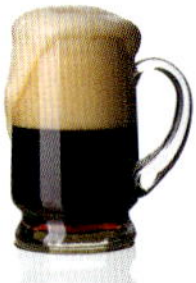

酒精	2.7克
热量	34千卡
蛋白质	0.4克
钾	85毫克
磷	2毫克
锌	0.29毫克

白葡萄酒 营养成分（每100克）

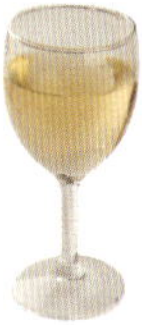

酒精	9.4克
热量	66千卡
蛋白质	0.1克
维生素B_1	0.01毫克
维生素B_2	0.04毫克
钙	18毫克

红葡萄酒 营养成分（每100克）

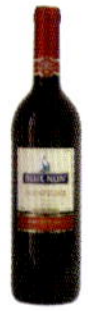

酒精	10.5克
热量	74千卡
蛋白质	0.1克
维生素B_1	0.04毫克
维生素B_2	0.01毫克
钙	20毫克

白酒 营养成分（每100克）

（二锅头）

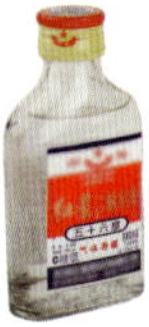

酒精	50.1克
热量	351千卡
蛋白质	0克
维生素B_1	0.05毫克
维生素B_2	0毫克
钙	1毫克

红茶 营养成分（每100克）

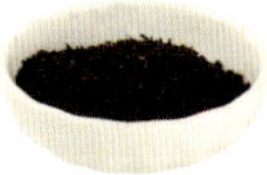

热量	324千卡
蛋白质	26.7克
脂肪	1.1克
碳水化合物	59.2克
膳食纤维	14.8克
钙	378毫克

铁观音茶 营养成分（每100克）

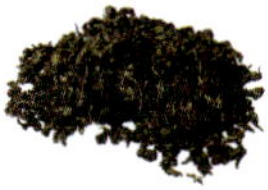

热量	334千卡
蛋白质	22.8克
脂肪	1.3克
碳水化合物	65.0克
膳食纤维	14.7克
钙	416毫克

花茶 营养成分（每100克）

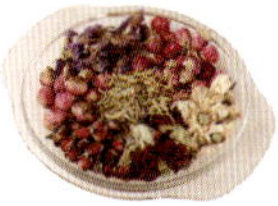

热量	316千卡
蛋白质	27.1克
脂肪	1.2克
碳水化合物	58.1克
膳食纤维	17.7克
钙	454毫克

可乐 营养成分（每 100 克）

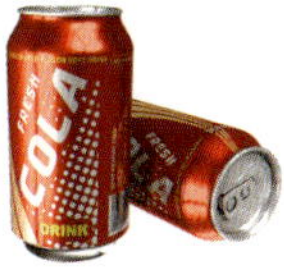

热量	28 千卡
蛋白质	0.2 克
脂肪	0.1 克
碳水化合物	6.5 克
膳食纤维	0 克
钙	1 毫克

柠檬汽水 营养成分（每 100 克）

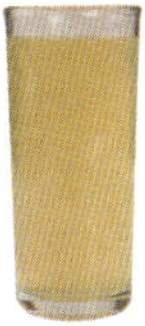

热量	38 千卡
蛋白质	0 克
脂肪	0 克
碳水化合物	9.5 克
膳食纤维	0 克
钙	9 毫克

橘子汁 营养成分（每 100 克）

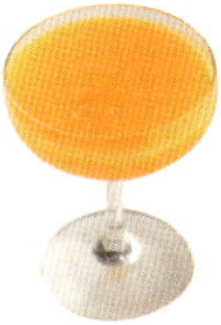

热量	119 千卡
蛋白质	0 克
脂肪	0.1 克
碳水化合物	29.6 克
膳食纤维	0 克
维生素 C	2 毫克

杏仁露 营养成分（每 100 克）

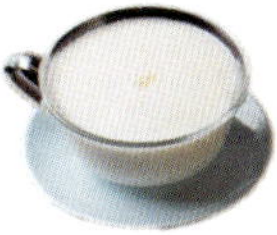

热量	46 千卡
蛋白质	0.9 克
脂肪	1.1 克
碳水化合物	8.1 克
膳食纤维	0 克
维生素 C	1 毫克

甘蔗汁 营养成分（每 100 克）

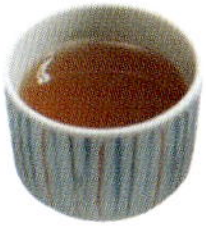

热量	65 千卡
蛋白质	0.4 克
脂肪	0.1 克
碳水化合物	16 克
膳食纤维	0.6 克
维生素 C	2 毫克

冰淇淋 营养成分（每 100 克）

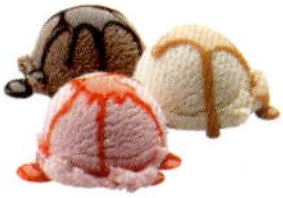

热量	127 千卡
蛋白质	2.4 克
脂肪	5.3 克
碳水化合物	17.3 克
膳食纤维	0 克
钙	126 毫克

冰棍 营养成分（每 100 克）

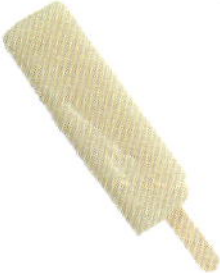

热量	47 千卡
蛋白质	0.8 克
脂肪	0.2 克
碳水化合物	10.5 克
膳食纤维	0 克
钙	31 毫克

可可粉 营养成分（每 100 克）

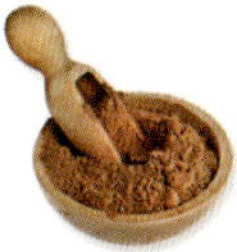

热量	349 千卡
蛋白质	20.9 克
脂肪	8.4 克
碳水化合物	54.5 克
膳食纤维	14.3 克
毫克	74 毫克

食物名称	能量（克）	蛋白质（克）	脂肪（克）	碳水化合物（克）	膳食纤维（克）	钙（毫克）	铁（毫克）	锌（毫克）
乌梅汁	133	0.2	0.1	32.8	…	6	0.5	0.04
胡萝卜素王	131	0.1	0.2	32.5	0.5	7	0.2	0.10
茶砖	283	14.5	4.0	66. 7	38.8	277	14.9	4.38
石榴花茶	343	10.5	2.9	74.2	11.2	1143	24.2	2.36
甲级龙井	331	33.3	2.7	48.9	11.1	402	23.7	5.88
珠茶	334	28.7	1.7	58.3	14.6	203	40.4	3.13
冰淇淋粉	396	14.5	3.5	76.7	—	539	1.2	1.09
麦乳精	429	8.5	9.7	77.0	—	145	4.1	1.56
冰砖	153	2.9	6.8	20.0	—	140	0.4	0.37
三明治冰淇淋	7.4	5.6	22.2	—	196	2.0	2.10	0.74

附录

◆食物脂肪酸含量

◆食物碘含量

◆食物大豆异黄酮含量

◆食物血糖生成指数

◆中国居民膳食营养素参考摄入量

◆食材名称笔画索引

食物脂肪酸含量

人们所需的脂肪酸有三类：多不饱和脂肪酸、单不饱和脂肪酸和饱和脂肪酸。我们常用的食用油通常都含人体需要的三种脂肪酸。

每人每日油脂摄取量只能占每日食物总热量的二成（每天的用油量控制在 15 至 30 毫升），每人每天要吃齐这三种脂肪酸，不能偏好任一油类，否则油脂摄取失衡，会形成疾病。每日单不饱和脂肪酸的摄食量要占一成，多不饱和脂肪酸要占一成，而饱和脂肪酸要少于一成。

高油脂食物是人们得癌症的重要成因之一，而癌症又是人类死亡的主要原因之一。随着人们物质的富裕，大家的脂肪摄入量也正在逐年增加，预计在往后几十年里人们得癌症的可能性也将逐年增加。所以我们要合理地控制每日的油脂摄入量，以保持健康与苗条。

动物性脂肪如猪油、奶油、牛油等含饱和脂肪酸 40% ~ 60%。植物性油脂则富含丰富的不饱和脂肪酸，饱和脂肪酸仅占 10% ~ 20%，但椰子油含饱和脂肪酸较高。

食物脂肪酸含量见下表：（克/100 克 可食部）

	食物	饱和脂肪酸	单不饱和脂肪酸	多不饱和脂肪酸
谷类及制品	小麦粉（标准粉）	0.3	0.2	0.5
	小麦粉（富强粉）	0.2	0.2	0.3
	挂面（标准粉）	0.1	0.1	0.2
	挂面（富强粉）	0.1	0.1	0.2
	油条	0.5	7.5	2.2
	油面筋	4.7	3.1	9.1
	籼米（标准）	0.1	0.2	0.2
	黑米	0.7	1.0	0.3
	玉米面（白）	0.6	1.1	2.2
	小米面	0.6	0.3	0.9
	荞麦	0.5	0.9	0.2

	食物	饱和脂肪酸	单不饱和脂肪酸	多不饱和脂肪酸
干豆类及其制品	黄豆	2.4	3.5	9.1
	黑豆	2.3	4.1	8.4
	青豆	2.8	4.6	7.5
	黄豆粉	2.8	3.7	10.8
	豆腐花	0.4	0.6	1.5
	豆腐	0.6	0.8	2.1
	豆浆粉	1.4	2.0	5.2
	豆腐脑	0.1	0.2	0.5
	豆浆	0.2	0.1	0.4
	豆奶（豆乳）	0.2	0.3	0.9
	豆腐丝	1.5	2.1	6.1
	豆腐卷	1.8	2.5	6.5
	豆腐皮	2.6	3.7	9.8
	油豆腐	3.0	3.0	10.4
	腐竹	3.0	4.7	12.4
	千张	2.4	3.4	9
	豆腐干（臭干）	0.7	0.9	2.7
	豆腐干（香干）	1.1	1.5	4.5
	豆腐干（小香干）	1.3	2.0	5.1
	素火腿	2.4	2.7	7.1
	素鸡	1.8	2.5	7.5
	烤麸	0	0	0.2
	绿豆	0.2	0.1	0.3
	绿豆面	0.2	0.1	0.3
	赤小豆	0.1	0.1	0.3
	蚕豆（带皮）	0.1	0.2	0.5
	蚕豆（去皮）	0.2	0.3	0.7
	扁豆（白）	0.2	0.1	0.6
	马牙大豆	0.3	0.4	0
	眉豆	0.2	0.1	0.5
	豇豆	0.3	0.2	0.5
	豌豆	0.2	0.2	0.5
	豌豆花	0.2	0.2	0.5

	食物	饱和脂肪酸	单不饱和脂肪酸	多不饱和脂肪酸
蔬菜类	黄豆芽	0.3	0.4	0.7
	绿豆芽	0	0	0
	百合（干）	0	0.2	0.1
菌藻类	蘑菇（鲜蘑）	0	0	0.1
	蘑菇（干）	0.9	0.1	2.6
	木耳（干）	0.3	0.4	0.5
	木耳（水发）	0	0.1	0.1
	香菇（干）	0.1	0.1	0.7
	银耳（干）	9.5	0.6	0
	苔菜（干）	0.2	0.1	0.1
水果类	红果（干）	0.3	0.4	1.0
	枣（干）	0.1	0.1	0.1
	椰子	8.5	0.9	0.3
坚果、种子类	核桃（干）	4.8	8.8	42.8
	山核桃（熟）	3.6	36.0	8.7
	栗子（鲜）	0.1	0.2	0.4
	松子（炒）	7.4	22.2	26.3
	松子仁	9	26.8	31.7
	榛子（炒）	10	11.4	25.7
	花生	4.8	9.3	9.3
	花生（炒）	9	17.6	17.6
	花生仁（生）	8.3	16.3	16.3
	葵花籽（炒）	6.9	10.1	33.0
	葵花籽仁	4.5	6.9	39.4
	莲子（干）	0.8	0.3	0.6
	南瓜子（炒）	7.9	16.5	19.8
	西瓜子仁	5.8	4.2	33.7
	芝麻（黑）	6.3	16.5	20.8

	食物	饱和脂肪酸	单不饱和脂肪酸	多不饱和脂肪酸
肉类及其制品	猪肉（后臀尖）	10.8	13.4	3.6
	猪肉（后肘）	9.4	11.6	3.1
	猪肉（肋条肉）	20.7	25.6	6.8
	猪肉（里脊）	2.7	3.3	0.9
	猪肉（奶脯）	12.0	19.5	2.1
	猪肉（奶面）	10.8	13.3	3.5
	猪肉（前肘）	3.3	15.3	3.2
	猪肉（腿）	4.3	5.3	1.4
	猪肉（猪脖）	19.9	30.6	7.0
	猪大肠	7.7	7.2	2.0
	猪蹄	6.3	7.8	2.1
	猪头皮	13.1	21	4.4
	猪肘棒	5.1	7.8	1.6
	猪肚	2.4	1.8	0.4
	猪肺	1.5	1.5	0.4
	猪肝	1.1	0.7	0.7
	猪脑	2.4	2.7	0.4
	猪舌	6.2	8.1	2.0
	猪肾	1.0	0.8	0.5
	猪小肠	0.8	0.5	0.4
	猪心	1.7	1.6	0.9
	猪血	0.1	0.1	0
	叉烧肉	5.1	8.8	1.7
	酱汁肉	13.8	24.6	7.8
	腊肉	3.0	4.5	0.7
	咸肉	12.1	14.9	4.0
	猪肝（卤煮）	3.0	2.5	0.7
	猪蹄（熟）	4.4	9.7	1.4

	食物	饱和脂肪酸	单不饱和脂肪酸	多不饱和脂肪酸
肉类及其制品	猪肉松	3.0	4.9	2.4
	茶肠	8.4	16.2	2.4
	风干肠	8.5	10.4	2.2
	广东香肠	13.5	16.6	3.5
	红果肠	5.6	6.8	1.4
	火腿肠	3.8	4.6	1.0
	腊肠	18.4	22.6	4.8
	松江肠	7.5	14.5	2.1
	蒜肠	9.2	11.3	2.4
	香肠	14.8	18.1	3.9
	方腿	1.5	2.3	0.7
	火腿	9.2	13.1	2.5
	金华火腿	8.2	14	2.6
	大肉肠	8.3	10.2	2.2
	蛋清肠	8.4	10.5	1.8
	儿童肠	5.5	10.8	1.6
	圆腿	2.2	3.1	0.6
	牛肉（肥瘦）	2.0	1.7	0.2
	牛肉（腑肋）	2.6	2.1	0.2
	牛肉（后腿）	0.9	0.8	0.1
	牛肉（后腱）	0.5	0.4	0
	牛肉（里脊）	0.4	0.4	0
	牛肉（前腿）	0.9	0.7	0.1
	牛肉（前腱）	0.6	0.5	0.1
	牛肉（瘦）	1.1	0.9	0.1
	牛蹄筋	0.1	0.3	0
	牛大肠	1.3	0.6	0.1

	食物	饱和脂肪酸	单不饱和脂肪酸	多不饱和脂肪酸
肉类及其制品	牛肚	0.6	0.6	0.1
	牛肺	1.2	0.9	0.2
	牛肝	1.6	0.8	0.5
	牛脑	3.0	2.8	0.1
	牛舌	5.7	5.6	0.5
	牛肾	1.0	0.5	0.3
	牛心	1.4	1.0	0.4
	酱牛肉	5.5	4.6	0.9
	牛肉干	38.1	0	0
	牛肉松	2.5	3.6	8.2
	羊肉（肥瘦）	6.2	4.9	1.8
	羊肉	18.5	2.1	1.7
	羊肉（后腿）	1.5	1.2	0.4
	羊肉（颈）	2.2	1.7	0.3
	羊肉（里脊）	0.7	0.6	0.2
	羊肉（前腿）	1.4	1.1	0.4
	羊肉（胸脯）	2.9	2.4	0.4
	山羊肉	19.7	1.7	1.1
	羊肚	0.9	1.5	0.7
	羊肺	1.3	0.7	0.3
	羊肝	1.3	1.1	0.3
	羊脑	2.3	2.4	1.3
	羊舌	6.6	5.9	0.5
	羊肾	0.3	0.9	0.8
	羊心	2.2	1.7	0.4
	羊血	0.1	0	0
	羊大肠	1.3	0.7	0.1

	食物	饱和脂肪酸	单不饱和脂肪酸	多不饱和脂肪酸
肉类及其制品	羊肉串（烤）	4.0	4.2	1.2
	驴肉（瘦）	1.2	1.1	0.6
	驴肉（卤）	0.4	1.1	0.2
	马肉	1.6	1.5	1.1
	马肉（卤）	1.2	2.2	1.0
	狗肉	1.3	2.0	0.9
	骆驼蹄	0.5	0.8	0.1
	骆驼掌	0.6	w1.1	0.1
	兔肉	0.8	0.5	0.7
	兔肉（野）	0.7	0.3	0.8
	乌骨鸡	1.3	0.6	0.2
	鸡胸脯肉	1.6	2.0	1.2
	鸡翅	3.4	5.5	2.4
	鸡腿	4.3	5.1	3.1
	鸡爪	3.8	8.4	3.4
	鸡肝	1.7	1.1	0.6
	鸡心	2.7	4.0	2.7
	鸡血	0.1	0	0
	鸡胗	1.0	1.0	0.6
	扒鸡	3.3	4.8	2.3
	烤鸡	4.6	7.5	3.8
	卤煮鸡	2.3	2.9	1.9
	鸡肉松	5.2	9.8	0.4
	公麻鸭	8.8	14.6	5.7
	母麻鸭	12.8	21.2	8.3
	鸭皮	14.9	27.7	4.7
	鸭肠	2.3	4.0	1.1

	食物	饱和脂肪酸	单不饱和脂肪酸	多不饱和脂肪酸
肉类及其制品	鸭肝	2.8	2.0	0.8
	鸭舌	3.5	11.5	3.5
	鸭心	2.2	3.7	1.1
	鸭血	0.2	0.1	0.1
	鸭胰	1.8	0.8	0.2
	鸭肫	0.4	0.6	0.2
	北京烤鸭	12.7	19.7	4.1
	酱鸭	5.9	9.2	2.3
	盐水鸭	7.4	12.3	4.8
	鹅	5.5	10.2	3.1
	鹅肝	1.6	0.5	0.3
	烧鹅	6.4	10.6	3.1
	火鸡腿	0.4	0.5	0.2
	火鸡肝	1.6	2.0	0.5
	鸽	3.3	8.3	1.8
	鹌鹑	1.1	1.0	0.8
鱼虾蟹贝类	白条鱼	1.9	0.1	0.4
	草鱼	1.0	1.4	0.9
	鳡鱼	1.3	1.6	0.1
	胡子鲇	1.8	2.6	0.9
	黄颡鱼	0.6	1.0	0.3
	黄鳝	0.3	0.4	0.2
	黄鳝丝	0.1	0.2	0.2
	鲤鱼	0.8	1.3	0.6
	罗非鱼	0.5	0.4	0.1
	泥鳅	0.4	0.5	0.4
	青鱼	1.5	1.3	0.4

	食物	饱和脂肪酸	单不饱和脂肪酸	多不饱和脂肪酸
鱼虾蟹贝类	石斑鱼	0.3	0.2	0.2
	银鱼	1.0	1.1	1.5
	湟鱼	1.4	0.5	0.3
	鲇鱼	0.8	1.1	0.5
	鲇花	0.9	2.8	0.6
	鲢鱼	0.8	1.0	0.5
	鲫鱼	0.5	0.8	0.5
	鲮鱼	0.5	0.5	0.4
	鳊鱼	1.2	2.0	0.8
	鳗鲡	2.8	3.1	1.4
	鳙鱼	0.5	0.6	0.3
	鳜鱼	0.9	1.2	0.7
	白姑鱼	2.1	2.7	0.9
	鲹鱼	0.6	1.0	0.6
	带鱼	1.5	1.3	0.4
	堤鱼	3.7	2.3	2.7
	海鳗	1.2	1.4	0.8
	红娘鱼	0.8	0.4	0.7
	黄姑鱼	1.6	2.3	0.8
	黄鱼（大黄鱼）	0.7	0.7	0.3
	黄鱼（小黄鱼）	0.8	0.8	0.4
	黄鲂	0.2	0.1	0
	金线鱼	0.9	0.7	0.3
	面包鱼	0.2	0.1	0.1
	梅童鱼	1.3	1.4	0.7
	沙丁鱼	0.3	0.2	0.3
	沙钻鱼	0.1	0.1	0.2
	舌头鱼	0.4	0.4	0.1

	食物	饱和脂肪酸	单不饱和脂肪酸	多不饱和脂肪酸
鱼虾蟹贝类	颚针鱼	1.6	3.5	2.2
	鲈鱼	0.8	0.8	0.6
	鲐鱼	2.2	1.7	1.3
	鲑鱼	2.0	4.3	0.7
	鲚鱼	1.5	2.5	1.0
	鲨鱼	1.0	0.7	0.3
	鲳鱼	2.1	2.3	0.5
	鲷鱼	0.6	0.6	0.4
	鲻鱼	0.9	1.4	1.0
	鳐鱼	0.2	0.1	0
	鳓鱼	2.3	2.8	0.7
	鳕鱼	0.1	0.2	0.2
	对虾	0.2	0.1	0.2
	海虾	0.1	0.2	0.1
	河虾	0.6	0.9	0.2
	基围虾	0.3	0.3	0.4
	龙虾	0.2	0.3	0.2
	虾皮	0.9	0.5	0.2
	螯虾	0.8	1.0	0.7
	虾米	0.9	0.5	0.4
	海蟹	0.5	0.6	0.5
	河蟹	0.5	0.6	0.4
	青蟹	0.3	0.3	0.5
	梭子蟹	0.6	0.8	0.6
	鲍鱼	0.3	0.1	0.1
	蚬子	0.1	0	0.1
	蚬干	2.3	0.3	0.7

	食物	饱和脂肪酸	单不饱和脂肪酸	多不饱和脂肪酸
鱼虾蟹贝类	赤贝	0.2	0.1	0.1
	河蚌	0.1	0.1	0.3
	牡蛎	0.5	0.3	0.5
	生蚝	0.4	0.2	0.3
	扇贝（干）	0.5	1.0	0.1
	鲜贝	0.2	0.1	0.1
	银钳	0.3	0.2	0.2
	贻贝	0.6	0.3	0.2
	花蛤蜊	0.2	0.1	0.1
	毛蛤蜊	0.4	0.2	0.1
	红螺	0.2	0.1	0.3
	石螺	0.2	0.1	0
	香海螺	1.0	1.2	0.3
	海蜇皮	0.1	0.1	0
	海蜇头	0.1	0.1	0
	墨鱼	0.3	0.1	0.3
	鱿鱼（干）	3.2	0	0
	鱿鱼（水浸）	0.3	0.2	0
乳类及制品	牛奶	1.6	1.1	0.2
	牛奶（强化维生素 A、D）	1.0	0.7	0.1
	羊奶	2.2	0.8	0.1
	母乳	1.4	1.2	0.7
	全脂牛奶粉	11.4	5.9	1.2
	全脂速溶奶粉	10.4	5.3	1.1
	全脂羊奶粉	14	7.3	1.1
	酸奶	1.5	0.9	0.1
	奶酪	12.9	7.4	1.9

	食物	饱和脂肪酸	单不饱和脂肪酸	多不饱和脂肪酸
乳类及制品	奶豆腐（鲜）	6.5	0.3	0.1
	奶油	42.8	31.3	17.4
	黄油	52	34	5.8
	酥油	48.8	30.3	10.1
	炼乳	5.1	2.8	0.4
蛋类及其制品	鸡蛋（白皮）	2.7	3.4	1.2
	鸡蛋（红皮）	3.3	4.2	1.4
	鸡蛋（土鸡）	4.2	0.8	0.3
	鸡蛋白（乌骨鸡）	0	0	0
	鸡蛋黄（乌骨鸡）	6.3	7.9	2.7
	鸡蛋粉（全蛋粉）	9.0	12.4	8.7
	鸡蛋黄粉	13.7	18.9	13.3
	松花蛋（鸡蛋）	4.0	3.6	0.5
	鸭蛋	3.8	5.6	1.1
	鸭蛋黄	7.8	16	2.1
	松花蛋（鸭蛋）	2.8	5.0	1.2
	咸鸭蛋	3.7	5.4	1.1
	鹅蛋	4.5	7.2	1.0
	鹅蛋黄	7.2	12.6	1.7
	鹌鹑蛋	3.8	4.5	1.4
零食、点心类	白水羊头	4.8	4.7	0.7
	炒肝	3.0	2.3	0.6
	奶油蛋糕	4.2	3.7	1.4
	金钱酥	3.7	6.6	5.1
	面包	0.3	1.8	1.2
	饼干	1.4	1.3	5.8
	维生素 C 饼干	3.9	9.1	12.7

	食物	饱和脂肪酸	单不饱和脂肪酸	多不饱和脂肪酸
调味料	牛油	54.4	29.9	1.0
	羊油	48.2	30.4	4.5
	猪油（炼）	41.1	45.6	8.5
	菜籽油	12.6	56.2	23.7
	茶油	9.6	75.33	10.6
	豆油	15.2	23.6	55.8
	胡麻油	9.1	17	69.8
	花生油	17.7	39	36.6
	葵花籽油	13.4	18.4	65.2
	辣椒油	36.7	33.2	25.4
	棉籽油	23.2	25.8	42.6
	色拉油	13.7	43	39.3
	玉米油	13.8	26.3	54.1
	芝麻油	13.4	37.6	44.2
	棕榈油	41.5	42.4	11.6
	芝麻酱	7.0	19	24
	腐乳（白）	1.2	1.7	4.7
	腐乳（臭）	1.2	1.6	4.6
	腐乳（红）	1.2	1.7	4.6

食物碘含量

碘与人类的健康息息相关，是人体的必需微量元素之一，有“智力元素”之称。健康成人体内的碘的总量约为 30 毫克（20 ~ 50 毫克），其中 70% ~ 80% 存在于甲状腺。当人体缺碘时就会患甲状腺肿。因此碘化物可以防止和治疗甲状腺肿大。

碘的作用有：

1. 促进生物氧化；
2. 调节蛋白质合成和分解；
3. 促进糖和脂肪代谢；
4. 调节水盐代谢；
5. 促进维生素的吸收；
6. 增强酶的活力；
7. 促进生长发育。

人们主要从饮水、粮食、蔬菜和周围环境中获取碘。多食海带、海鱼等含碘丰富的食品，对于防治甲状腺肿大也很有效。需要注意的是，虽然碘是智力元素，但过多食用碘并不能增进人的健康和提高智力水平，反而有害。人体每日都需要碘，但只是微量的。

食物碘含量如下：（微克 /100 克 可食部）

食物类别	食物名称	碘
谷物及其制品	小麦粉	2.9
	强力碘面	276.5
	大米	2.3
	糯米（紫）	3.8
	小米	3.7
薯类	马铃薯	1.2
干豆类及其制品	黄豆	9.7
	豆腐	7.7
	豆腐干	46.2
	芸豆	4.7
	赤小豆	7.8
	红豆粉	11.0

食物类别	食物名称	碘
蔬菜类	扁豆	2.2
	豌豆	0.9
	茄子	1.1
	番茄	2.5
	青椒	9.6
	黄瓜	0.2
	西葫芦	0.4
	洋葱	1.2
	小白菜	10.0
	菠菜（脱水）	24.0
	芹菜	0.7
	香菜	1.5
	藕	2.4
菌藻类	海带（鲜）	113.9
	海带（干）	36240
	紫菜	4323
水果类	梨	0.7
	柿	6.3
	橙	0.9
	橘	5.3
	菠萝	4.1
	香蕉	2.5
坚果、种子类	核桃	10.4
	开心果	10.3
	松子仁	12.3
	杏仁（生）	8.4
	榛子仁	6.3
	花生米	2.7
肉类及其制品	猪肉（瘦）	1.7
	猪肘（酱）	12.3
	肉松	37.7

食物类别	食物名称	碘
肉类及其制品	猪肝（卤）	16.4
	小香肠（广式）	91.6
	火腿（罐头）	1.9
	牛肉（瘦）	10.4
	牛肉（酱）	1.2
	羊肉（瘦）	7.7
	羊肉（卤）	19.1
	鸡肉	12.4
	鸡肝	1.3
乳及乳制品	消毒牛奶	10.9
	酸奶	0.9
蛋类及其制品	鸡蛋	27.2
	碘蛋	329.6
	乌鸡蛋	5.3
	龙雀生命蛋	175.6
	鸭蛋	5
	松花蛋（鸭蛋）	6.8
	鹌鹑蛋	37.6
零食、点心类	方便面	8.4
鱼虾蟹贝类	草鱼	6.4
	黄花鱼（小）	5.8
	鲤鱼	4.7
	青鱼	6.5
	鲳鱼	7.7
	黑鱼	6.5
	巴鱼	5.5
	巴鱼（咸）	7.8
	马哈鱼（咸）	6.7
	豆豉鱼（罐头）	24.1
	豆豉鲮鱼（罐头）	7.3
	虾米	82.5

食物类别	食物名称	碘
鱼虾蟹贝类	虾皮	264.5
	虾酱	21
	贻贝	246
	墨鱼	13.9
饮料类	杏仁露	5.3
	海藻饮料	184.5
	海带浓缩液	22780
调味料类	酱油	2.4
	米醋	2.1
	牛肉辣酱	32.5
	黄酱	19.8
	甜面酱	9.6
	芥末酱	55.9
	鸡精粉	26.7
	花椒粉	13.7
	白胡椒粉	8.2
	生姜粉	133.5
	香菇粉	9.2
	爽口乳瓜	1.3
	八宝菜	3.8
	麻仁金丝	1.6
	杏仁咸菜	274.5
	红油豇豆	2.4
	芝麻海带丝	641.6
其他	甲鱼蛋	19.2

食物大豆异黄酮含量

大豆异黄酮是黄酮类化合物，是大豆生长中形成的一类次级代谢产物，是一种生物活性物质。由于是从植物中提取，与雌激素有相似结构，因此大豆异黄酮又称植物雌激素。

大豆异黄酮的雌激素作用影响到激素分泌、代谢生物学活性、蛋白质合成、生长因子活性，是天然的癌症化学预防剂。

大豆异黄酮广泛存在于豆类、谷类、水果、蔬菜等 300 多种植物中，日常饮食中除大豆及其制品外，小麦、黑米、扁豆、洋葱、苹果、石榴、银杏、葵花子和橙汁等食物中含量相对较多。

大豆异黄酮适用人群：

1. 适宜中老年女性

根据对女性卵巢功能衰退的认识，35 岁左右的女性就开始需要服用异黄酮。40 岁以前服用小剂量，41 ~ 50 岁应该用足够剂量，50 岁以后需要大剂量服用；有更年期症状者剂量必须加大，根据个人感受和身体反应来调整剂量大小。（注意：孕妇和哺乳期妇女不要服用异黄酮）

组别	年龄（岁）	日推荐量	服用周期
无更年期症状	35 ~ 40	30mg	每年 2 ~ 3 个月
无更年期症状	50 以上	45mg	每年 2 ~ 3 个月
无更年期症状	50 以上	60mg	每年 2 ~ 3 个月
有更年期症状	35 ~ 40	60mg	服用至更年期症状消失后，再服用 2 ~ 3 个月，每年 2 ~ 3 个月
有更年期症状	40 ~ 50	60mg	服用至更年期症状消失后，再服用 2 ~ 3 个月，每年补充 2 ~ 3 个月
有更年期症状	50 以上	60mg	服用至更年期症状消失后，再服用 2 ~ 3 个月，每年补充 2 ~ 3 个月

2. 适宜患病人群

心血管病人群、老年性痴呆者、前列腺肥大者、骨质疏松症、女性更年期障碍者。

3. 适宜亚健康人群

改善肝功能与预防糖尿病的人群、便秘者；美容养颜、抗皮肤衰老者。

食物碘含量如下：（毫克/100克 可食部）

食物	大豆异黄酮	食物	大豆异黄酮
全麦面包	0.02	绿豆	0.19
芸豆	0.06	大豆（煮、发酵）	58.93
芸豆（红）	0.01	花生	0.26
菜豆	0.21	豌豆	2.42
豆（杂色）	0.27	鹰嘴豆（红）	0.56
豆（红色）	0.31	大豆黄油（全脂）	0.57
小白豆	0.74	大豆干酪	31.32
蚕豆	0.03	大豆干酪（意大利干酪）	7.7
蚕豆（炸）	1.29	大豆饮料	7.01
鹰嘴豆	0.1	大豆纤维	44.43
苜宿芽	0.35	大豆粉	148.61
豇豆	0.03	大豆粉（脱脂）	131.19
黑麦薄脆饼干	0.01	大豆粉（全脂）	177.89
美赞臣婴儿配方豆粉	25	大豆粉（全脂、熟）	198.95
美赞臣婴儿配方豆粉（强化铁）	25.09	热狗（豆粉、冷冻）	15
美赞臣婴儿配方饮品（强化铁）	6.03	大豆粗粉（脱脂）	125.82
美赞臣婴儿配方粉（强化铁）	24.94	豆浆	9.65
美赞臣婴儿即食配方食品	3.89	豆浆（冰冻）	4.71
罗氏婴儿配方粉（强化铁）	20.99	腐竹（熟）	50.7
罗氏婴儿配方粉（加铁）	2.71	腐竹	193.88

食物	大豆异黄酮	食物	大豆异黄酮
罗氏婴儿即食配方粉（强化铁）	4.17	豆粉面条	8.5
惠氏婴儿配方饮料（强化铁）	4.02	豆粉空心面条	31.52
惠氏婴儿配方粉（强化铁）	26	浓缩大豆蛋白（水洗）	102.07
惠氏婴儿即食配方食品（强化铁）	2.63	大豆蛋白提取物	94.43
速溶豆粉饮料	109.51	酱油（水解蔬菜蛋白）	0.1
小扁豆	0.01	酱油（大豆、小麦）	1.64
利马豆（大）	0.03	豆片	54.16
豆面酱	42.55	腐乳	39
豆面酱粉	60.39	巴西大豆	87.63
日本大豆	118.51	茉莉花茶	0.04
韩国大豆	144.99	印尼豆豉	43.52
台湾大豆	59.75	印尼豆豉馅饼	29
豆片（脱脂）	125.92	印尼豆豉（煮）	53
豆片（全脂）	128.99	豆腐	27.91
毛豆	20.42	豆腐干（冻）	67.49
毛豆（煮、不加盐）	13.79	豆腐（蒸）	22.7
大豆（绿色）	151.17	豆腐（煮）	31.35
大豆（煮、不加盐）	54.66	豆腐（炸）	48.35
大豆（烤）	128.35	豆腐片	29.5
大豆（美国、标准的）	128.35	腐乳（加盐）	33.17
大豆（美国、普通的）	153.4	精致豆腐（强化维生素）	29.24
黄豆芽	40.71	豆腐酸奶	16.3
葫芦巴子	0.02	牛肉馅饼（含 VPP，冷冻，熟）	1.86
绿茶（日本）	0.05	牛肉馅饼（含 VPP，冷冻，生）	1.14

注：以上数据由美国食物成分数据信息中心提供

食物血糖生成指数

血糖生成指数（glycemic index，GI）是食物的生理参数，是衡量食物引起餐后血糖反应的一项有效指标，它表示含 50 克有价值的碳水化合物的食物和相当量的葡萄糖或白面包在一定时间内（一般为 2 小时）体内血糖应答水平百分比值，公式表示如下：

$$GI=\frac{\text{含有 50 克碳水化合物的食物的餐后血糖应答}}{\text{50 克葡萄糖（或白面包）的餐后血糖应答}}\times 100$$

餐后血糖应答值一般用血糖应答曲线下的面积来表示。

一般认为：当血糖生成指数在 55 以下时，该食物为低 GI 食物；当血糖生成指数在 55 ~ 75 之间时，该食物为中等 GI 食物；当血糖生成指数在 75 以上时，该食物为高 GI 食物。但食物的血糖生成指数受多方面因素的影响，如受食物中碳水化合物的类型、结构、食物的化学成分和含量以及食物的物理状况和加工制作过程影响等等。

高 GI 食物：进入胃肠后消化快、吸收率高，葡萄糖释放快，葡萄糖进入血液后峰值高。

低 GI 食物：在肠胃中停留时间长，吸收率低，葡萄糖释放缓慢，葡萄糖进入血液后的峰值低，下降速度慢。

食物血糖生成指数可以用于对糖尿病患者、高血压病人和肥胖者的膳食管理，也可以用于运动员的膳食管理。

食物血糖生成质数表

食物类	食物名称	GI
糖类	葡萄糖	100
	绵白糖	83.8
	蔗糖	65

食物类	食物名称	GI
糖类	果糖	23
	乳糖	46
	麦芽糖	105
	蜂蜜	73
	胶质软糖	80
	巧克力	49
谷类及制品	小麦（整粒、煮）	41
	面条（小麦粉）	81.6
	粗麦粉（蒸）	65
	面条（全麦粉、细）	37
	通心面（管状、粗）	45
	面条（小麦粉、扁、硬、粗）	46
	面条（硬质小麦粉、细）	55
	馒头（富强粉）	88.1
	烙饼	79.6
	油条	74.9
	大米粥	69.4
	大米饭	83.2
	糙米（煮）	87
	稻麸	19
	糯米饭	87
	大米糯米粥	65.3
	黑米粥	42.3
	大麦（整粒、煮）	25
	大麦粉	66
	黑麦（整粒、煮）	34
	玉米（甜、煮）	55

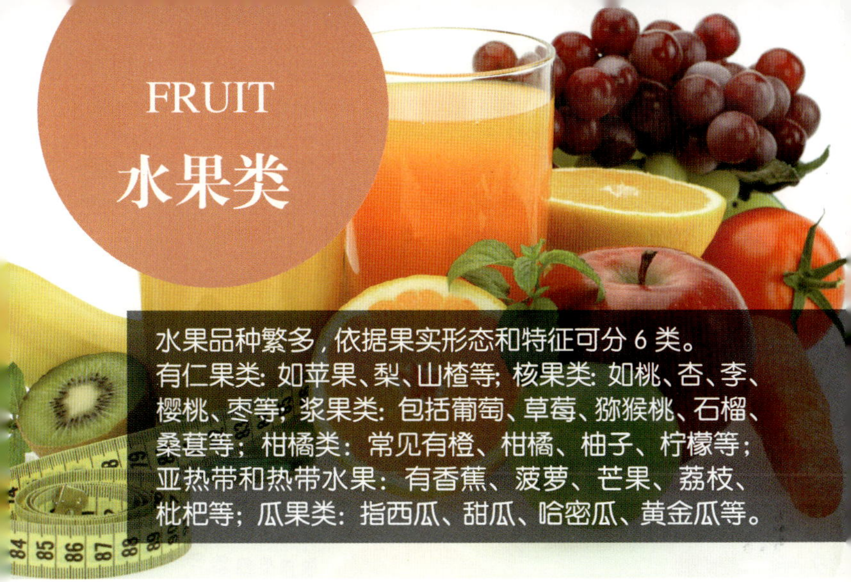

FRUIT
水果类

水果品种繁多，依据果实形态和特征可分 6 类。有仁果类：如苹果、梨、山楂等；核果类：如桃、杏、李、樱桃、枣等；浆果类：包括葡萄、草莓、猕猴桃、石榴、桑葚等；柑橘类：常见有橙、柑橘、柚子、柠檬等；亚热带和热带水果：有香蕉、菠萝、芒果、荔枝、枇杷等；瓜果类：指西瓜、甜瓜、哈密瓜、黄金瓜等。

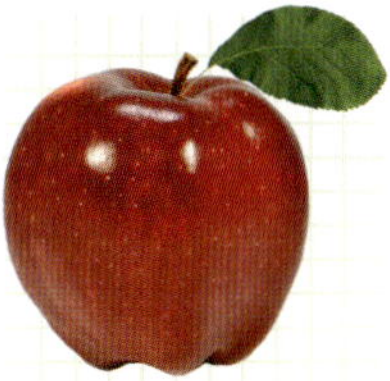

苹果（红富士）

【别名】
滔婆、柰、柰子、频婆、平波

【每餐适用量】
1~2 个

选购 苹果柄有同心圆，条纹多，颜色红颜为佳。

保存 阴凉处可保存 7~10 天。

营养成分表（可食部100克）

热量	49千卡	维生素A	10微克	磷	11毫克
水分	86.9克	胡萝卜素	60微克	钾	115毫克
蛋白质	0.7克	烟酸	0毫克	钠	0.7毫克
脂肪	0.4克	维生素C	2毫克	镁	5毫克
碳水化合物	11.7克	维生素E	1.46毫克	铁	0.7毫克
膳食纤维	2.1克	钙	3毫克	硒	0.98毫克

食物类	食物名称	GI
谷类及制品	玉米面（粗粉、煮）	68
	玉米面粥	50.9
	玉米糁粥	51.8
	玉米片	78.5
	玉米片（高纤维）	74
	小米（煮）	71
	小米粥	61.5
	米饼	82
	荞麦（黄）	54
	荞麦面条	59.3
	荞麦面馒头	66.7
	燕麦麸	55
薯类、淀粉及制品	马铃薯	62
	马铃薯（煮）	66.4
	马铃薯（烤）	60
	马铃薯（蒸）	65
	马铃薯泥	73
	马铃薯粉条	13.6
	甘薯（山芋）	54
	甘薯（红、煮）	76.7
	藕粉	32.6
	苕粉	34.5
	粉丝汤（豌豆）	31.6
豆类及制品	黄豆（浸泡）	18
	黄豆（罐头）	14
	黄豆挂面	66.6
	豆腐（炖）	31.9

食物类	食物名称	GI
豆类及制品	豆腐（冻）	22.3
	豆腐干	23.7
	绿豆	27.2
	绿豆挂面	33.4
	蚕豆（五香）	16.9
	扁豆	38
	扁豆（红、小）	26
	扁豆（绿、小）	30
	利马豆（棉豆）	31
	利马豆（加 5 克蔗糖）	30
	利马豆（嫩、冷冻）	32
	鹰嘴豆	33
	鹰嘴豆（罐头）	42
	咖喱鹰嘴豆（罐头）	41
	青刀豆	39
	青刀豆（罐头）	45
	罗马诺豆	46
	黑豆汤	64
	四季豆	27
	四季豆（罐头）	52
蔬菜类	甜菜	64
	胡萝卜	71
	南瓜（倭瓜）	75
	麝香瓜	65
	山药	51
	雪魔芋	17
	芋头（蒸）	47.7

食物类	食物名称	GI
水果类及制品	苹果	36
	梨	36
水果类及制品	桃	28
	桃（罐头、含果汁）	30
	杏干	31
	李子	24
	樱桃	22
	葡萄	43
	葡萄干	64
	葡萄（淡黄色、小、无核）	56
	猕猴桃	52
	柑	43
	柚	25
	巴婆果	58
	菠萝	66
	芒果	56
	芭蕉	53
	香蕉	52
	西瓜	72
种子类	花生	14
乳及乳制品	牛奶	27.6
	牛奶（加糖和巧克力）	34
	全脂牛奶	27
	脱脂牛奶	32
	低脂牛奶	11.9
	降糖奶粉	26
	老年奶粉	40.8

食物类	食物名称	GI
乳及乳制品	克糖奶粉	47.6
	酸奶（加糖）	48
	酸乳酪（普通）	36
	酸乳酪（低脂）	14
速食食品	大米（即食，煮 1 分钟）	46
	大米（即食，煮 6 分钟）	87
	小麦片	69
	桂格燕麦片	83
	荞麦方便面	53.2
	营养饼	65.7
	汉堡包	61
	白面包	87.9
	面包（全麦粉）	69
	面包（全麦粉）	64
	面包（小麦粉、高纤维）	68
	面包（黑麦粒）	50
	面包（混合谷物）	45
	棍子面包	90
	燕麦粗粉饼干	55
	油酥脆饼干	64
	小麦饼干	70
	苏打饼干	72
	华夫饼干	76
	达能闲趣饼干	47.1
	达能牛奶香脆	39.3
	酥皮糕点	59
	马铃薯片（油炸）	60.3

食物类	食物名称	GI
速食食品	爆玉米花	55
饮料类	苹果汁	41
	水蜜桃汁	32.7
	巴梨汁（罐头）	44
	菠萝汁（不加糖）	46
	柚子果汁（不加糖）	48
	橘子汁	57
	可乐饮料	40.3
	芬达软饮料	68
	冰淇淋	61
	冰淇淋（低脂）	50
混合膳食及其他类	馒头＋芹菜炒鸡蛋	48.6
	馒头＋酱牛肉	49.4
	馒头＋酱牛肉	68
	饼＋鸡蛋炒木耳	48.4
	饺子（三鲜）	28
	包子（芹菜猪肉）	39.1
	牛肉面	88.6
	米饭＋鱼	37
	米饭＋芹菜＋猪肉	57.1
	米饭＋蒜苗	57.9
	米饭＋蒜苗＋鸡蛋	68
	米饭＋猪肉	73.3
	猪肉炖粉条	16.7
	西红柿汤	38
	二合面窝头（玉米面＋面粉）	64.9
	黑五类粉	57.9

部分数据引用国外。

中国居民膳食营养素参考摄入量

中国居民膳食营养素参考摄入量（Chinese Dictary Reference Intakes），是中国营养学会2000年4月制定，简称DRIs。DRIs是在RDAs基础上发展起来的一组平均膳食营养摄入量的参考值，包括4项内容：平均需要量（EAR）、推荐摄入量（RNI）、适宜摄入量（AI）和可耐受最高摄入量（UL）。

一、平均需要量（estimated average requirenment，EAR）

EAR是某一特定性别、年龄及生理状况群体中对某种营养素需要量的平均值。摄入量达到EAR水平时可以满足群体中半数个体对该营养素的需要，而不能满足另外半数个体的需要。

二、推荐摄入量（recommended nutrient intake，RNI）

RNI相当于传统使用的RDA，它可以满足某一特定群体中绝大多数（97%~98%）个体的需要。长期摄入RNI水平，可以维持组织中有适当的储备。

RNI是健康个体的膳食营养素摄入量目标。个体摄入量低于RNI时并不一定表明该个体未达到适宜营养状态；如果某个体的平均摄入量达到或超过了RNI，可以认为该个体没有摄入不足的危险。

三、适宜摄入量（adequate intake，AI）

AI是通过观察或实验获得的健康人群某种营养素的摄入量。AI应能满足目标人群中几乎所有个体的需要。AI的标准性远不如RNI，可能远高于RNI。

AI主要用作个体的营养素摄入目标，同时用作限制过多摄入的标准。当健康人体摄入量达到AI时，出现营养缺乏的危险性很小；如长期摄入超过AI，则有可能产生毒副作用。

四、可耐受最高摄入量（tolerable upper intake level，UL）

UL是平均每日可以摄入该营养素的最高量。这个量对一般人群中的几乎所有个体似不致于损害健康。

UL的主要用途是检查个体摄入量过高的可能，避免发生中毒。当摄入量超过UL时，发生毒副作用的危险性会增加。在大多数情况下，UL包括膳食、强化食物和添加剂等各种来源的营养素之和。

常量元素和微量元素的 RNIs 或 AIs

年龄	钙	磷	钾	钠	镁
	AI 毫克	AI 毫克	AI 毫克	AI 毫克	AI 毫克
0~	300	150	500	200	30
0.5~	400	300	700	500	70
1~	600	450	1000	650	100
4~	800	500	1500	900	150
7~	800	700	1500	1000	250
11~	1000	100	1500	1200	350
14~	1000	1000	2000	1800	350
18~	800	700	2000	2200	350
孕妇					
早期	800	700	2500	2200	400
中期	1000	700	2500	2200	400
晚期	1200	700	2500	2200	400
乳母	1200	700	2500	2200	400
50~	1000	700	2000	2200	350

铁		碘	锌		硒	铜	氟
AI 毫克		RNI 微克	RNI 毫克		RNI 微克	AI 毫克	AI 毫克
0.3		50	1.5		15（AI）	0.4	0.1
10		50	8		20（AI）	0.6	0.4
12		50	9		20	0.8	0.6
12		90	12		25	1	0.8
12		90	13.5		35	1.2	1
男	女		男	女			
16	18	120	18	15	45	1.8	1.2
20	25	150	19	15.5	50	2	1.4
15	20	150	15	11.5	50	2	1.5
	15	200		11.5	50		
	25	200		16.5	50		
	35	200		16.5	50		
	25	200		21.5	65		
15		150	11.5		250	2	1.5

脂溶性维生素和水溶性维生素的 RNIs 或 AIs

年龄	维生素A		维生素D	维生素E	维生素B_1		维生素B_2		维生素B_6
	RNI 微克		RNI 微克	AI 毫克	RNI 毫克		RNI 毫克		AI 毫克
0~	400(AI)		10	3	0.2(AI)		0.4(AI)		0.1
0.5~	400(AI)		10	3	0.3(AI)		0.5(AI)		0.3
1~	500		10	4	0.6		0.6		0.5
4~	600		10	5	0.7		0.7		0.6
7~	700		10	7	0.9		1		0.7
11~	700		5	10	1.2		1.2		0.9
	男	女			男	女	男	女	
14~	800	700	5	14	1.5	1.2	1.5	1.2	1.1
18~	800	700	5	14	1.4	1.3	1.4	1.2	1.2
孕妇									
早期		800	5	14		1.5		1.7	
中期		900	10	14		1.5		1.7	1.9
晚期		900	10	14		1.5		1.7	1.9
乳母		1200	10	14		1.8		1.7	1.9
50~	800	700	10	14	1.3		1.4		1.5

（凡表中数字缺表示未制定该参考值）

维生素 B_{12}	维生素C	泛酸	叶酸	烟酸		胆碱	生物素
AI 微克	RNI 毫克	AI 毫克	RNI 微克	RNI 毫克		AI 毫克	AI 微克
0.4	40	1.7	65(AI)	2 (AI)		100	5
0.5	50	1.8	80(AI)	3(AI)		150	6
0.9	60	2	150	6		200	8
1.2	70	3	200	7		250	12
1.2	80	4	200	9		300	16
1.8	90	5	300	12		350	20
				男	女		
2.4	100	5	400	15	12	450	25
2.4	100	5	400	14	13	500	30
2.6	100	6	600		15	500	30
2.6	130	6	600		15	500	30
2.6	130	6	600		15	500	30
2.8	130	7	500		18	500	35
2.4	100	5	400	13		500	30

某些微量元素的 ULs

年龄	钙	磷	镁	铁	碘	锌		硒
	毫克	毫克	毫克	毫克	微克	毫克		微克
0~				10				55
0.5~				30		13		80
1~	2000	3000	200	30		23		120
4~	2000	3000	300	30		23		180
7~	2000	3000	500	30	800	28		240
						男	女	
11~	2000	3500	700	50	800	37	34	300
14~	2000	3500	700	50	800	41	35	360
18~	2000	3500	700	50	1000	45	37	400
孕妇	2000	3000	700	60	1000		35	400
乳母	2000	3500	700	50	1000		35	400
50~	2000	3500*	700	50	1000	37	37	400

*60 岁以上的磷的 UL 为 3000mg（凡表中数字缺表示为制定该参考值）

铜	氟	维生素 A	维生素 D	维生素 B_1	维生素 C	叶酸	烟酸	胆碱
毫克	毫克	微克	微克	毫克	毫克	微克	毫克	毫克
	0.4				400			600
	0.8				500			800
1.5	1.2			50	600	300	10	1000
2	0.6	2000	20	50	700	400	15	1500
3.5	2	2000	20	50	800	400	20	2000
5	2.4	2000	20	50	900	600	30	2500
7	2.8	2000	20	50	1000	800	30	3000
8	3	3000	20	50	1000	1000	35	3500
		2400	20		1000	1000		3500
			20		1000	1000		3500
8	3	3000	20	50	1000	1000	35	3500

蛋白质及某些微量元素的 EARs

年龄	蛋白质	锌		硒	维生素 A
	克 / 千克	毫克		微克	微克
0~	2.25~1.25	1.5			375
0.5~	1.25~1.15	6.7			400
1~		7.4		17	300
4~		8.7		20	
7~		9.7		26	700
		男	女		
11~		13.1	10.8	36	700
14~		13.9	11.2	40	
18~	0.92	13.2	8.3	41	
孕妇					
早期			8.3	50	
中期			+5	50	
晚期			+5	50	
乳母	+0.18		+10	65	
50~	0.92				

*0~2.9 岁南方地区为 8.88μg，北方地区为 13.8μg（凡表中数字缺表示为制定该参考值）

维生素D	维生素B_1		维生素B_2		维生素C	叶酸
微克	毫克		毫克		毫克	微克
8.8*						
13.8*						
	0.4		0.5		13	320
	0.5		0.6		22	320
	0.5		0.8		39	320
	男	女	男	女		
	0.7	0.7	1	1		320
	1	0.9	1.3	1	63	320
	1.4	1.3	1.2	1	75	320
		1.3		1.45	66	520
		1.3		1.4	96	450
					75	320

食材名称笔画索引

四笔

五笔

六笔

七笔

八笔

九笔

十笔

十一笔

十二笔

十三笔

十四笔

十五笔

十六笔

十七笔

十八笔

十九笔

二十笔

二十一笔